ハーブ・マザーチンクチャー
Herb
Mother tincture ϕ

50種類のハーブ
60種類のサポートチンクチャー
40種類の症例

由井寅子 著　CHhom 編

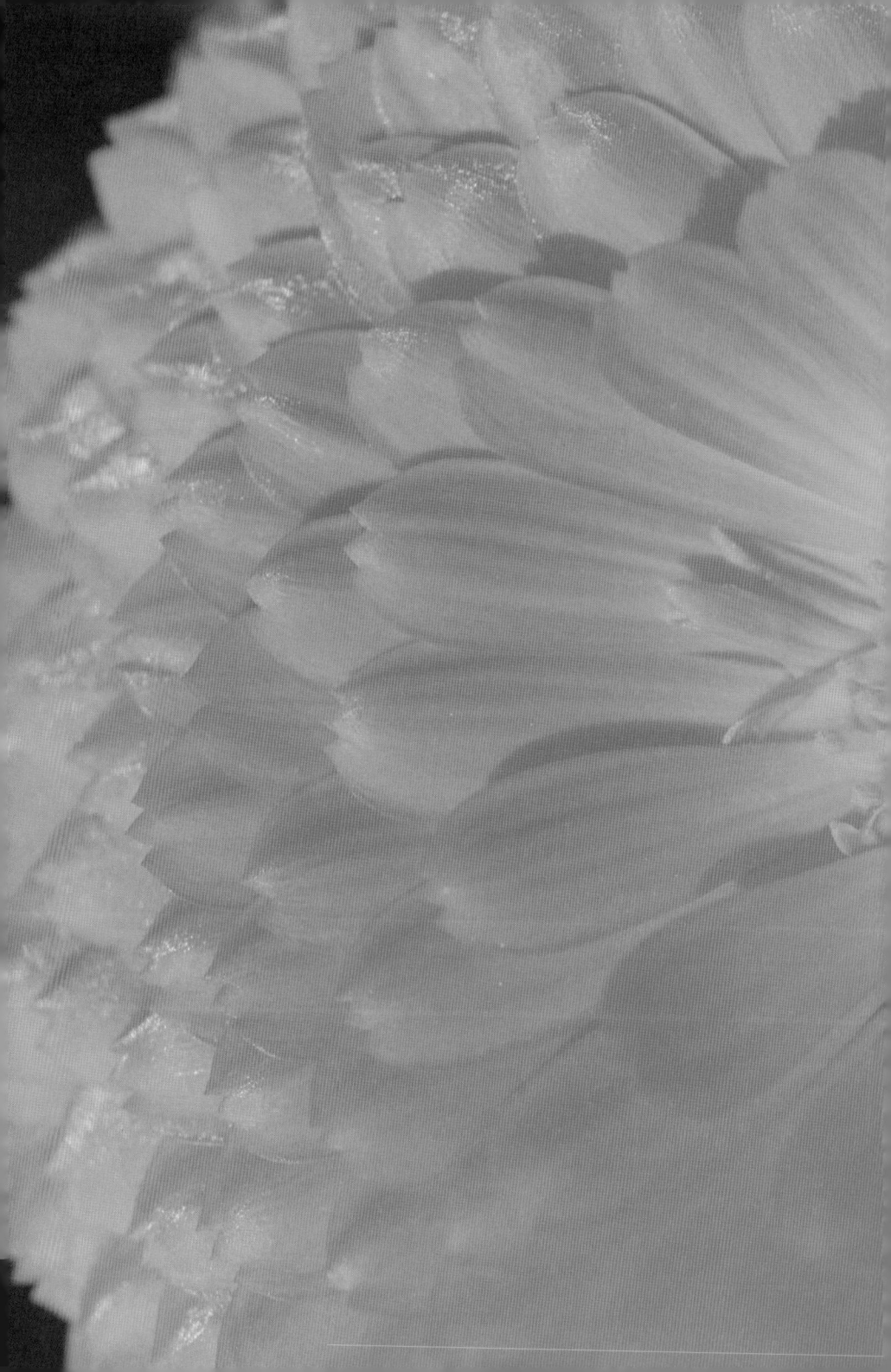

はじめに

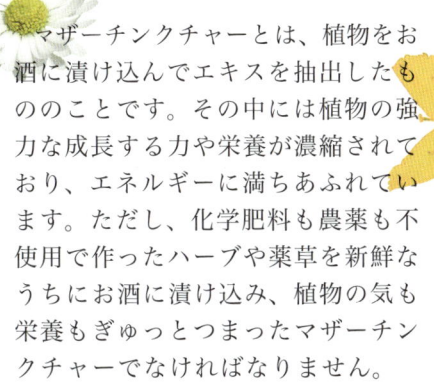

　マザーチンクチャーとは、植物をお酒に漬け込んでエキスを抽出したもののことです。その中には植物の強力な成長する力や栄養が濃縮されており、エネルギーに満ちあふれています。ただし、化学肥料も農薬も不使用で作ったハーブや薬草を新鮮なうちにお酒に漬け込み、植物の気も栄養もぎゅっとつまったマザーチンクチャーでなければなりません。

　さて、昔は自分たちの家の周りに、秋にはこれ、冬にはこれ、春にはこれ、夏にはこれと、薬草となる植物を植えていました。それを煎じて飲んだり、食べたりして、病気予防や治療を行っていました。薬草は、私たちの生活と密着していたのです。しかし、薬草に関する知識の多くは忘れ去られてしまいました。薬草の有効性がその中に含まれる化学物質に還元され、その化学物質（医薬品）を学ぶことが薬学となり、一般の人々もそういう薬学の考え方を受け入れ、市販の薬を使うようになってしまったからだと思います。一方で、効能のある成分を含む薬草が医薬品として扱われ、一般の人が利用しづらくなったことも理由の一つとしてあるでしょう。とはいえ、国民には昔からの薬草を使う権利があります。だから、私たちは先人たちの薬草の知恵を探し求め、どんどん復活させましょう。

　ドイツでは昔から、マザーチンクチャーが病気予防のための健康酒として愛飲されてきました。旧・王立ロンドンホメオパシー病院には足の治療師（キロポジスト）がいて、水虫やタコ、イボ、ウオノメの治療に、カレンデュラのマザーチンクチャーをよく使っています。また、ロンドンのハーレーストリートという、とても有名な治療家が集まるところには、カレンデュラのマザーチンクチャーだけで治療するホメオパスもいるくらいです。実際、オレンジ色のカレンデュラは日本ではキンセンカと言い、ビタミンAの前駆物質であるβ-カロチン（ベータカロチン）の含有率が高く、皮膚の再生や胃潰瘍、口内炎、歯肉炎などの炎症を鎮め、細胞の再生力を強力に高めます。

　私の臨床経験においても、慢性病におけるマザーチンクチャーの有効性は明白で、今や私のZENメソッドの一角を担うなくてはならないツールとなっています。まさに植物の恵みであるマザーチンクチャーの素晴らしさに日本の人々も気づき、多くの人がマザーチンクチャーの恩恵に浴することができるようになることを願っています。

農民　由井寅子

Contents

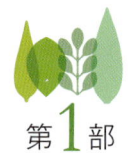

第1部 マザーチンクチャー概論

第1章 定義
マザーチンクチャーとは　10
レメディーとの違い　10
原料としての植物　12
　植物の役割　12
　植物に宿る光　13
　光を嫌う植物　14
　ツクシとシリカ　14
　クマとマグネシウム　15
　現代人のミネラル不足の原因　16
植物の部位と三大要素の関係　17
　根・カリウム・地球　18
　茎・シリカ・太陽　19
　葉・窒素・水星　19
　花・リン・金星　20

第2章 系譜
パラケルスス　22
　パラケルススとハーネマン　22
　特徴表示説　23
　病気や症状の本質　24
　パラケルススの教え　25
ラデマッチャー　26
　三位一体としての人間　26
　ケントの過ち　27
　臓器療法　28
トムソン　30
　薬草療法　30
バーネット　31
　ホメオパシーと臓器療法の統合　31
　臨床主義のバーネット　31
　現代のワクチノーシス　32
　続・ケントの過ち　33
　クリニカルホメオパシー　34
　プラクティカルホメオパシー　35

由井寅子　36
　ZENホメオパシー　37
　インナーチャイルド　38

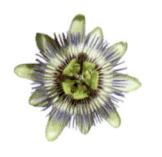

第3章 基礎知識
製造法　40
　マザーチンクチャーの作り方　40
　ムカデのマザーチンクチャー　41
　ホメオパシック・ファーマコピア　42
使用法　43
　マザーチンクチャーのとり方　43
　その他の利用方法は？　44
　アルコールを飲めない人のとり方は？　45
　マザーチンクチャーを混ぜても大丈夫？　45
　とりたいマザーチンクチャーが
　　たくさんある場合は？　46
　マザーチンクチャーと
　　レメディーを混ぜても大丈夫？　46
　薬を使い続けている人がマザーチンク
　　チャーを併用しても大丈夫？　46
　マザーチンクチャーが癌に効くのはなぜ？　47
療法　49
　臓器療法　49
　生命組織塩療法　51
サポートチンクチャー　53
　マザーチンクチャーとレメディーの融合　53
　発達障害　54
　続・続ケントの過ち　54
　サポートチンクチャー第1号　55
　サポートチンクチャー第2号　57
　サポートチンクチャー第3号　57
　癌　58
　野菜のためのマザーチンクチャー　60
マザーチンクチャーとミネラル1　62

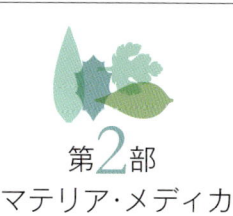

第2部
マテリア・メディカ

マテリア・メディカの見方　64

アブシンシューム［Absin.］ニガヨモギ　66
アルファルファ［Alf.］ムラサキウマゴヤシ　68
アラリア［Aral.］タラノキ　71
アーニカ★［Arn.］アルニカ　74
アートメジア［Art-i.］ヨモギ　77
アヴィナサティーバ［Aven.］オートムギ　80
ベリスペレニス［Bell-p.］ヒナギク　83
バーバリスブイ［Berb.］セイヨウメギ　86
ボラーゴ［Borago］ルリジサ　89
カクタス［Cact.］ダイリンチュウ　92
カレンデュラ［Calen.］トウキンセンカ　95
カーディアスマリアナス［Card-m.］オオアザミ　99
シアノーサス［Cean.］ソリチャ　102
セラストラス［Celas.］ツルウメモドキ　104
チェリドニューム★［Chel.］ヨウシュクサノオウ　105
チコリューム［Cich.］キクニガナ　108
シネラリア［Cine.］シロタエギク　110
クレティーガス［Crat.］ヒトシベサンザシ　112
コンデュランゴ★［Cund.］コンズランゴ　114
ダイオスコリア［Dios.］野生ヤマノイモ　116
ダイオスピロス［Diosp.］カキノキ　118
エキネシア［Echi.］ムラサキバレンギク　120
エクィシータム［Equis.］スギナ　124
エリオボトリア［Eriob.］ビワ　126
ユーパトリューム［Eup-per.］ツキヌキヒヨドリ　128
ユーファラジア［Euphr.］コゴメグサ　130
ファゴファイラム［Fago.］ダッタンソバ　133
ガリウムアパ［Gali.］シラホシムグラ　136

ギンコビローバ［Gink-b.］イチョウ　138
グリンデリア［Grin.］グリンデリア　140
ハマメリス［Ham.］アメリカマンサク　142
ハイドラスティス★［Hydr.］ヒドラスチス　145
ハイペリカム［Hyper.］セイヨウオトギリソウ　148
ラパ［Lappa］ゴボウ　152
ミュルフォリューム［Mill.］セイヨウノコギリソウ　154
モラス［Morus］ヤマグワ　157
パッシフローラ［Passi.］チャボトケイソウ　160
プランターゴ［Plan.］セイヨウオオバコ　163
ケブラコ［Queb.］シロケブラコ　166
クエカス［Quer.］ヨーロッパナラ　168
ルメックス［Rumx.］ナガバギシギシ　172
ルータ［Ruta］ヘンルーダ　175
ササ［Sasa］クマザサ　178
ソリデイゴ［Solid.］セイタカアワダチソウ　181
タラクシカム［Tarax.］セイヨウタンポポ　184
スーヤ［Thuj.］ニオイヒバ　187
アーティカプラット［Urt-p.］エゾイラクサ　190
バレリアナ［Valer.］セイヨウカノコソウ　193
バーバスカム［Verb.］ビロードモウズイカ　196
ヤマブドウ［Yamab.］ヤマブドウ　199
ジンジバー［Zing.］ショウガ　202

★は日本で販売できないマザーチンクチャー

野菜のマザーチンクチャー　204

ダウクスカロータ［Dauc.］ニンジン　206
ブラッシカオレラセア［Bras-o-c.］キャベツ　208

マザーチンクチャーとミネラル2　210

5

Contents

第3部
サポートチンクチャー

目・耳・口のサポートチンクチャー　212
目のサポート　212
近眼のサポート　212
耳のサポート　212
口や虫歯(歯黒)のサポート　212

内臓のサポートチンクチャー　213
甲状腺(福島)のサポート　213
肺のサポート　213
心臓のサポート　213
肝臓のサポート　213
腎臓のサポート　214
脾臓のサポート　214
膵臓のサポート　214
子宮のサポート　214
卵巣のサポート　214
前立腺のサポート　214
胃のサポート　215
小腸のサポート　215
大腸のサポート　215
下痢のサポート　215
便秘のサポート　216
消化のサポート　216

組織のサポートチンクチャー　216
皮膚(アトピー・とびひ)のサポート　216
血(貧血)のサポート　216
静脈(静脈瘤)のサポート　217
筋肉と腱と靱帯のサポート　217
神経と脳のサポート　217
骨のサポート　217

その他のサポートチンクチャー　217
放射線(福島)のサポート　217
腹水のサポート　218
水虫のサポート　218
窒素のサポート　218
男(働き過ぎ)のサポート　218

動物のケアと人間のサポートチンクチャー　219
乳のサポート　219
不妊(子宮)のサポート　219
歯(歯・骨・卵)のサポート　219
骨(脚の痙攣)のサポート　220
栄養不足のサポート　220
炎症・熱・咳のサポート　220
傷・けが・打ち身・骨折のサポート　221
虫刺され(ムカデ・ヘビ・蚊)のサポート　221
下痢・サルモネラ菌・原虫のサポート　221
かゆみ(アトピー・イボ)のサポート　221
お疲れのサポート　222
肝臓のサポート　222
腎臓のサポート　222
神経(神経疲労・鬱)のサポート　223

発達障害のためのサポートチンクチャー　224
スーヤ・ワクチノーシス　224
ハイペリカム・ストレス　224
アルファルファ・オーティズム　224

癌のためのサポートチンクチャー　225
骨癌　225
脳腫瘍　225
乳癌　225
食道癌　225
白血病　225
肝癌　225
肺癌、気管支癌　226
リンパ癌　226
膵臓癌　226
大腸癌　226
胃癌　226

野菜のためのマザーチンクチャー　226

第4部
レパートリー

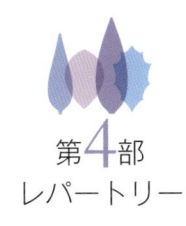

目・鼻・耳・口の問題 229
目の炎症・視力・その他 229
花粉症・鼻炎・副鼻腔炎 229
鼻血 229
耳痛・耳炎・その他 230
口唇ヘルペス・口唇炎・口内炎・口臭 230
歯・歯茎 230

呼吸器の問題 231
咳 231
気管支炎・喘息 231
喉の痛み・扁桃炎 231

皮膚の問題 232
湿疹・じんましん・かゆみ 232
にきび・できもの 232
浮腫 232
創傷 233
その他 233

感染症の問題 233
かぜ・インフルエンザ 233
その他 233

心臓・血液・循環器の問題 234
心臓の問題 234
血管の問題 234
脾臓の問題 234
高血圧・低血圧 235
高脂血症 235
貧血 235

消化器の問題 235
便秘 235
下痢 236
嘔吐 236
消化不良・食欲不振 236
胃腸炎・胃潰瘍 237
肝臓・胆嚢の問題 237
胆石・黄疸 238

泌尿器・生殖器の問題 238
腎臓の問題 238
膀胱炎・尿道炎 238
排尿障害・尿路結石・尿中沈殿物 239
前立腺炎・精巣炎・男性生殖器の問題 239
痔 239

婦人科系の問題・妊娠と出産 240
女性生殖器・骨盤の問題 240
月経前症候群 240
月経困難・月経不順 240
更年期障害 241
妊娠中 241
出産時 241
出産後 241
母乳・授乳 241

痛みの問題 242
頭痛 242
首や肩のこり・腰痛 242
筋肉痛・捻挫・打撲 242
関節炎・リウマチ 243
神経痛・神経炎 243

精神・神経系の問題 244
不安・緊張・パニック 244
いらだち 244
悲しみ・鬱 244
不眠 244
物忘れ・思考力低下 245
その他 245

その他の問題 245
疲労・消耗 245
痙攣・振戦 245
糖尿病 246
薬の害 246
その他 246

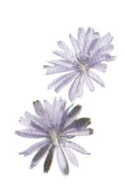

付録 レメディー一覧 248

第1部

マザーチンクチャー概論

第1章 定義

マザーチンクチャーとは

　マザーチンクチャーとは、狭義では植物をアルコールに漬け込んで最初に得られる大本の抽出液（母液）のことです。広義では植物に限らずレメディーの大本となる母液のことです。マザーチンクチャーの製品は、原液を植物分の濃度が10%、つまりマザーチンクチャー＝1X（Xとは10倍希釈法を意味する）となるように調整しています。レメディーはこの母液を希釈振盪して作られます。ちなみにマザーチンクチャーの記号はΦ（ギリシャ文字のファイ）です。一方レメディーの記号はRx（複数形はRxs）です。

レメディーとの違い

　では、そのレメディー（Rx）とマザーチンクチャー（Φ）の違いはどこにあるのでしょうか。マザーチンクチャーのポーテンシーは1X（Φ）です。ポーテンシーとは、希釈振盪度のことで、X＝10倍希釈法、C＝100倍希釈法、LM＝5万倍希釈法が代表的です。マザーチンクチャーを希釈振盪（ポーテンタイゼーション）してレメディーが作られます。

　マザーチンクチャーに使われている植物は、主に毒ではないハーブです。マザーチンクチャーは肉体レベルの臓器や組織によく作用し、新陳代謝を高めます。ちなみに、Φ（1/10）〜6X（1/1,000,000）までは肉体の病気に、6X〜12X（1/1,000,000,000,000）までは神智学でいうエーテル体（感覚体）の病気に、12C（1/1,000,000,000,000,000,000,000,000）〜200C（1/1,000……［0が400個］）はアストラル体（感情体）の病気によく作用すると考えられています。

　このように、マザーチンクチャーとレメディーの違いはポーテンシーの違いで、その違いによって作用するレベルが違ってくると考えられています。すなわち、マザーチンクチャーは体に直接的に作用し、レメディーは心や感情、さらに考え方にまで作用するのです。ですから、マザーチンクチャーは臓器療法

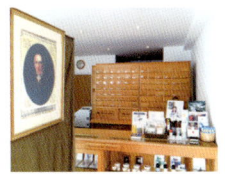

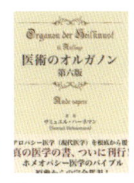

1　The Japan Royal Academy of Homoeopathy,UK（RAHUK）
2　「医術のオルガノン第六版」￥4,300（ホメオパシー出版）

のツールとして使われ、レメディーは根本治療のツールとして使われているのです。

　もう少し詳しく解説していきます。たとえば、癌のように肉体レベルで変性が見られるような場合、肉体レベルで病気であると考えますが、そのときにはマザーチンクチャーを長い期間かけてとる必要があります。少なくとも一瓶（150㎖：半年〜１年分）はとらないといけないかもしれません。

　癌は血液をきれいにしなければならないので、血液の浄化作用のあるエキネシア、スーヤ、カレンデュラ、ファゴファイラム、ルータなど、多くのマザーチンクチャーが必要となります。また、日本薬局法で使うことを止められているコンデュランゴ、ハイドラスティスも、血液を浄化し多くの腫瘍を制覇してくれる、癌治療において重要なマザーチンクチャーです。RAHUK校（英国）では、それら日本で販売することができないマザーチンクチャーも取り扱っていますので必要と思う方はとられてみてください。

　また、マザーチンクチャーは病気のときだけではなく、健康な状態にありながら臓器の働きを促進させたいときにも使用できます。つまり、日々の健康増進や病気予防にも使えるということです。もちろん、日々なんとなく体調がすぐれないとか、疲れやすいなどの体質改善にも有効です。

　レメディーの場合、植物に限らず、鉱物、動物、細菌、化学物質、不可量物（虹、色、電磁波など非物質的なもの）など、ありとあらゆるものがその原料として使われます。これらを天文学的倍率にまで希釈振盪し、原物質を純粋なエネルギー体にしたレメディーは、ハーネマンが『医術のオルガノン』（ホメオパシー出版）の中で述べているように、病気（生命力であるバイタルフォースの滞り）に直接作用できるようになります。病気のパターンと同種のパターンをもつレメディーをとることで、バイタルフォース自体が病気（非自己）があることを認識し、これを自ら追い出そうとするのです。

　このように高度にポーテンタイズ（希釈振盪）されたレメディーは時空を超えてダイレクトに病気に働きかけますから、過去の心の傷もきれいにすることができます。

第1章 定義

原料としての植物

植物の役割

　マザーチンクチャーの原料である植物について考えてみましょう。植物は私たち人間にとって本当にありがたい存在です。私たちはもっともっと植物に感謝しなければなりません。しかし、現代人は人間との関わりにおける各植物の存在意義を忘れてしまい、各植物を有効利用することができなくなってしまいました。

　植物は大地のミネラルを根から吸い上げ、それを人間に与えてくれる大切な役割を担っています。同時に、植物特有の各種栄養（ビタミン、炭水化物、脂質、蛋白質）や薬効物質を人間に提供してくれる食料であり、薬でもあります。また、太陽の光や風の力を利用して、エネルギーを作り出すことができ、そのエネルギーで水と二酸化炭素から糖を合成することができます。人間だけでなく動物も自分でエネルギーを作り出すことはできません。すべての生物のエネルギー源は元をたどればすべて植物からきているのです。

　植物は私たちに栄養やエネルギーを提供してくれるだけではありません。美しい花を咲かせ、「美」までも無償で提供してくれています。さらには、自然とともに平和に生きるコツまで教えてくれます。群生して栄養を吸い上げ、足りないものは作り上げ、環境にうまく適応することができます。

　また、植物は慌てることがなくいつも落ち着いています。植物も生物である以上ショックや恐怖を感じることはあるでしょうが、ウシやウマに食まれることは恐怖ではなく、痛みとも感じないようです。ただし、自然でない行為に対してはわかりません。ですから、採取するときは植物がショックを起こさないように、機械ではなく、感謝を込めて人の手で摘み取ることが大切なのではないかと考えています。

　愛情を込めて育て摘み取った植物の力が濃縮されたマザーチンクチャーをとることで、人間も植物のように環境に適応し、慌てることや、恐怖心を感じることが少なくなるのではないかと思います。太陽の光を吸収し、光に向かってすくすくと育つ植物は、太陽の無条件の愛をその身に宿しているとも言えます。

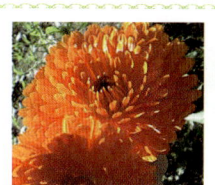

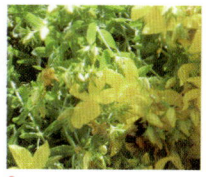

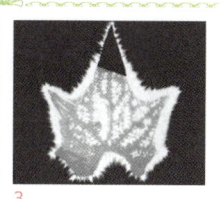

1 カレンデュラ
2 ハイペリカム
3 キルリアン写真

このように、植物は人間の理想的な姿を表しているように思うのです。人間は植物よりもはるかによい条件を与えられているにもかかわらず、文句ばかり言っています。苦しみの中で闇ばかりを見て、そこに光があることに気づかず、私には光がないと言ってひねくれて、あらぬ方に向かったり、立ち止まったりして、伸びること（霊的に進化すること）を止めてしまいます。そんな私たちは植物にも劣っているのではないでしょうか。私たちは植物に額づいて、礼拝しなければいけないのかもしれません。ちなみに、体の成長や霊的進化が止まってしまったときは、スーヤやハイペリカムのマザーチンクチャーがとてもよいです。本当にありがたいことに人間が植物から受ける恩恵は、数え上げればきりがありません。

植物に宿る光

緑の野菜には葉緑素があって、太陽から降り注ぐ光エネルギーを吸収しています。それを私たちは食べさせてもらっているわけです。一方、光の力によって私たちの松果体はメラトニンの分泌を促します。そうすると鬱が改善したり、胸腺が強くなり免疫が高まります。私の臨床経験上、鬱の人に限って調理し過ぎたものや加工食品を食べていて、生のものを食べていなかったりします。生の野菜やハーブにはメラトニンの分泌を促す光が宿っているのかもしれません。そういう意味でも、生の野菜やハーブを食べることが大切です。ちなみに、鬱の人にはカレンデュラやハイペリカムなどのマザーチンクチャーをおすすめします。

葉の周りには、エネルギーの光が放出されています。この光は、葉の一部を切り取った後でも、元の形で残っています。そこにエーテル体の力が残っているからです。ただし、日が経つにつれて、その力は薄くなっていきます。また、帝王切開をした痕をキルリアン写真で撮影すると、その部分だけ光が沈んで見えたりします。これはエーテル体の傷によるものです。つまり、オーラとよく言いますけれども、植物だけでなく私たちも含めた生命体は、生きている限り微弱に放電しているのです。その放電がキルリアン写真で見えているわけです。

第1章 定義

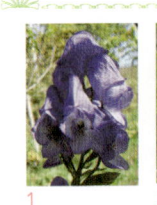

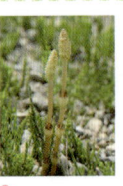

1 エゾトリカブト
2 ツクシ

そこから、私たちが植物を食べるときは植物の栄養、ビタミンやミネラルだけでなくて、周りにある気も食べているということがわかると思います。ですから、マザーチンクチャーを作るときには、後述するように植物の気を失わないようにするために、採りたてのハーブをすぐにお酒に漬け込むことが大事なのです。乾燥させたハーブでは力のあるマザーチンクチャーは作れません。

光を嫌う植物

植物は太陽がないと育ちませんが、その中で太陽を嫌うかのような植物があります。たとえばトリカブトです。トリカブトは直射日光が当たらない日陰で、湿気のあるところを好んで生えます。このように、太陽を避けるような植物というのは、得てして毒を含んでいることが多いです。

マザーチンクチャーは当然ながら原物質を含みますから、猛毒であるトリカブトはマザーチンクチャーとして使うことはできません。原物質がなくなるまで希釈振盪することで無毒化し、純粋なエネルギー体であるレメディーとして使わなければなりません。

ところが、私はインド人の友人から、インドでは猛毒のアコナイト（Acon.：ヨウシュトリカブト）のマザーチンクチャーを、心臓の悪い人に使うと聞いてびっくりしました。少量の水の中に3滴、アコナイトのマザーチンクチャーを垂らして飲ませるのですが、これがものすごい特効薬なのだそうです。しかし、分量を間違えると大変なことになりますので、決してアコナイトのマザーチンクチャーなど使わないようにしてください。インドのホメオパスが猛毒のマザーチンクチャーを処方することが可能なのは、インドではホメオパシーがアーユルヴェーダ、現代医療とともに国の第一医療となっているからです。

ツクシとシリカ

先人たちの知恵、とくにドイツの薬草学や日本の民間療法の中には、植物をいかにして利用するのか、その方法がたくさん残されていました。

日本人は昔からツクシ（エクィシータム）を食べて体を健康にしていました。

3 ドングリ（クエカス）

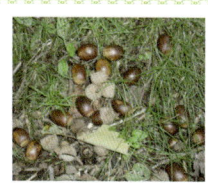

　ツクシやスギナの中にはシリカ（二酸化ケイ素）が豊富に含まれていて、ツクシを食べると泌尿器系がしっかりし、夜尿症や尿漏れ、肺の問題が楽になります。またシリカを豊富に含んでいるので肌に弾力が出てきます。実際、スギナから作られたエクィシータムのマザーチンクチャーをとったら肌に張りがでたと言う多くの声を聞きます。

　スギナの中にシリカが豊富に含まれているのは、スギナは土壌ミネラルを吸い上げ、自分で（原子転換を起こし）シリカを作り出す力があるからです。スギナの力強い繁殖力は、シリカをたくさんもっていることから生まれます。私たちはツクシを食べたり、スギナのマザーチンクチャーをとることで、その力をいただくことができるのです。スギナはシリカ不足の畑に多く生え、土壌にシリカをもたらす大切な雑草、薬草なのです。

　シリカは体力のない弱い人に深く作用し、病気知らずにしてくれます。とくに鉱物のシリカそのものより、植物が土壌から吸い上げたシリカの方が、人間には穏やかに、より一層深く作用するようになります。私たち人間にとって、精製された栄養よりも植物が吸い上げた栄養を取り入れる方が、はるかに楽なのです。

クマとマグネシウム

　ヒグマが草食動物を襲う理由をご存じでしょうか。ヒグマは腸を食べたいのです。人間はめったに襲われませんが、人間が襲われたときも腸を食べられます。草食動物の腸の中には、半分消化された植物がいっぱい詰まっています。これがものすごい栄養なのです。しかも、草食動物の腸内細菌にまみれて半分消化されたものは自分で消化する必要がありません。だから、ヒグマは時々、草食動物を襲いたくなるのです。なお、ツキノワグマは草食傾向が強く動物を襲うことはありません。

　もちろん、クマは植物そのものからもミネラルを吸収します。人里近くには、ドングリやクリ、アケビなど、クマが好きな木の実がなります。しかし、人間がその木を伐採してしまいますと、クマは木の実が食べられず、マグネシウム

15

第1章 定義

が不足してしまいます。マグネシウムが足りないとクマは冬眠できません。クマにとっては死活問題です。そこで、マグネシウムを豊富に含むリンゴなどを盗みに、人里に現れるようになるのです。

　それに対して、人間はクマを捕獲するために、大きなケージを置いてニワトリをエサにおびき寄せたりします。しかし、クマはニワトリなんかに見向きもしません。昔はクマも地鶏を捕まえて食べることもあったようですが、人間が飼っている今のニワトリは、クマにとって食べ物に見えないのかもしれません。遺伝子組み換えトウモロコシなど変な飼料をつついているからです。クマはそれを知っているのか、今どきのニワトリなど食べないのです。人間だって食べないでしょう。ですから何があろうと、クマはまっしぐらにリンゴを盗みに行くのです。

　また、ヤマブドウの中にも、マグネシウムは豊富にあります。私もヤマブドウが好きで、洞爺のヤマブドウを一人で食べてしまい、クマに大変申し訳ないことをしたと罪悪感でいっぱいになったこともあります。けれども、これが野性味があり甘酸っぱくておいしいのです。ヤマブドウのマザーチンクチャーを飲むと、本当に幸せな気分になりますが、それは、においもよくマグネシウムが豊富に含まれているからです。マグネシウムは落ち込みやすい人や鬱傾向の人にとても大切なミネラルになります。マグネシウムは全粒粉や海藻にも多く含まれています。

現代人のミネラル不足の原因

　現代人の多くはミネラル不足の傾向にありますが、その原因の一番目として、野菜に含まれるミネラルが減っていることが挙げられるでしょう。野菜に含まれるミネラルが減少している理由としては、野菜の土壌からミネラルを吸い上げる力が弱っていることが考えられます。それは、野菜の生命力が低下していることの表れです。野菜の生命力が低下している原因については、化学肥料、農薬などの使用により土壌の生命力が低下してしまっていることと、遺伝子組み換え作物など人間の手が加わっていることが考えられます。

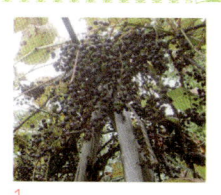

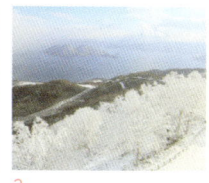

1 ヤマブドウ
2 冬の洞爺

現代人がミネラル不足になっている原因の二番目は、食べ物からミネラルを吸収する力が低下していることにあります。食べ物からミネラルを吸収する力が低下している原因としては免疫力の低下（腸の生命力の低下）が考えられます。そして腸の生命力が低下する原因として、予防接種や不自然な食べ物が考えられます。原因の三番目は、ストレスが多く、そのためミネラルを使い果たし慢性的なミネラル不足に陥っていることにあります。ストレスが多い原因はインナーチャイルドの項（p38）で説明しますが、感情を抑圧しているからです。そして、感情が生じる原因はインナーチャイルドにあります。

　ミネラル不足を解消する助けとなるものが、生命組織塩（ティッシュソルト）のレメディーです（p51）。生命組織塩のレメディーは、ミネラルを直接的に補給するためではなく、体内のミネラルバランスを正常にするためのサポートレメディーです。すなわち、ミネラルが不足するときは食べ物からのミネラルの吸収を高め、過剰なときは排出を促す働きがあります。このように、生命組織塩のレメディーはミネラル不足を認識させ、食べ物からのミネラルの吸収力を高めることができるので、現代人の慢性的なミネラル不足の現状を打破するために重要であると考えています。とくに、ミネラルが吸収しやすい形で含まれているマザーチンクチャーと生命組織塩のレメディーの併用は大いに役立つものだと言えるでしょう。

植物の部位と三大要素の関係

　植物は人間と上下が逆で、頭が根、花は生殖器にあたります。ですから、頭に作用させたいなら根菜を食べ、生殖器・泌尿器系に作用させたいのならば花を食べましょう。根、茎葉、花の成長には、特定のミネラルが関係しています。肥料の三大要素として知られる窒素、リン酸、カリ（カリウム）です。自分が必要とするミネラルと植物の成分や部位について、その関連を見ていくと何かしらのヒントが得られるかもしれません。

第1章 定義

根・カリウム・地球

　根は地球やカリウムと関係しています。カリウムは「根肥え」と呼ばれる、根の発育に関係するミネラルです。代謝を促す補酵素としての働きがあるので、不足すると成長に必要なエネルギーを生産できなくなったり、細胞壁が弱くなったりします。また、カリウムは植物の体液の浸透圧調整にも関係します。そのため、不足すると茎や葉柄の細胞内の圧力が弱くなり、倒れやすくなったり、落葉しやすくなったりします。

　ホメオパシー的には、カリウムのタイプは土台作りの人です。私のように学校を作ったり、協会を作ったり、物事の基礎作りを得意とします。自分に課せられた任務を遂行するのがカリウムの人です。植物の場合も同様で、カリウムは根を張り土台を作るために使われます。

　カリウムが多い植物と言えばスギナ（エクィシータム）です。農業をしている人は、畑にスギナが生えると「"のら"だからだ」と、笑われるそうです。つまり「怠けているから」ということです。今の農家はみんな除草剤をまいてスギナが生えないようにしているわけですが、日本豊受自然農では除草剤を使いませんので、スギナを一本ずつ抜いていかなければなりません。スギナは地下茎が広がっているので大変です。栄養茎の方は握るとパラパラとちぎれてしまいます。しかも、放っておくとそこからまた根が生えてきます。このように、スギナにはものすごい生命力がありますので、これを抜くのは大変な仕事です。

　あるとき、スギナの真っ白な根を見て、スギナにはカルシウムが入っていることがわかりました。それからは、摘んで乾燥させ、煎じてお茶として飲んでいます。日本豊受自然農では畑に農薬をまいていないので、何の心配もなくお茶にできます。スギナにはカルシウムだけでなく、前述したとおりカリウムやシリカも豊富に含まれています。シュタイナーもスギナは体によいと言っています。スギナ茶を社員に飲ませてみたところ、みんな頻繁にトイレに行き始めました。体毒のたまっている人はスギナをとると下痢をします。スギナには宿便を出してくれる働きがあるのです。スギナのマザーチンクチャーであるエクィシータムは、老廃物の排泄や結合組織の強化に使うことができます。

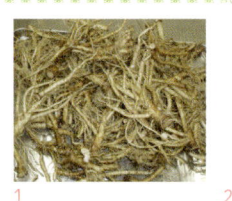

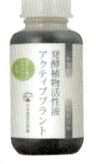

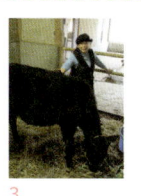

1 タンポポ(タラクシカム)の根
2 アクティブプラント 300㎖ ¥3,350
※税抜価格以下同
(日本豊受自然農)
3 牛の花子

茎・シリカ・太陽

　茎は太陽と関係があります。太陽に向かって真っすぐ伸びていく茎を、しっかりさせるのがシリカです。茎がしっかりしていなければ、葉もよく出てきません。シリカは寒くて縮こまっている人のためのレメディーです。だから、暖かな太陽に向かって伸びていく茎にとても合うわけです。

葉・窒素・水星

　葉は水星に関係し、窒素を含みます。窒素は「葉肥え」と呼ばれる元素です。窒素源としては、化学肥料ではなく牛の糞尿を利用するのがよいです。ただし、既製の飼料などを食べている牛ではなく、自然の草を食べている牛の糞尿を利用しなければなりません。

　しかし、畑に窒素ばかり与えると植物が虚弱になり、柔らかくなって、害虫に侵されるようになります。逆に言うと、柔らかい植物を作るときには窒素が必要になるわけです。たとえば、レタスの栽培などには窒素がよく使われます。

　なぜ窒素肥料を与え過ぎると害虫に侵されてしまうのか。それは人間の、たまった体毒を浄化するために病原体に感染し感染症を発症するのと同じです。窒素肥料を与え過ぎると、硝酸イオンが体毒に相当する亜硝酸イオンへと変化し、これを排出するために虫を引き寄せ、食べられ穴が開くことで、亜硝酸ガスを排出しているのです。

　牛の糞は畑に入れるとき、1平方メートル（1m×1m）にたった1gで十分なのです。ちなみに日本豊受自然農では、植物75種を3年発酵させた液にレメディーとマザーチンクチャーを入れた「アクティブプラント」（ホメオパシー植物活性液）500㎖を2000倍希釈した液に、私のペットである牛の花子の糞100gを水に溶かした液を混ぜ、噴霧器で土壌と植物にかけています。アクティブプラントの希釈液は、1平方メートルに1ℓを目安に散布します。

　土壌に窒素を増やすためには、雷が多く鳴ることも必要です。昔から「雷が多い年は豊作」だと言われますが、雷によって空気中の窒素が酸化して、それが雨に溶けて降り注ぐからです。そのため、雷が鳴ると土が肥えて、農作物が

第1章 定義

大きく育つと考えられたのです。また、マメ科植物に多い根粒菌も大事です。根粒菌は空気中の窒素を植物が利用できる形に変換してくれます。

　ちなみにホメオパシー的には、窒素は「容赦ない心の人を大きな愛へと導いていく元素」であり、そのような人にアンモニアや硝酸などの窒素系のレメディーを指示します。窒素系のサポートチンクチャーも考案しました(p218)。糞尿も雷も農作物には大事なものですから、決して毛嫌いしてはいけません。

花・リン・金星

　花はその美しさ、優雅さ、そして生殖機能をもつことから、金星と関係しています。花にはリン酸が必要です。リン酸は「花肥え」「実肥え」と呼ばれるミネラルです。

　花は人の心を癒し、光を与えるものです。花を見て「この花、憎たらしい」と思いますか。花を見ている人は、みんないい顔をしています。赤ん坊を見て「この子、憎たらしい」と思いますか。花も、赤ん坊も、動物の赤ちゃんも、光を注ぐものです。だから、みんないい顔をして見るわけです。

　花を食べることはとてもよい風習だと思います。それは花が与える光そのものを食べることにもなります。花を食べると心が安らぎます。花がたくさん浮かんでいる風呂に入るのもよいです。それはおそらく新陳代謝を高めるよりも、どちらかと言うと気持ちが楽になる効果があると思います。もちろん、花のマザーチンクチャー（第2部のマテリア・メディカで花の部位を使っているマザーチンクチャー）をとることもよいです。私たちは、もっと花を生活の中に取り入れていくべきです。

　日本豊受自然農では畑の隅に花を咲かせる植物を植えます。農民として重労働を強いられる人にとって、ふと目に入った美しい花がどれだけ心を癒すことでしょう。

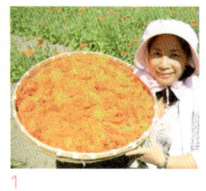

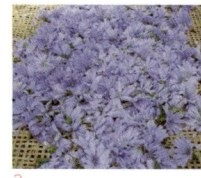

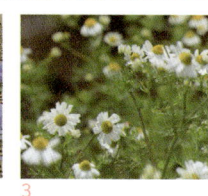

1 カレンデュラ
2 チコリューム
3 カモミール

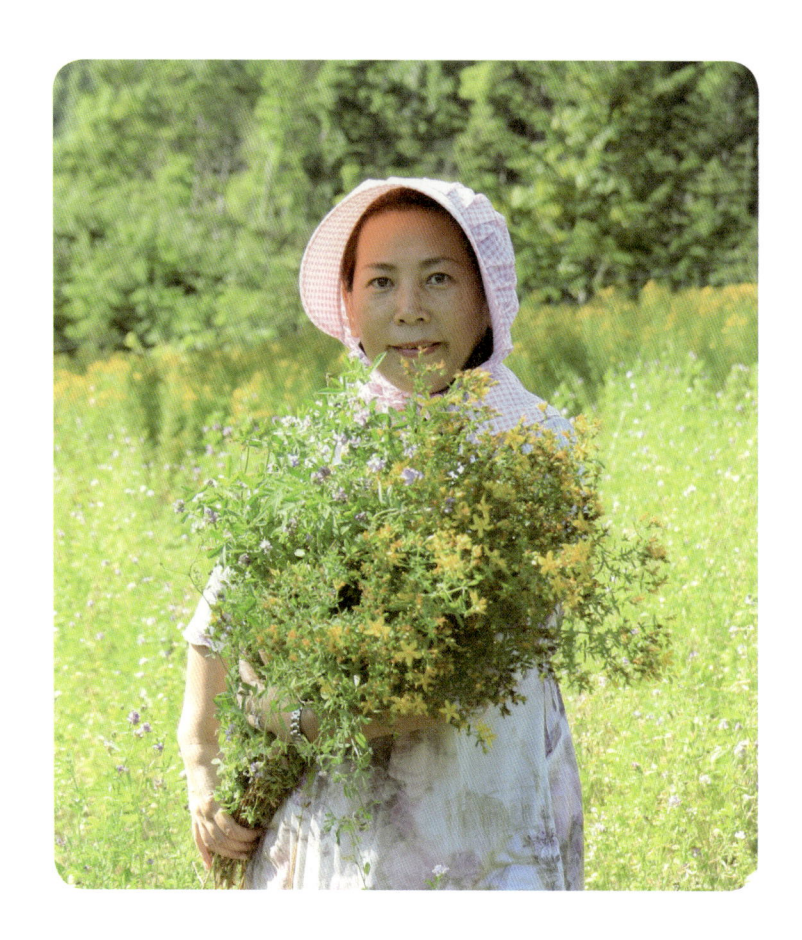

21

第2章 系譜

🌱 パラケルスス

　薬草療法の歴史をさかのぼれば有史以前になるでしょうが、マザーチンクチャーの歴史ということで、ここではパラケルスス（1493-1541年）から紹介したいと思います。

　パラケルススはドイツ系スイス人の医師で、薬学に化学を持ち込み、その上に神学を持ち込んだ人です。また、錬金術師としても名声を博しました。娘もよく見ていた『鋼の錬金術師』という大ヒットアニメを知っている人も多いと思いますが、主人公の父親のホーエンハイムという名は、パラケルススの本名（テオフラストゥス・フィリップス・アウレオールス・ボンバストゥス・フォン・ホーエンハイム）に由来します。パラケルススという名は、「古代ローマの高名な医師、ケルススを凌ぐ」という意味を込めて自称するようになったと言われていますが、ケルススが古代医学の象徴であるとすれば、「ギリシャ・ローマ医学を超える」という意味をその名前に込めたと考える方が自然ではないかと思います。

　パラケルススの著作の中でも最も有名な『アルキドクセン』（ホメオパシー出版）という錬金術を使った秘薬の製造方法が書かれた本がありますが、そこには、『鋼の錬金術師』の主人公が探し求めていた「賢者の石」の製造方法も書かれています。

パラケルススとハーネマン

　パラケルススはハーネマンの300年前の人にして、ホメオパシーの父と言い得る人でした。Similia Similibus Curantur（シミリア・シミリブス・クーラントゥル）「同種は同種によって治される」（出典『ズートホフ版パラケルスス全集』第5巻16ページ）というホメオパシーの原理も、パラケルススの言葉の中にみられます。ですから、ハーネマンがパラケルススから大きな影響を受けていたことは間違いないと思います。

　ところがハーネマンの時代、パラケルススはうさんくさい医師として世に知

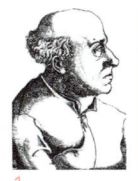

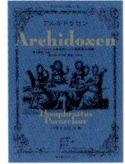

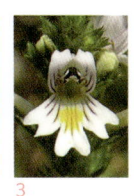

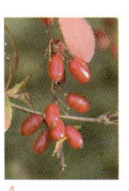

1 パラケルスス
2 「アルキドクセン」
　¥2,800
　（ホメオパシー出版）
3 ユーファラジア
4 バーバリスブイ

られていたために、ハーネマンはホメオパシーの評判が傷つくことを恐れたのか、パラケルススを嫌っていました。そして、ホメオパシーとパラケルススの関連を指摘されると、自分はパラケルススの真似をしていないと言い張っていたのです。しかし、ハーネマンの著書には、パラケルススの著書を参考にしたと思われる箇所が散見され、やはりハーネマンがパラケルススの影響を強く受けていたことは確実と思われます。

　なお、パラケルススの名誉のために言っておきますが、彼は決してうさんくさい医師などではなく、真の医学を修得した真の医師と言うにふさわしい稀有な人物でした。それゆえ、彼は生前に迫害を受け、死後もいわれなき汚名を着せられたのだと思います。

　パラケルススは鉱物を使うホメオパシーだけでなく、植物を使うマザーチンクチャー、花を使うフラワーエッセンス、灰を使うスパジリックなど、さまざまな治療法の原型を自分の治療の中に取り入れていました。養生法や食事なども含めて、患者をホリスティックに治療していたのです。

　また、人体は大宇宙（マクロコスモス）と照応関係にある小宇宙（ミクロコスモス）であると考え、医学が人体を扱う以上、医師は自然の法則、宇宙の法則、天文学（占星学）、錬金術を学ばねばならず、これらすべてを修得して初めて真の医師となり得ると考えていました。興味のある方は、パラケルススの名著『医師の迷宮──これなくして医師はいかにしても真の医師になることができない』（ホメオパシー出版）をお読みください。

特徴表示説

　臓器の滋養となる、臓器と親和性のある薬草は臓器の形や色と似ていたりします。たとえば、目によいユーファラジア（コゴメグサ）は目の形に、腎臓によいバーバリスブイは腎臓の形に、脳によいクルミは脳の形に似ています。このような考えを特徴表示説と言いますが、これを述べたのはパラケルススです。ハーネマンはこのパラケルススの特徴表示説をいい加減なものと相手にしていませんでしたが、もしかしたら形や色には意味があり、臓器と同種の形や色を

第2章 系譜

もつ薬草には、臓器を癒す力があるのかもしれません。私たちは、多種多様なパターン（形）から構成されていますが、それぞれのパターンは本来あるべき自然なパターンというものをもっています。肝臓は肝臓の自然なパターンをもち、膵臓は膵臓の自然なパターンをもちます。もしそのパターンが歪んでいるならば、自然なパターンを入れてやることで、自然なパターンを取り戻そうという力を喚起するでしょうし、その自然なパターン自体が臓器を働かせるための滋養となるのです。このパターンは形や色にも反映されるということから、特徴表示説の原則が生まれたのでしょう。これも同種の法則の一つと言えます。

病気や症状の本質

すべての治療法は神に帰属するものであり、自然を観察して神に頼めば与えられる、とパラケルススは言っています。私もそう思います。そもそも病気を治療するということは、神の分身となって人を正しい方向に導くということなのです。なぜなら病気は神（自然）からそれることで形成され、それに気づくことができるように症状や疾患となって現れるものだからです。つまり症状や疾患は、神意（神の意志）によるものであり忌むべきものではなく、自分が本来の自分に戻るための道標として存在するのです。ですから、病気を治すことができる薬は神の現れであり、薬を正しく処方し患者を治癒に導く者は神の使いであると言えます。同時に、治療する者は自分が神の使いであることを理解し、病気の本質を理解し、症状や疾患の意味を理解し、治療するとはどういうことかを理解した者でなければなりません。

治療とはその人を自然体に戻すということであり、神からそれてしまった部分（病気）に気づくことができるようにすることです。気づくためには病気の自分を映す鏡が必要となります。したがって、自分を映す鏡となる同種のレメディーが有効なのです。ホメオパシーのレメディーは患者自身が、自然からそれてしまっていることに気づくことができるように、あるいは、自分が心乱される相手の中に自分自身を見いだすことができるようにするための道具なのです。

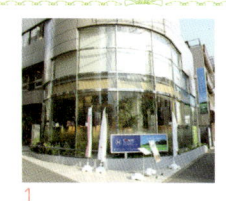

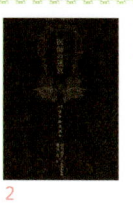

1 CHhom東京校
2 「医師の迷宮」
¥3,800
（ホメオパシー出版）

パラケルススの教え

　パラケルススは、愛なき者は治療家になってはならないと言っています。すべてを受容する愛のもとでこそ、頑なな患者の心も緩むというものでしょう。そして神の本質もすべてを受け入れる受容性、すなわち愛にあり、治療家が神の使いであるならば、愛をもつことは治療家の必須条件になると言えるでしょう。パラケルススはまた、医師は創造主や神々の実際性と人間の中にある神聖性を認識しなければならないとも言っています。これらなくして治療をすることなどできないからです。

　『医師の迷宮』を読んだとき、パラケルススの熱い思いが伝わってきて、パラケルススの言う真の治療家を育成する真の学校を作ろうと決意し、カレッジ・オブ・ホリスティック・ホメオパシー（ＣＨｈｏｍ：シーエイチホム）を開校しました。この経緯については『医師の迷宮』（ホメオパシー出版）のまえがきにも書いたとおりです。

　このように、パラケルススは誠に素晴らしい医師でしたが、不遇な人生を送ることになります。1527年、バーゼル大学教授に就任した彼は、大学の医学を痛烈に批判します。パラケルススにしてみたら、真実を知っているがゆえに虚偽にまみれた当時の医学と医師を是認することに良心が耐えられなかったのではないかと想像します。こうして周囲の反感と恨みを一身に浴び、翌年にはバーゼル大学を追放され、放浪生活に入ってしまいます。最終的に彼は殺されたのでしょう。頭蓋骨には外傷の痕があったと言われています。

　しかし、パラケルススは後の医療に大きな影響を与えました。ハーネマンはもちろん、ラデマッチャーやシュタイナーも彼の影響を受けています。そして、私たちもまた自然の法則に則したパラケルススの医療に戻っていかなければならないと考えています。

　なおパラケルススの『ヘルバリウス』がホメオパシー出版から刊行されています。内容は、薬草を中心に鉱物など、さまざまな医薬の効能について記述したパラケルスス版マテリア・メディカとなります。

第2章 系譜

ラデマッチャー

　ヨハン・ゴットフリート・ラデマッチャー（1772-1850年）は、ハーネマン（1755-1843年）と同時代を生きた人です。ドイツの医師で経験主義の人でしたが、当時、経験主義の医師やロマン主義の医師は徹底して嫌われていました。
　ラデマッチャーはパラケルススの文献を調査し、臓器とマザーチンクチャーの親和性に関する本を書きました。彼は体全体の病気と部分的な病気（局部的な病気）があるとし、部分的な病気を治すのにマザーチンクチャーが有効であると考えました。そして、慢性病を治すためには臓器の機能を回復させなければ治癒に導けないとして、マザーチンクチャーを使った臓器療法を提唱しました。これはハーネマンも同意見であり、私も経験上そのとおりだと思います。
　ラデマッチャーの言う部分的病気とは、臓器や組織そのものが病気になっていることを言っているのです。病気にも階層があり、肉体レベルの病気であればマザーチンクチャーのような物質的な力をもつ臓器レメディーが必要となるのです。このことについて少し説明しましょう。

三位一体としての人間

　人間は、魂・心・体の三位一体の存在であり、病気もそれぞれのレベルにおいて存在します。
　魂の病気とは、自然（神）からそれてしまった信仰や価値観のことです。つまり間違ったことを信じてしまったがゆえに生じる病気です。とくに「そう考えてはいけない」といった思考を抑圧する価値観が最も魂の病気をつくり出します。ハーネマンはこれを信念の病気と言い、最も重い病気でホメオパシーでも治すことはできないと考えていました。何を信じるかを変えることはホメオパシーでもできないということです。ここでホメオパスやインナーチャイルドセラピストが果たす役割が重要となってきます。
　魂の病気は心の症状・感情として現れます。詳細は『インナーチャイルドの理論と癒しの実践』（ホメオパシー出版）をお読みください。

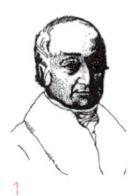

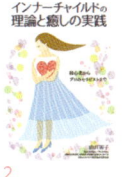

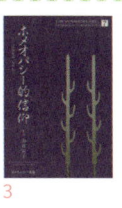

1　ヨハン・ゴットフリート・ラデマッチャー
2　「インナーチャイルドの理論と癒しの実践」¥1,500
3　「ホメオパシー的信仰」¥1,300
（ともにホメオパシー出版）

次に心の病気とは、クヨクヨと気に病んだり、心の症状である感情を抑圧することで生じます。現代風に言えばストレスです。感情のままに行動していればストレスを感じることはありません。感情を抑圧するからストレスがたまるのです。それが心の病気です。そして、心の病気は体の症状として現れます。体の症状とは、咳や痰、下痢や嘔吐、発熱、発疹などのことです。

最後に体の病気とは、臓器や器官の機能障害、機能低下のことです。体の病気は体の症状である咳や痰、下痢や嘔吐、発熱、発疹を抑圧することで生じます。あるいは、ワクチンをはじめとする不自然な化学物質を体内に入れることで生じたり、毒物をとることでも生じます。

心が病むのは自然に沿わない生き方や考え方（魂の病気）をしているからです。免疫が低下し、異物や老廃物の排出がうまくできなくなります。異物が体内に蓄積すると、やがて体の不調となり、最終的には臓器や組織の機能障害や機能低下となって現れます。つまり体の病気となって現れるのです。

魂の病気は、直接的にそれに相応する体の部分の異常となって現れることもあります。生命というものは自然な生きる目的とともにあり、不自然な考え、間違った価値観というものは、直接的に生命の流れ（バイタルフォース）を歪めてしまうのです。そしてそれこそが病気の大本なのです。詳細は『ホメオパシー的信仰』（ホメオパシー出版）をお読みください。生命エネルギー（バイタルフォース）は肉体を形成する力でもあるため、魂が病むと生命エネルギーの流れが停滞し、それに相応する体の部位も正常に機能しなくなるということがあるのです。

ケントの過ち

クラシカルホメオパシーの祖であるタイラー・ケント（1849-1916年）は精神（心）が病むことによって体の病気が形成されると考え、高ポーテンシーのレメディーによる精神の治療のみをし、組織変化を伴うアロパシー的病理学を無視していました。ケントは肉体が病気にあるとき、それは思考と意志の病気の反映であると考えました。確かに肉体の病気は、根本的には魂の病気であ

第2章 系譜

る価値観の間違いからもたらされていると言えるでしょう。価値観は思考を生み出します。価値観は善悪を内包し、善悪の中に意志は宿ります。そういう意味で、ケントの、肉体の病気は思考と意志の病気の反映であるという考えは確かにそのとおりです。

　しかし、臓器や組織そのものが病気になっているときに、その肉体レベルの病気を直接的に治癒に導くものを与えないとしたら、それは適切な治療とは言えないでしょう。たとえその状態が思考と意志の間違いからもたらされていてもです。

　たとえば、大けがをして大量出血しているとき、より大きな視点から見ればそのけがも思考と意志の病気からもたらされたと言えますが、だからと言ってけがをしなくなる根本レメディーを与えてよしとすることはできません。傷口を縛って出血を止めなければなりません。肉体レベルで病気であるなら、まずはそこを治療しなければならないからです。それとまったく同じように、臓器が肉体レベルで病気にあるとき、それを無視して根本レメディーのみを処方してよしとすることはできないのです。

　ケントもさすがに晩年の1911年には、肉体レベルの病気に対してもっと十分に考慮される必要があることを認識するに至りました。そして、この件に関して、ほとんど気づかれることもないほど小さな記事を書きました。彼は依然としてこれまでの立場を守りながらも、組織の変化に対しては必要であれば処方されなくてはならないと初めて言及しました。この記事の詳細は『ホメオパシールネサンス』（ホメオパシー出版）に書かれています。

臓器療法

　肉体が病気のときには肉体への治療をしなければならないという話をしました。もちろん、根本治療は魂や心の病気治療にありますが、肉体レベルで病気がある場合、魂や心の病気治療とは別に体の病気治療をする必要があるということです。体の病気治療には、物質的なアプローチが必要になってきます。これが魂や心の病気の治療と異なる部分です。体の病気治療の優れた方法が、最

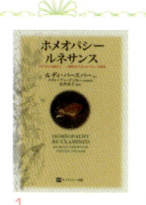

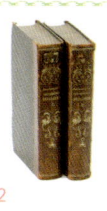

1 「ホメオパシールネサンス」 ¥7,000（ホメオパシー出版）
2 ラデマッチャーの著書「ERFAHRUNGS-HEILLEHRE.」2巻組（CHhom所蔵）

初に説明したラデマッチャーの臓器療法です。臓器療法は臓器親和性のあるハーブのマザーチンクチャーを使用します。

　体の病気治療には物質的な力を必要とすると書きましたが、その物質量は必ずしも多くある必要はありません。ラデマッチャー自身はホメオパスではありませんでしたが、最終的には、マザーチンクチャーの一滴をコップ半分の水に入れて希釈して使っていました。この希釈に関してラデマッチャーは自分の経験から得たものであると言っています。ハーネマンを模倣したと言われるのが嫌だったようです。

　その後ラデマッチャーは、薄めることの起源がパラケルススにあることを発見しました。パラケルススが次のように書いていることを見つけたのです。「病気によって体の環境に対して体の状態が変わり、それゆえ病気にかかりやすくなったとき、重さが量れないほど、計測できないほどの量で投与したレメディーは、驚くべきほどに治癒の効果を生み出す」

　私はマザーチンクチャーを500mlのペットボトルに10〜20滴垂らして使うことをすすめていますが、これでマザーチンクチャーの1000倍希釈程度です。ラデマッチャーも晩年マザーチンクチャーを薄めて使っていたように、マザーチンクチャーの多くはこれぐらいの濃度のものが最も効果的なのです。これは後述するクリニカルホメオパスたちによっても実証されています。薬効成分が薄められることで、潜在していた治癒力が解放されるということかもしれません。

　ところが、この素晴らしいラデマッチャーの臓器療法はその後、廃れてしまいました。弟子がいなかったからです。彼が何十年もの経験に基づいて書いた800ページの2巻本は、いまだに英語には全訳されていません（編集部注：現在日本語訳を進めています）。現在のラデマッチャーの英語版はたかだか100ページしかない本です。英国でホメオパシーを学んでいたころ、臓器をサポートするためにこの薄い本を頼りに猛勉強したことを思い出します。

　ラデマッチャーの臓器療法は、後にイギリスのホメオパスであるバーネットが再発見して、今日ではホメオパシーの中に取り入れられています。こうしてラデマッチャーの臓器療法はホメオパシーの中で生き残ったのです。

第2章 系譜

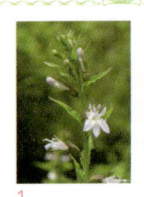

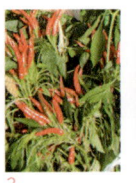

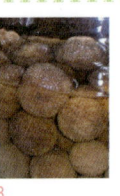

1 ロベリアソウ
2 トウガラシ
3 ヤマモモ

トムソン

薬草療法

　サミュエル・トムソン（1769-1843年）もまた、ハーネマンやラデマッチャーと同時代を生き、独自の療法を確立した人です。トムソンの薬草療法は日本ではあまり耳にしませんが、もっと評価されてしかるべきと考えます。トムソンの薬草療法はたった一つのやり方です。その一つのやり方で多くの病気を治していました。簡単に紹介すると、ロベリアソウという薬草で胃を浄化し、トウガラシで体内の熱を作り出し、シロコヤマモモで潰瘍を取り除く方法です。体内の熱を作り出すときに蒸し風呂を利用することを推奨し、蒸し風呂の素晴らしい効用を称賛しています。

　ハーネマンは、当時の英雄医学を糾弾していました。それは、瀉血をしたり潰瘍を引き起こす薬を使用したりといった、体液を流出させ体力を消耗させるものが多かったからです。しかし、もし安全に体液を流出させることができたら、それは治癒につながる可能性があります。トムソンの薬草と蒸し風呂を使って熱を取り戻し発汗を促す方法は、普遍的治癒の方法ではないかと思うのです。

　私の経験上、慢性病において排出は必須です。ですから数年前に、洞爺の自然農法で育てたカレンデュラ、ハイペリカム、ヨモギなどを使った蒸し風呂＋ハーブティー療法を始めたのです。蒸し風呂は、薬草の蒸気を体中で受け止めることによって発汗を促し、ハーブティーと組み合わせることで、熱を発生させ、より体力を温存しながら体毒を含んだ汗や脂を流出させることが可能となることがわかりました。ハーブ蒸し風呂療法を提供している日本ホメオパシーセンターもありますので一度体験してみるとよいでしょう。

　なお、ロベリアソウは毒性が強く日本では取り扱うことができませんが、ミュルフォリュームやルメックスで代用するとよいでしょう。伊豆にはヤマモモの木がたくさんありますのでヤマモモのマザーチンクチャーは作ってほしいです。ヤマモモはエリオボトリアのマザーチンクチャーで代用するとよいでしょう。サミュエル・トムソンの療法の詳細は『バイタリズム』（ホメオパシー出版）に書かれていますので興味のある人は参照してください。

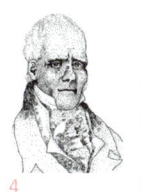

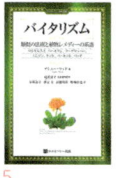

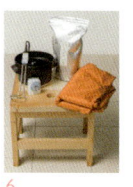

4 サミュエル・トムソン
5 「バイタリズム」
　¥2,800
　（ホメオパシー出版）
6 カレンデュラハーブ
　蒸しセット¥80,000
　（豊受モールにて購入可）

バーネット

ホメオパシーと臓器療法の統合

　ラデマッチャーの臓器療法が優れた治療法であることを再発見してくれたのが、イギリスのホメオパス、ジェームス・コンプトン・バーネット（1840-1901年）です。ハーネマンのホメオパシーとラデマッチャーの臓器治療を統合することに成功し、その流れは現在もプラクティカルホメオパシー（クリニカルホメオパシー）に受け継がれています。

　いみじくもバーネットが言うように、ラデマッチャーの一派は、ホメオパシーに迎合することなく、独自に臓器親和性植物の探求を行っていたなら、ホメオパシーに匹敵する医学を確立したかもしれないのです。もっとも臓器療法は病気の大本である魂や心の問題を解決することはできませんが……。

　事実、バーネットのグループにいたホメオパスのロバート・トマス・クーパー（1844-1903年）は、『Cancer and Cancer Symptoms』という本でマザーチンクチャーを使っての癌治療を紹介しています。マザーチンクチャーによる臓器治療は大きな可能性を秘めた治療法なのです。

臨床主義のバーネット

　バーネットは『ワクチノーシス』（ホメオパシー出版）という予防接種に起因するさまざまな病気（ワクチン病）の本や『発達障害の子どもたち』（ホメオパシー出版）という予防接種に起因する発達障害の本を書いて予防接種の危険性への警鐘を鳴らし、予防接種の害を公にした人です。また、『ホメオパシーを使う必要がある50の理由』という本も執筆しました。その中には、どのようにしてにきびを治療したか、癌や白血病を治したかなど、さまざまな話が盛り込まれています。たくさんの臨床をもとに書かれているのでとても面白く説得力のある本です。私も臨床主義なので、バーネットの考え方やホメオパシーのアプローチ法には共感できます。そして、彼の臨床経験に基づく洞察に対して尊敬の念を抱いています。

第2章 系譜

　バーネットの臨床主義を物語るエピソードとして、こんな話があります。彼は病院をもっていて、その小児病棟で実験を行っていました。同じ病気の患者たちを、レメディーをとらせるグループと、とらせないグループとに分けて調査するというものです。レメディーをとったグループは多くの子が退院したのですが、とらないグループは病院で死んだ子が多かったという結果が出ました。この実験によって、彼はホメオパシーの効果をより確信したそうです。

　ところが、これを聞いて怒った看護婦がバーネットのところにやってきて、「レメディーが効くとわかっているなら全員にあげなさい」と言ったのです。それでもバーネットは実験をやめませんでした。さまざまな病気の子どもたちが入院して来る中で、同じような実験を行ったのです。そのおかげで、彼は多くの本を書くことができたわけです。

現代のワクチノーシス

　バーネットは『ワクチノーシス』の中で、ワクチノーシス（ワクチン病）のレメディーとしてスーヤ（Thuj.）をとても重要視しています。予防接種は淋病マヤズムを立ち上げると考え、抗淋病マヤズムレメディーであるスーヤを重要視したということもあるでしょうが、何より予防接種病にスーヤがよく効くという臨床事実に基づくものです。しかし、『ワクチノーシス』のまえがきでも書いたとおり、今日の予防接種のメインは種痘ではありません。ＢＣＧ・ＤＴＰ・インフルエンザ・はしか・風疹などさまざまな予防接種のリピート接種によって、もはやスーヤだけではワクチノーシスを解毒できなくなっていることは、ホメオパスにとって明白な事実です。

　スーヤは、かつてはワクチノーシスに最同種のレメディーだったかもしれませんが、現代では、予防接種によってもたらされる部分的な症状に適合するものでしかありません。予防接種による医原病を治癒に導くのは、疥癬マヤズム、淋病マヤズムをカバーし、今のワクチノーシスと最も関係していると考えられる梅毒マヤズムを全面的にカバーできるレメディーだと考えています。

　ハーネマンが、最同種のレメディーを投与しても反応しない場合は抗疥癬マ

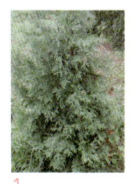

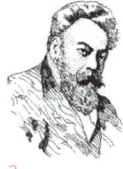

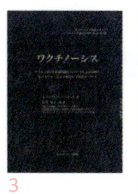

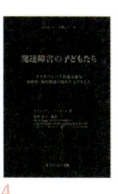

1 スーヤ
2 ジェームス・コンプトン・バーネット
3 「ワクチノーシス」¥1,300
4 「発達障害の子どもたち」¥1,200
（ともにホメオパシー出版）

ヤズムレメディーであるソーファー（Sulph.）を用いるようすすめたように、また、バーネットが根本レメディーのチタニューム（Titan.）を効かせるために、ふたとなっているワクチノーシスを取り除こうとしてスーヤを使ったように、現代においてワクチノーシスの害をとるためには、ふたをしているコルチゾン、抗生物質などの害をとる必要もあるのです。

　何重にも抑圧され複雑怪奇になりつつある現代人を救うためには、まずは薬害やワクチノーシスを解毒することです。そうして初めて、本当の慢性病の姿が現れてくるのです。残念なことに、リピートされる何種類もの予防接種は、増殖の淋病マヤズムから悪性の梅毒マヤズムに移行しているのです。ゆえに、癌患者が後を絶たない状況となっているのです。ですから、スーヤだけでなくマーキュリーソル（Merc-sol.）やスフィライナム（Syph.）なども使ってワクチノーシスを解毒していく必要があるのです。

　スーヤは生命の木と言われ、心身の成長が止められているときに使います。バーネットは、とくに淋病にスーヤを使うことをすすめています。また、スーヤはビスカム（Visc.）とともに腫瘍やイボを治すことができる、とも彼は言っています。バーネットはスーヤのレメディーだけでなく、スーヤのマザーチンクチャーも使っており、その優れた有効性について述べています。

続・ケントの過ち

　タイラー・ケントはバーネットと同時代を生きた人です。「ケントの過ち」の項で触れましたが、ケントは体への治療を軽視するという過ちを犯しただけでなく、もう一つの過ちを犯しています。ケントはハーネマンの『医術のオルガノン』第五版や『慢性病論』をきちんと研究できていなかったのでしょう。『医術のオルガノン』第四版の英語版の知識をメインにしていたと思われ、1種類のレメディーを1粒とって長期間（1〜6カ月ほど）待つことにこだわり、結果として多くの病人を苦しみの中に放置することになってしまいました。ハーネマンは『医術のオルガノン』第五版で、この方法では慢性病は治癒しないと明確に述べており、頻繁にレメディーを変えたり、リピートすることの重

第2章 系譜

要性を説いています。そして『医術のオルガノン』第六版では慢性病を治癒させるには、LMポーテンシー（5万倍の希釈度単位で製作したアルコールのレメディー）で頻繁にリピートしなければならないと書いています。

　ケントの教えに基づきクラシカルホメオパシーが誕生しましたが、1種類のレメディーを1粒とって長期間待つという教えや高ポーテンシー（高希釈倍率）のレメディーだけを使い精神のみを治療する教えが絶対視されることで、病気治療が実際性を離れた観念的なものになってしまったように思います。現在、世界のホメオパスの90％がクラシカルホメオパシーを実践している現状を残念に思います。

クリニカルホメオパシー

　一方のバーネットは、当時出版された『医術のオルガノン』第五版の原書（ドイツ語版）を中心に学んでいます。したがって、バーネットの著作である『ワクチノーシス』や『発達障害の子どもたち』に書かれている処方を見るとわかるように、毎日リピートしたり、レメディーを液体フォームでとるよう指示しており、素晴らしい成果を上げています。同時に、彼はマザーチンクチャーなどの臓器レメディーをはじめ高ポーテンシーレメディーやマヤズムレメディーなど幅広く使っていることがわかります。

　このような英国のバーネット、クラーク、クーパーなどを中心とした一派は、クリニカルホメオパシーと呼ばれました。患者を病理的にとらえ、マザーチンクチャーやレメディーを処方するからです。クラシカルホメオパシーはこのようなやり方に拒絶反応を示しますが、クラシカルホメオパシーの開祖であるケント自身が最晩年に認めたように、体の臓器や器官が病気であるとき、その部分だけを見たら病理的にとらえるのは正しいことなのです。そして臓器親和性をもつマザーチンクチャーを処方することも正しいことなのです。バーネットらは魂や心の病気も病理的にとらえた部分もあるかもしれませんが、それこそ臨床に基づいて関係づけられた肉体レベルの病理と心や魂の傾向に関する経験的知識によるものだと私は考えています。

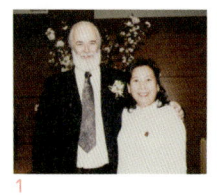

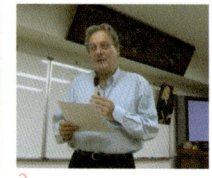

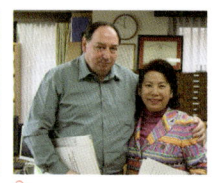

1 ロバート・デビッドソン
2 マーチン・マイル
3 デビッド・ハウ

プラクティカルホメオパシー

　バーネット、クラーク、クーパーを中心とした英国のクリニカルホメオパシーは、積極的にラデマッチャーの臓器療法を取り入れ、大きな成果を上げていました。当時、彼らのおかげで、イギリスの多くのホメオパスたちがホメオパシーの中にマザーチンクチャーを取り入れ、使うようになりました。しかし、その後クリニカルホメオパシーは衰退してしまいます。

　その原因としては、製薬会社ができ、抗生物質での治療が主流になったことがあります。また、二つの世界大戦によって資質ある情熱的なホメオパスの多くが亡くなり、さらに、1972年に起こった不可解な飛行機事故（ベルギーで行われる大きなホメオパシーの大会に英国のクリニカルホメオパスが招集されたが、クリニカルホメオパス一同が乗った飛行機が墜落し全員が死亡してしまった）によって、優秀なクリニカルホメオパスがほとんど亡くなってしまったのです。こうして1970年代には英国のクリニカルホメオパスはほとんどいなくなってしまいました。そのとき、その飛行機に乗らずに生き残ったのが、伝説のクリニカルホメオパス、トーマス・モーンです。

　私が卒業した英国のカレッジ・オブ・プラクティカル・ホメオパシー（CPH）の当時の学長であるロバート・デビッドソンは、このトーマス・モーンに師事し学びました。トーマス・モーンは自由を好み弟子をとらない人でしたが、生涯に三人だけ弟子をとりました。ロバートと同じくトーマスに師事して学んだホメオパスが私の潰瘍性大腸炎を治療してくれた、私にとって命の恩人であり、ホメオパシーの師であり、父親のように慕っていた故マーチン・マイル先生です。こうしてクリニカルホメオパシーの火はトーマス・モーンによってかろうじて守られ、ロバート学長やマーチン先生によって再び灯されたのです。

　一方でアルゼンチンホメオパス、故アイシー・アガーによって人間を階層構造でみる階層メソッド（レイヤードメソッド）が提唱されました。アイシー・アガーは、ハーネマンの『慢性病論』を徹底して研究した一人です。当時CPHの副学長であり癌治療の大家であったデビッド・ハウやCPHの講師の一人であり錬金術に造詣の深いロビン・マーフィーは、このアイシー・アガーに

第2章 系譜

師事し学びました。ロバート学長とデビッド・ハウ副学長が手を組み、上述したCPHを創立しました。クリニカルホメオパシーと階層メソッドを融合させて誕生したのがプラクティカルホメオパシーです。

由井寅子

　私は最初クラシカルホメオパシーの学校に入学し1年学びましたが、実践的なアプローチを行うCPHの噂を聞きつけ編入しました。そしてCPHでロバート学長やデビッド・ハウ副学長、ロビン・マーフィー、イアン・ワトソンなどから直接学び、プラクティカルホメオパシーの知識を吸収しました。今思うと、私はバーネット、トーマス・モーン、そしてロバート学長やマーチン先生へと続いたクリニカルホメオパシーの精神を受け継いでいたのです。私がホメオパシーを勉強するきっかけとなった潰瘍性大腸炎になったのも、それをマーチン先生が治してくれたことも、その後ロバート学長の学校に入学することになったのも偶然ではないような気がします。

　一方でアイシー・アガーの階層メソッドは、私のZENメソッド（三次元処方）のベースとなりました。私のZENメソッドは、プラクティカルホメオパシーとハーネマンの慢性病治療を徹底的に研究して初めて完成したのです。アイシー・アガー存命中、彼に日本での講義をお願いし、彼も日本で講義することを強く願っていましたが、高齢による体力の衰えには勝てず、ついに実現しませんでした。

　そして、レメディー処方の精度を上げるために、ハーネマンの著したマテリア・メディカ（『純粋マテリア・メディカ』と『慢性病マテリア・メディカ』）とハーネマンの愛弟子のボーニングハウゼンが著したレパートリー（『TBR』ディミトリアディス編）を使うことにしました。マテリア・メディカとレパートリーの知識が間違っていたらすべてが台無しになってしまうからです。これらはすべて全訳されCHhomテキスト（本とソフトウェア）となっています。

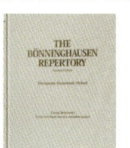

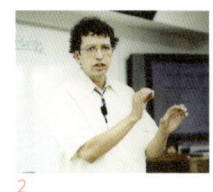

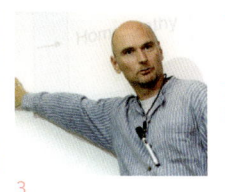

1 「TBR改訂版」
　（ホメオパシー出版）
　※CHhomテキスト
2 ロビン・マーフィー
3 イアン・ワトソン

ZENホメオパシー

　私は、人間が魂・心・体の三位一体の存在である以上、それぞれのレベルにおいて病気は同時に存在し、相互に影響し合っており、ゆえに魂・心・体を一度に治療したらよいと考えています。ですから、肉体レベルで病気があるとき、その肉体の病気に対してレメディー（マザーチンクチャー）が必要でしょうし、その奥には心と魂の病気がありますから、それぞれに対してもやはりレメディーが必要となります。

　すなわち、魂の病気治療にはホメオパシーのマヤズム治療とホメオパシーの根本体質治療、心の病気にはホメオパシーの中核治療、体の病気には臓器療法（マザーチンクチャーを含む臓器レメディー）、生命組織塩療法、トートパシー療法などの療法を使います。そして、それらと同時に魂の病気（生き方や考え方の問題）と心の病気（感情の抑圧）を治療するためにインナーチャイルド癒しを行い、体の病気を治療するために食事療法を行います。これがホメオパシーを中心とした三位一体のZENホメオパシーであり、その中核となるのがZENメソッド（三次元処方）です。

　ZENメソッドとは、魂の病気にマヤズムレメディーと抗マヤズムレメディー、心の病気に現在一番優性となっている病気（症状）に対するメインレメディー、体の病気（臓器や組織などの病気）にマザーチンクチャーや生命組織塩（随時）を処方する方法です。レメディーはＬＭポーテンシーでとってもらいます。そして、医原病や環境病によるふたがある場合には、そのふたを外すために、ワクチンや薬剤や化学物質から作られたトートパシーレメディー（デトックスレメディー）を併用します。このように、魂の病気（病気になりやすい傾向）、心の病気、体の病気にそれぞれ合うレメディーやマザーチンクチャーを処方し、魂、心、体を一体として治療する方法が、ZENメソッドになります。こうして初めて慢性病は治癒していきます。後述する「続・続ケントの過ち」の項(p54)で述べるように慢性病を患っている人がたった一つの病気しかもっていないということはまずありません。あらゆる角度から病気を探り、アプローチすることが重要なのです。

第2章 系譜

インナーチャイルド

　私はあるときから、生き方や考え方が自然からそれてしまう大本、すなわち病気の中核はインナーチャイルドにあることに気づきました。私の潰瘍性大腸炎はホメオパシーによって1カ月で治りましたが、自分を激しく責め、自己卑下すると症状が戻ってくることがあり、自分を責めたり自己卑下する心がある限り根本治癒とは言えないのではないかと考えるようになりました。そして、自分を責めたり自己卑下する心の奥にいるインナーチャイルドの存在に気づいたのです。こうして、なぜ自分を責めたり自己卑下したりするのかを自分に問いかけない限り、レメディーだけでは根本的に治癒することはないと自分自身の経験を通して知ったのです。

　極論すれば、病気治療の本質とはインナーチャイルド癒しのことになります。もちろん、予防接種など外からの原因による病気もあり、その場合は異物の排出を促すレメディーが必要となります。しかし、その場合でも異物を排出できない免疫の弱さがインナーチャイルドと密接に関係していることも多いのです。外側ばかりを責めるわけにはいかないということです。

　いずれにせよ、インナーチャイルド癒しは最終的に患者本人が自らある価値観で否定してしまった自分を受け入れる（＝価値観を解放する）ことで完成しますから、治療家は辛抱強くそれが起こるのを待つしかありません。患者はそれぞれのペースで気づいていくものだからです。とはいえ、患者の気づきのスピードを速めることが治療家の力量であるとも言えます。そして、ホメオパシーは患者の気づきを加速させることができる稀有な療法なのです。私は日本にホメオパシーを導入したときから「ホメオパシーは神の療法である」と言ってきましたが、それはそういう意味からでした。

　治療家の力量のもう一つは、治療家自身がどれだけインナーチャイルドを癒したか、治療家自らがどれだけ心を開けるかにあります。治療家が心を開かなければ、患者の心が解放されることもないでしょう。治療家は徹底してインナーチャイルド癒しをする必要があると考えています。正直に言えば、治療家は治療家である前にインナーチャイルドセラピストであるべきだと思っていま

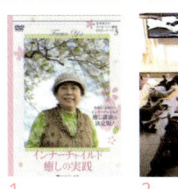

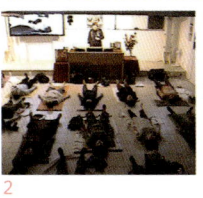

1 「インナーチャイルド癒しの実践DVD」¥1,300（ホメオパシー出版）
2 「インナーチャイルドセラピスト養成コース」（全20回、¥200,000税込価格）の一コマ。（CHhom）

　す。そして、インナーチャイルドセラピストになるためには、自分のインナーチャイルドを乗り越える経験が必要になります。自分の経験を通して患者のインナーチャイルドに共感し、インナーチャイルド癒しへと導くことができるからです。そしてインナーチャイルドを癒すには、感情が動く度に、なぜ腹が立つのか、なぜ死にたくなるのか、と自分に問いかけていくしかありません。原因も解決法もすべて自分の中にあり、外にはないからです。

　すべての病気はインナーチャイルドにあると言っても過言ではありません。治療の基本はインナーチャイルド癒しにあり、インナーチャイルドを癒すための道具として、ホメオパシー、フラワーエッセンス、ハーブ療法、鍼灸、整体、アロマテラピー、アーユルヴェーダなどの各種治療法がある、いやあるべきだと思っています。

第3章 基礎知識

製造法

マザーチンクチャーの作り方

　マザーチンクチャーは、植物をアルコールに漬け込んで作ります。その原液の植物分の濃度は50％程度ですが、マザーチンクチャーの製品は、原液そのものではなく、植物分の濃度が10％となるように調整されます。つまり前述したとおり、マザーチンクチャー＝1Xであり、このマザーチンクチャーを希釈振盪（ポーテンタイゼーション）してレメディーが作られます。

　マザーチンクチャーの原料となる植物の収穫日に関しては、基本的には、『マリア・トゥーンの天体エネルギー栽培法』（ホメオパシー出版）に基づく『種まきカレンダー』（イザラ書房）や『豊受太陰太陽カレンダー』（日本豊受自然農）を参考にして行いますが、適期の周期は10日ごと、月の満ち欠けや上昇・下降までをも考慮すると1カ月ごとになり、合わせるのが難しいこともあります。そういうときは『種まきカレンダー』上のよくない日のみを避けるようにして調整します。

　次に植物の鮮度や植物の力が満ちているときを優先します。たとえば、花の部分を使うカレンデュラの場合、花の力が一番強い、朝日を浴びた直後に収穫します。カレンデュラはいったん咲き始めると次々に開花していくので、満開になった花は、開花後3日以内には収穫してお酒に漬け込みます。このようにして、できるだけエネルギーの強いマザーチンクチャーを得るようにします。

　また、原料となる植物は収穫したら手早く洗い、ほこりや虫を落とし、すぐにアルコールに漬け込まなければなりません。しばらく置いてしまうと、植物の大事な精気が逃げていってしまうからです。そのため、マザーチンクチャーを作る工場が、畑のすぐ近くにあることが重要になります。とってから一日置いたり、北海道から東京までトラックで運んだりしていては駄目なのです。農園のすぐ隣に工場があり、原料となる植物を採取したらすぐに加工できる態勢がベストです。いわんや乾燥してしまったものは、気の大部分が抜けてしまうので、日々のお茶として飲むにはよいかもしれませんが、臓器療法のためのマ

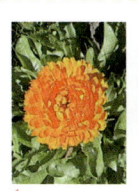

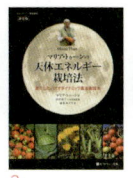

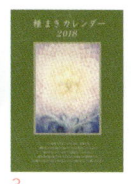

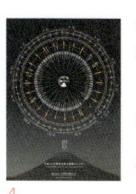

1 カレンデュラ
2 「マリア・トゥーンの天体エネルギー栽培法」¥2,200（ホメオパシー出版）
3 「種まきカレンダー」¥1,500（イザラ書房）
4 豊受太陰太陽カレンダー（日本豊受自然農）

ザーチンクチャーとしては使えません。

　これは植物のマザーチンクチャーに限った話ではありません。生物由来のレメディーのマザーチンクチャーを作るときもすべてそうです。たとえば、エイピス（Apis）のマザーチンクチャーを作る場合、セイヨウミツバチを捕まえて瓶に入れたら、その瓶を振ります。すると、セイヨウミツバチは怒って、お尻から毒針を出します。その状態ですぐにアルコールへ漬け込むのです。毒針から猛毒を出している状態でマザーチンクチャーを作るわけです。死んだセイヨウミツバチを拾ってきてアルコールに漬け込んでも、力のあるレメディーは作れないのです。

ムカデのマザーチンクチャー

　私は以前、ムカデ（Mukad.）のマザーチンクチャーを作ったことがあります。もうだいぶ前のことです。福岡の事務所にはよくムカデが出没して、しかも必ず夫婦（つがい）でいるという話を社員から聞きました。「ふうん、そうなんだ」と言って、ふっと足元を見ると、何とそこにムカデがいたのです。

　それでもう大騒動になりまして。これはマザーチンクチャーを作らなければということで「早くアルコールを持ってきて」と言っても、さすがに誰ももっていません。ある社員が「焼酎ならあります」と言うので、「それでいいや」と、焼酎を瓶に移したわけです。そして、ムカデを箸でつまんで瓶に入れようとしたところ、ムカデは必死に逃れようとして、ものすごい力で箸に巻きついてきました。こちらも気を緩めたらかまれるので必死です。それをやっとの思いで焼酎の入った瓶に漬け込んだわけですが、身をよじってもがいて、もう断末魔でした。しまいには苦しくて自分の尾をかんでいました。すると、ムカデが口と尾から白い液を吐き出したのです。実は力のあるレメディーを作るにはこの液が必要なのです。

　こういう話は、動物愛護の立場からするとつらい話かもしれませんが、どうか許してください。そうすればムカデにかまれたときや、ムカデにかまれたようなぷっくりと膨れ上がるアトピーやじんましんのときにも使うことができま

41

第3章 基礎知識

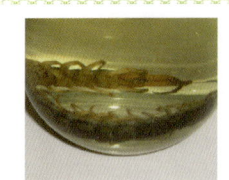

ムカデの
マザーチンクチャー

す。もちろんムカデのレメディーを作ったときは、ムカデに感謝しながら作らせていただきました。

ホメオパシック・ファーマコピア

　このようなマザーチンクチャーの作り方は、『ホメオパシック・ファーマコピア』（以下『ファーマコピア』）という、レメディーの製造規格に関する本に定められています。

　たとえば、マザーチンクチャーを作るときにどの部位を使うのかということも『ファーマコピア』に書かれています。全草なのか、花だけなのか、果実を使うのか、『ファーマコピア』を参照しなければなりません。さらに、使用する植物の部位によって、漬け込むアルコールのアルコール度数も異なります。堅い部位から抽出する場合には、アルコール度数の高いものが使われます。たとえば、バーバリスブイは根皮を使いますので、アルコール度数は高くなります。一方、カレンデュラは柔らかく抽出しやすい花を使うため、それほど度数の高くないアルコールが使われます。さらに、その植物がどれだけ水分を含有しているかも、使用するアルコールの度数に関係してきます。そのため、ドライにした原料とフレッシュな原料を比較することで、その植物が含有する水分量を計る必要があります。

　集めた材料は刻んで容器に入れ、そこにアルコールをひたひたになるまで注ぎ、1カ月くらい漬け込みます。ただし、抽出期間は材料によって異なりますので、これも『ファーマコピア』を参照する必要があります。そして十分に抽出されたらザルで漉して、残った材料は捨てます。こうしてマザーチンクチャーの原液が出来上がります。

　この原液を1Xとなるように調整し、マザーチンクチャーが完成します。このマザーチンクチャーを繰り返し希釈振盪することでレメディーが作られます。

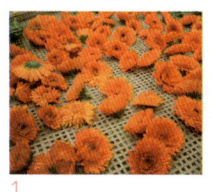

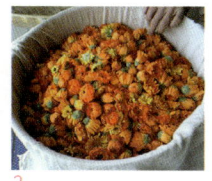

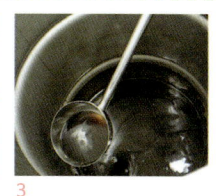

1 摘み取ったカレンデュラの花
2 摘み取ったカレンデュラの花をすぐにタンクに入れてアルコールに漬ける
3 一定期間アルコールに漬けた後の原液

使用法

マザーチンクチャーのとり方

　マザーチンクチャーを健康促進のためにとるときは、私が「トンシャカ法」と呼んでいる方法でとってください。

トンシャカ法

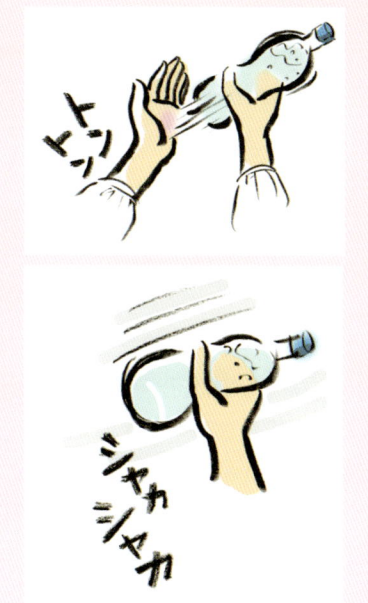

500㎖のペットボトルにマザーチンクチャーを10～20滴入れます（水を飲むのが苦手な人は、ペットボトルに入れる水の量を半分にするなど調節してください）。そして、その水を少量ずつ、こまめに一日かけて全部飲みますが、飲む前に、その都度手のひらに「トントン」とペットボトルの底を叩きつけてウェイクアップし、次に空中で「シャカシャカ」とシェイクしダイナミック化（活性化）させます。翌日も同様にペットボトルの水にマザーチンクチャーを10～20滴入れ、トンシャカ法で活性化させながら一日かけて飲みます。これを毎日継続します。

第3章 基礎知識

　慢性病を患っている人、臓器の機能障害や機能低下がある人は、このトンシャカ法で半年〜1年は続けた方がよいでしょう。150mlの大瓶の場合、一日10滴で約一年、一日20滴で約半年もちます。健康な人も3カ月続けてみると効果を実感できると思います。

　その他のとり方として、気の詰まった高品質のマザーチンクチャーを質の良い食品の一品として、飲み物やサラダのドレッシングに加えてとる方法もあります。ジンジバーをミルクティーに20滴程入れるとチャイのような味わいになり、とても美味しくなります。豊受オーガニクスレストランでは、マザーチンクチャーを入れたカクテルが好評です。

　また、マザーチンクチャーは外用としても使用できます。たとえば、患部にマザーチンクチャーを直接スプレーしたり、体に害のない基材に加えて塗るなどです。風呂に入れて使うこともできます。風呂に入れる量は多いに越したことはありませんが、最低でも20滴は入れた方が効果的でしょう。菖蒲湯と同じ感覚でマザーチンクチャー湯に入って、日々の健康増進に役立ててください。

その他の利用方法は？

　健康増進以外のマザーチンクチャーの利用方法としては、化粧水に入れたり、液体石けんやシャンプー、リンスなどに入れたりすることもできます。とくにカレンデュラのマザーチンクチャーには抗菌作用があり、お手ふきや部屋の掃除、外出先での便座拭きなどにも大変効果的です。けがをしたときに傷口にスプレーすると消毒になります。歯が磨けないときに、直接口の中にスプレーするのもよいでしょう。マニアックな使い方としては、ヒルに食いつかれたときにカレンデュラのマザーチンクチャーを吹き付けると簡単にヒルを引きはがせます。カレンデュラのスプレータイプを携帯していると、いざというときに本当に便利です。

　ここでは例として二つマザーチンクチャーの使い方を紹介します。

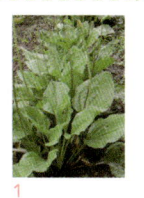

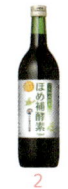

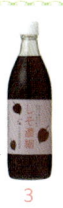

1 プランターゴ
2 ほめ補酵素
　¥9,600（720㎖）
3 しそ濃縮
　¥1,800（500㎖）
（ともに日本豊受自然農）

①うがい（数滴/20～50㎖の水）
　・プランターゴ…口内炎や歯痛、口の中のネバネバに
　・カレンデュラ…喉の痛み、かぜのひきはじめなどに
②点眼（1～2滴/2㎖の水）※1日で使い切る量
　・目のサポートチンクチャー…疲れ目、視力低下、かゆみなどの違和感、花粉症時
　※おちょこ等を利用して同量の割合で、洗眼も可能
　このようにアイデア次第でマザーチンクチャーをいろいろと有効利用することができるでしょう。

アルコールを飲めない人のとり方は？

　500㎖のペットボトルの水にマザーチンクチャーを20滴入れても、アルコール度数は0.16％です。ティラミスなどアルコール入りのお菓子よりもずっと低い数値です。
　ただ、子どもやアルコールに敏感な人は、500㎖のペットボトルに5滴にしてもよいでしょう。大人は20滴くらい入れた方がよいです。10～20滴と言っているのは、アルコールが苦手な人もいるからです。
　水だけではなく、お茶に入れたりジュースに入れたりすることもできます。とくに苦いものを嫌う子どもには、酵素ジュースやシソジュースに入れて飲んでもらうとよいでしょう。

マザーチンクチャーを混ぜても大丈夫？

　基本的にマザーチンクチャー同士を混ぜて使っても大丈夫です。むしろ相乗効果が生まれます。たとえば、薬害をきれいにしたいということであれば、ソリデイゴとスーヤのマザーチンクチャーを混ぜて使うとよいです。ただし、キク科のマザーチンクチャーのように、苦いものばかり入れると飲みにくくなるので、注意してください。

第3章 基礎知識

とりたいマザーチンクチャーがたくさんある場合は？

　前述したとおり、マザーチンクチャーは混ぜて使っても大丈夫なので、とりたいマザーチンクチャーが複数あるときは一緒にしてとってもよいです。心臓用、肝臓用、腎臓用などのサポートチンクチャーを複数とりたい場合は、まずは一つのサポートチンクチャーを一瓶使い続けて、それが終わったら別の種類をとってみるとよいでしょう。

　ただし、関係性のある臓器のサポートチンクチャーは一緒に使った方がよいと思います。たとえば肝臓と脾臓はとても関係があります。脾臓が悪くなると腎臓にも影響します。肝臓、腎臓、脾臓はとても関係性がある臓器なので、そういう場合は、朝は腎臓、昼は肝臓、夜は脾臓というように時間帯を分けてとれば効果的でしょう。その場合は500mlのペットボトルを3本用意して、入れる水の量を調節してそれぞれ一日で飲みきれるようにしてください。

マザーチンクチャーとレメディーを混ぜても大丈夫？

　私の臨床経験では、マザーチンクチャーとレメディーは拮抗しません。両者は存在のレベルが異なること、それゆえ作用レベルが異なることが理由だと考えています。簡単に言えば、マザーチンクチャーは物質的で肉体に作用し、レメディーは非物質的でバイタルフォース（生命力）に作用するということです。レメディーは自己治癒力を刺激し体毒の排出を促し、マザーチンクチャーは体毒を排出する臓器に滋養を与え強くします。したがってレメディーとマザーチンクチャーを一緒に使う、あるいは組み合わせて使うことで、体毒の排出を強力に押し進めてくれます。

薬を使い続けている人がマザーチンクチャーを併用しても大丈夫？

　薬を使い続けている人がマザーチンクチャーをとると体が楽になると思います。マザーチンクチャーは臓器に栄養を与えるものだと思ってください。とくに入院しているようなときは、レメディーよりもマザーチンクチャーを使うとよいでしょう。

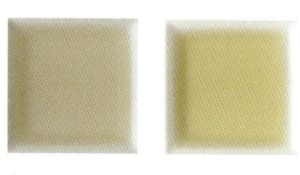

1 カーディアスマリアナスのマザーチンクチャー
2 アルファルファのマザーチンクチャー

　レメディーはバイタルフォースを触発し排出を促します(好転反応)。しかし、病院ではたとえ好転反応でも薬で症状を抑圧して排出を止めようとします。ですから、入院中にレメディーをとり続けるとバイタルフォースは何度も体毒を排出しようとするのに、そのたびに薬で抑圧されることになります。排出症状もそうですが、急性症状を出すことは体にとっても大きな負荷がかかります。何度も「レメディーで排出症状を出す、薬剤でそれを止める」ということを繰り返すと著しく体力を消耗してしまうのです。最後には、体は排出することをあきらめてしまいます。症状を抑圧するのであれば、最初から排出症状を誘発するレメディーはとらない方がよいのです。

　現代医学とホメオパシーは症状に対するとらえ方が違います。原理が違います。現代医学では症状＝病気だと思っています。それに対して、ホメオパシーでは症状＝排出です。そのことがわかっている医師であれば、入院中に安心してホメオパシーを使うことができるのですが、そうでない場合には、まずはある程度症状のない状態になり、退院することが先決です。

　そういうときに、体に力をもたらしてくれるマザーチンクチャーを使うことが大切になるということです。たとえば、薬の解毒で肝臓に負担がかかっているならカーディアスマリアナスを一緒に使うのです。薬の副作用で腎臓が悪くなるならバーバリスブイを使いましょう。体力が落ちているならアルファルファがよいでしょう。

　もちろん、入院しているような状況でなければ、レメディーも使ったらよいと思います。

マザーチンクチャーが癌に効くのはなぜ？

　癌などの難病は、どれも血液の問題です。どこかの臓器がおかしくなって解毒できなくなったときに癌などになってしまうわけです。ですから、もし臓器がしっかりしていて血液の毒をきちんと解毒できていれば癌にはならないはずです。臓器をしっかりさせることができれば、解毒と排出が進み、血液がきれいになって癌も治癒していくと思います。

第3章 基礎知識

　レメディーの好転反応が強いというのは、自己治癒力が大きく高まった反映でもありますが、一方で後述するように、臓器が弱っているために毒物・異物の解毒処理が追いつかないから、好転反応が強く出てしまうということもあるのではないかと思います。

　マザーチンクチャーを使うと臓器がしっかりして解毒排出能力が高まり、血液がきれいになると同時に好転反応が生じにくくなるのではないかと考えています。レメディーと同時にマザーチンクチャーを使用することで、レメディーの好転反応を和らげられるという観点からも、マザーチンクチャーとレメディーの併用は合理的であると考えています。

　もちろん、臓器をサポートすることで解毒能力が高まり、その結果としての排出症状も大きくなることもありますが、穏やかです。あるいは、腎臓や肝臓などの臓器に少し痛みが生じることもありますが、やはり穏やかです。

　臓器そのものの機能が低下していたり、正常に機能していなかったりするときは、肉体的に病気なのであり、物質的な力も必要となります。たとえば、人を許すことができずに癌になった人に対して、あなたの生き方や考え方が間違っていたから癌になったのだと言って、人を許すことのできないレメディー、ニタックの10M（10の2万乗倍希釈）を使っても、癌には効かないでしょう。確かに血液が汚れる大本の原因は、食べ物や環境などの問題だけでなく、感情の抑圧の問題、生き方や考え方の問題だったりします。しかし、いくら高いポーテンシーのレメディーでバイタルフォースに働きかけても、肉体的な病変である癌組織は、もはやバイタルフォースの言うことを聞かないのです。

　こういう場合には、病変した組織に栄養を与えたほうがよいのです。なぜなら、癌細胞は環境の悪い汚れた組織、栄養状態の悪い劣化した組織を好むからです。マザーチンクチャーは細胞や臓器に栄養を与えることで代謝が促進され、癌細胞が育たないような環境を作ります。だから、癌に効くのです。もっとも食べ物や環境が原因となって癌になっている場合は、それらを変える必要があります。

療　法

臓器療法

　私たちが病気になるのは、老廃物、毒素、細菌、ウイルス、カビなどの異物を体外にうまく排出できていないからです。排出できない原因として、それら異物を正しく異物と認識できていない場合（免疫低下の場合）と、臓器の機能低下による場合が考えられます。

　免疫低下の大本の原因は間違った価値観にあります。何かを信じるということは信じたことを自己とすることですから、もし間違った考えを信じてしまったら、それは非自己の自己が誕生するということであり、異物を異物でないとしてしまうことです。間違った考えというものは直接的に本来の生命を傷つけてしまうのです。特に自分を粗末にする考えはそうです。

　一方、予防接種で大量の異物を直接体内に注入することで免疫系が混乱して異物を排出できない状態になったり、排出症状を薬剤で抑圧することで異物が体内にとどまらざるを得なくなる、つまり異物を自己とせざるを得ない状態になったりすることもあります。そうなることで生命の流れが滞り、不自然な考えを抱くようになってしまいます。不自然なものを体内に入れ続けると、同じように異物を異物として正しく認識することができなくなり、その結果、生命の流れが滞り、不自然な考えを抱くようになってしまうのです。同様に、臓器の機能が低下することによって異物の排出がうまくできなくなることでも、不自然な考えを抱くようになってしまい、生命が穢れてしまうこともあります。

　心が体に影響を与えるように体の状態も心に影響を与える、心身不二ということです。ですから、病気治療というものも、本来は魂、心、体のそれぞれのレベルで行うことが正しいと言えるのです。

　とりわけ、体レベルで病気になっている場合、すなわち臓器や組織の機能障害や機能低下がみられる場合は、体に対する治療が必要になります。いくら大本の原因は考え方や生き方にあると言っても、体がぼろぼろなのであれば、物質的な力（生化学的な力）による体への直接的なサポートも必要となるのです。

第3章 基礎知識

 それがラデマッチャーが体系化したマザーチンクチャーを中心とした臓器療法です。マザーチンクチャーは臓器の栄養（気の栄養も含む）だと考えてもらった方がよいかもしれません。

 バーネットの項で述べたとおり、英国のバーネット、クラーク、クーパーなどを中心としたクリニカルホメオパシーは、積極的にラデマッチャーの臓器療法を取り入れ、慢性病治療に大きな成果を上げていました。

 また、前述したとおり不自然な物質を排出できないことが心にも影響を与えますから、心を楽にし免疫力を高めるためにも臓器がしっかり働けるようにすることはとても大事なことなのです。ですから、普段からもっと頻繁にマザーチンクチャーを使った方がよいのです。

 一方で臓器がきちんと働けない原因としてミネラル不足があったりしますから、マザーチンクチャーとともに生命組織塩（ティッシュソルト）レメディーでサポートすることが必要なことも多いです。

 私は、好転反応が激しくなってしまうのは、レメディーによって異物の排出が始まったときに、臓器が弱っているとその毒物や老廃物などの異物の解毒・排出がスムーズにいかないことも一因であると考えています。たとえば、水道管の所々に汚れが付いている場合、水流を上げたり、洗剤を入れてきれいにしても、排出口が汚れていたら、そこに汚れがたまり詰まってしまいます。水は汚れたままになってしまいます。もし排出口につまりがなければ、どんどん汚れを外に出していくことができるでしょう。このように水道管の汚れをとると同時に排出口をきれいにすることで初めて水道管の汚れを排出することができます。同様に、体内に蓄積していた毒素や異物をレメディーの働きによって血液中に送り込んだときに、マザーチンクチャーなどの臓器レメディーで毒素や異物を解毒したり排出したりするための臓器を活性化することが大事になります。実際、私の臨床経験からレメディーとマザーチンクチャーを併用することで好転反応を和らげることができることがわかっています。

 前述のとおり、慢性病が慢性になっている理由の一つに毒素や異物の排出がうまくできていないことがあります。異物の排出がうまくできないのは異物の

ヴィルヘルム・ハインリヒ・
シュスラー

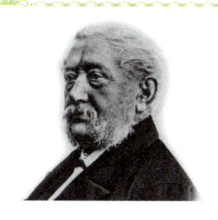

認識がきちんとできていないということもありますが、臓器の機能障害や機能低下が大きな原因となっています。

　現代人で慢性の病気を患っている人のほとんどは、何らかの臓器の問題を抱えています。臓器は異物の排出と密接に関わっていますから、その弱っている臓器を強くしていくことが慢性病を治癒に導くための大きな鍵となるのです。臓器をサポートしなければ慢性病はなかなか治癒していかないのです。ハーネマンも『医術のオルガノン』§279で暗示しているように、臓器が機能障害を起こしておらず、かつ薬剤を使用していない場合にレメディーが作用するのであり、そうでない場合、つまり臓器が機能障害を起こしていたり薬剤を使用している場合、レメディーだけではなかなか治癒していきません。このような場合、臓器を健康にするためにマザーチンクチャーに頼らざるを得ません。ですから、私はレメディーと一緒にマザーチンクチャーも与え臓器をサポートしているのです。

生命組織塩療法

　肉体レベルの病気には、生命組織塩療法（バイタルティッシュソルトレメディーを使った療法）も有用ですから、マザーチンクチャーと併用するのがベストです。生命組織塩療法の創始者は、ドイツ人ホメオパスのヴィルヘルム・ハインリヒ・シュスラー（1821-1898年）です。ですからドイツでは、生命組織塩をシュスラー塩と呼んでいます。シュスラーは、無機のミネラル塩が不足すると生命現象が妨げられて病気を引き起こすと確信し、生命組織塩療法を実践するなかで12種類の生命組織塩レメディーでほとんどの病気は治癒することを確信しました。

　前述したとおり、臓器がしっかり働けない原因の多くは体内のミネラル不足やミネラルバランスの悪さからきているということからも、生命組織塩レメディーは臓器レメディーとともに重要になります。食べ物からのミネラルの吸収を高めたり、ミネラルバランスを整えたりするために、私は12Xのポーテンシーをよく使います。生命組織塩レメディーは特定の臓器や組織だけに作用

第3章 基礎知識

するものではなく、体全体に作用するものです。

　通常使用されるレメディーでバイタルフォースの流れが活性化されたとしても、必要な無機塩が不足していれば、その無機塩が制御している体の機能はうまく働きません。12種類の生命組織塩には、きしんでいる部分に潤滑油を差すような、体本来の機能がうまく働けるようにする役割があります。人間を支配している根本的な12種類の無機塩の情報を生命組織塩レメディーとして入れることで、体はミネラルバランスの不足や崩れを認識します。さらに、食物やマザーチンクチャーから必要なミネラルを吸収する力が高まり、ミネラル不足やバランスの崩れによって正しく機能できないところが機能できるようになります。

　ハーネマンはシュスラー以前に、すでに人間におけるこの無機塩の重要性を十分承知しており、それらの徹底的な調査をしていました。とくに、シリカ、塩化物、カリウム塩、カルシウム塩の薬力は素晴らしいと述べています。

　外から見ると、バイタルティッシュソルトは不活性な沈殿物のように見えますが、これら無機物が有機システムとしての生命を動かしています。もし、ある有機システムが駆動したくても、その有機システムを駆動するミネラルがなかったら、それは動きません。生命組織塩とは、必要な無機塩の吸収力を高めることで、停止していた有機システムを活性化させるものです。

　今の人はミネラル不足で病気になることが多いと思います。とくに薬を使い過ぎる人は、肝臓が必死になって薬を解毒するために、体内の大事なミネラルが失われてしまいます。このような人は吸収しやすい植物ミネラルが豊富に入っているマザーチンクチャーと生命組織塩レメディーを一緒にとってください。マザーチンクチャーに含まれるミネラルの吸収を高めるという相乗効果が期待できます。生命組織塩レメディーの詳細については、『バイタル・エレメント』や『生命組織塩でバランスをとる』（ともにホメオパシー出版）を参照してください。

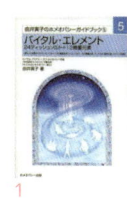

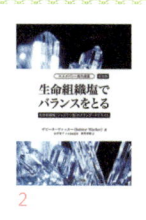

1 「バイタル・エレメント」
¥1,500
2 「生命組織塩でバランスをとる」
¥2,100
(ともにホメオパシー出版)

サポートチンクチャー

マザーチンクチャーとレメディーの融合

　このように、マザーチンクチャーで臓器をサポートし、生命組織塩レメディーで体内の必須ミネラルの不足を解消するとともにバランスをとり、根本レメディーで感情や心の傷を癒し、薬からくる医原病には薬から作られた薬剤レメディーを使い、慢性マヤズムレメディーで、その人の傾向を乗り越えていけるようにします。ZEN メソッドに基づきマザーチンクチャーやレメディーをとってもらえれば、難しい慢性病のケースも治癒に導いていくことができます。

　あるときマザーチンクチャーとレメディーを一緒にとったらよいとひらめきました。そのひらめきがきっかけで、第３部で紹介するサポートチンクチャーや、発達障害や癌治療のためのサポートチンクチャーを考案しました。

　ハーネマンの実際のケースブックを見ると、病理的にレメディーを処方しているケースが多々あることがわかります。それを徹底して推し進めたのがバーネットらのクリニカルホメオパシーです。マザーチンクチャーが特定の臓器と親和性があるように、やはりレメディーにも特定の臓器との親和性というものがあったり、特定の疾患との関連があったりします。そうであれば、特定の疾患と関連する臓器をサポートするマザーチンクチャーと、同じくその疾患と関連するレメディーを一緒にしたら、相乗効果が得られるのではないかと考えたわけです。もともとマザーチンクチャーとレメディーは作用するレベルが異なりますから、作用が競合することも少ないと考えます。実際に使ってみてこの考えは正しいことが証明されました。

　こうして特定の臓器をサポートするサポートチンクチャーと特定の疾患のときに使うサポートチンクチャーを考案したのです。

第3章 基礎知識

発達障害

　ジャン・エルミガー（『真の医学の再発見』[ホメオパシー出版]の著者）という医原病に取り組む医師ホメオパスを訪ねて、スイスまで行ったことがありました。そのとき、予防接種の害を除くためには、接種したワクチンの逆順序でレメディーをとればいいと教わりました。たとえば、BCG、DPT、MMRという順番でワクチンを接種したならば、最初にMMRワクチンのレメディーをとり、DPT、BCGの順番でとるわけです。

　私も教わったとおりに、ワクチンのレメディーを単体で、逆順序で患者に指示していきました。ところが、これが効かなかったのです。レメディーをとるたびに、熱や発疹が出るのですが、自閉症も多動もよくなっていかないのです。アトピーや喘息でもそうでした。

　なぜだろうと考えました。そのときに思ったのは、すべての予防接種が一緒くたになっているのではないか。つまり、それぞれがくっついて餅のようになっているのではないか、ということです。たとえば、その餅からBCGだけを取り上げて引っ張ってみても、一時的に伸びて好転反応でふくらむのですが、また元の状態に戻ってしまう。ギリシャ神話の怪物ヒドラのように、いくら首を切っても、切った先からまた首が出てくる。そんな感じであるということです。これでは単体のレメディーを1種類だけ出しても、まったく歯が立ちません。

続・続ケントの過ち

　前述したとおり、ケントは1種類のレメディーを1粒とって長期間（1〜6カ月ほど）待つことにこだわりました。確かにハーネマンは一つのレメディーを使いなさいと言いましたが、それは、一つの病気に一つのレメディーを使いなさいと言ったのです。そして、人は同時に複数の病気をもち得るとも言っています。そして実際に患者が複数の病気をもっている場合、レメディーを交互に与えたり、一緒に出すこともありました。ケントは病気を全体的な一つのものとしてとらえる過ちをしてしまいました。確かに健康な人の急性病では病気は一つであり、全体的な一つのものとして存在するでしょう。しかし、こと慢

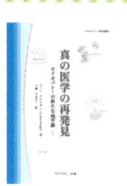

「真の医学の再発見」
¥2,500
（ホメオパシー出版）

性病に関しては病気が一つしかないということはまずありません。
　私が考えるに、症状を抑圧した場合、病気は未解決のまま存在し続けます。極端に言えば、症状を抑圧するたびに病気が増えていくのではないかと思っています。いずれにせよ、病気が複数あった場合、その人の全体症状に合わせてレメディーを指示するというのであれば、それぞれの病気に合うレメディーを同時にとらなければ全体症状に合わせることはできないということになります。
　さらに言えば、症状を抑圧することで病気が融合してしまうこともあるだろうと考えています。その場合、融合した病気が一つの病気となってしまいますから、病気がばらばらだったときに有効だった単体のレメディーでは効かなくなるだろうことが予想されます。二つの病気が内部で融合してしまったら、同種のレメディーも、二つの病気に合うレメディーを一緒にして出すしかないということです。あるいは、二つの病気が融合することで、まったく新しい自然界にはない病気が生じてしまうことも考えられます。医薬品で症状を抑圧した結果、薬そのものによる病気と症状の抑圧による病気が融合してしまうような場合などです。実際、医原病に対しては従来のホメオパシーのやり方では治癒に至らないと海外のホメオパスから聞くことがあります。
　また前述したとおり、病気には階層があります。すなわち魂・心・体のそれぞれのレベルにおいて病気は同時に存在します。そうであるならば、各階層の病気に同時に働きかけることが重要であると考え、ZENホメオパシーで説明したとおり、ZENメソッド（三次元処方）を考案したのです。

サポートチンクチャー第1号
　さて、発達障害に単体のワクチンレメディーでは効かないと言いました。そこで、予防接種をたくさん打つならば、全部のワクチンレメディーを同時に出せばよいのではないかと思ったわけです（その後、日本脳炎ワクチン、ヘモフィルスインフルエンザ菌b型［ヒブ］ワクチン、小児用肺炎球菌ワクチンのレメディーを加えたものを考案しています）。ハーネマンは一つの病気に一つのレメディーと言っています。5個、6個と病気をもっているなら、5種類、6種

55

第3章 基礎知識

類のレメディーが必要だということです。そして5個、6個の病気が融合してしまっているならば、レメディーも融合させなければ同種にならないと考えたのです。こうしてワクチンレメディーをコンビネーションにすることにしました。

まずは私自身が実際にとってみました。人体実験です。すると、片頭痛はするし、下痢はするし、何より過去の未解決の問題が次々と思い出されて、腹が立って仕方がなくなりました。自分の尊厳というものが出てきて、自分は何のために生まれてきたのかということを再確認させられました。このような経験は単体のワクチンレメディーをとったときにはなかった反応だったので、これは発達障害の子どもたちに使うべきだと思ったのです。実際に使ってもらうと、字を書けるようになったり、言葉を話すようになったり、自己主張をするようになり、発達障害が劇的によくなっていくことがわかりました。

一方、スーヤはバーネットが『ワクチノーシス』（ホメオパシー出版）に書いているように、予防接種の害を排出するマザーチンクチャーです。予防接種後の腫瘍やイボなどもきれいにしてくれます。ちなみにワクチノーシスとは「ワクチン病」、つまり「ワクチン接種が原因で生じる病気」という意味です。このスーヤのマザーチンクチャーに一般的に打たれるワクチンから作られたレメディー（一部ノゾーズレメディー）と、5種類のマヤズムのノゾーズを一緒にすることを考案しました。ノゾーズ（単数形ノゾード）レメディーとは、病原体由来のレメディーのことです。

これがサポートチンクチャー第1号の「スーヤ・ワクチノーシスチンクチャー」です（p224）。これは自閉症や注意欠陥・多動性障害（ADHD）などの発達障害の子どもだけでなく、大人もとられることをおすすめします。私も予防接種から50年経ち、十数年ホメオパシーを使っていながら、それでもこのスーヤ・ワクチノーシスチンクチャーをとって、たくさんの症状が出てきました。予防接種の害は、時間が経てばなくなるものではありません。ですから、皆さんにもこのチンクチャーをとっていただきたいと思います。

サポートチンクチャー第2号

　また、予防接種によって、子どもたちの脳神経に影響が出る場合があります。そこで、神経の問題に合う数種類のレメディーを加えたハイペリカムのサポートチンクチャーを考案しました。これがサポートチンクチャーの第2号の、「ハイペリカム・ストレスチンクチャー」です（p224）。

　落ち着きのない子どもたちにストレスを感じさせないようにするために、このチンクチャーはとてもよいと思います。

　このサポートチンクチャーは、落ち着きのない子どもたちに使えるよう神経の緊張を和らげ、ストレスを軽減させるのに役立つようにマザーチンクチャーとレメディーを組み合わせています。緊張が和らげば、子どもたちも思慮深く考えるようになり、落ち着くことができるでしょう。

　ハイペリカムはホメオパシー版のトランキライザー（精神安定剤）です。大人もハイペリカムのマザーチンクチャーを夜、風呂に20滴入れて入浴してみてください。毎日の疲れがどれだけ楽になることか。また、子どもたちが暴れて仕方がないときには、このサポートチンクチャーを100㎖の水を入れたスプレー瓶に5滴入れて、スプレーしてみてください。

サポートチンクチャー第3号

　また、自閉症や注意欠陥・多動性障害（ADHD）などの発達障害の問題に対しては、腸の問題をサポートするレメディーが必要になります。

　腸の絨毛のところにアルミニウムや水銀をはじめとするさまざまな重金属がたまっている人は、栄養を吸収することができにくくなります。腸で栄養を吸収することができないと新しい赤血球も造られません。そして赤血球が造られないと新しい細胞も造られず、新しい細胞が造れないということは臓器の細胞も再生できないということになります。したがって、こういう人は必然的に貧血になってしまいますし、体が弱くなってしまうでしょう。

　そして、発達障害の子どもたちは、腸で吸収することができずに軟便になったり下痢になったりしてしまうことが多いです。これは、ワクチンによってア

第3章 基礎知識

レルギー体質になってしまっていることと関係します。また、セリアック病という小麦などに含まれるグルテンに異常反応して小腸から栄養を吸収できない子どももいます。

そういう場合のために、アルファルファのマザーチンクチャーに腸をサポートするレメディーを加えたサポートチンクチャーを考案しました。これがサポートチンクチャー第3号の「アルファルファ・オーティズムチンクチャー」です（p224）。

人間には二つの脳があると言われています。小腸が、もう一つの脳です。頭の脳は論理的に考える脳で、小腸は直感や第六感の脳です。小腸の症状が落ち着けば心も落ち着きます。小腸が落ち着くことで、多動の子どもたちも衝動的ではなくなり、落ち着いて考えることができるようになります。発達障害の子どもを抱えるお母さんも、子どもと一緒に腸サポートチンクチャーをとるとよいかもしれません。小腸が穏やかになると人間が穏やかになります。子どもに対して思慮深く接することができるようになると思います。

発達障害の子どもは目を合わせることも、感情を理解することもできないことが多いものです。落ち着きたくても落ち着くことのできない病気になってしまったのですから、そのことに対して怒っても仕方ありません。お母さんがさまざまな予防接種に関する情報を集め、予防接種は子どもにとって必要なのかを考え、主体性をもって我が子の命を守ってほしいのです。

以上、発達障害の子どもたちに三つのサポートチンクチャーを使った成果の一部は、『発達障害へのホメオパシー的アプローチ』（ホメオパシー出版）で紹介しています。

癌

癌の人に対してマザーチンクチャーを使用する場合、単体でとるよりも何種類かを複合してとる方が効果的です。使い方のところで「500mlのペットボトルの水に、マザーチンクチャーを10〜20滴入れる」と書きましたが、たとえば、5種類のマザーチンクチャーを組み合わせて「トンシャカ水」を作るのであれ

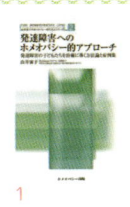

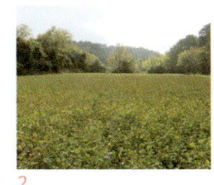

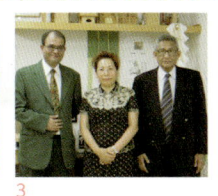

1 「発達障害へのホメオパシー的アプローチ」¥1,300（ホメオパシー出版）
2 ファゴファイラム畑
3 バナジー親子

ば、各種4～5滴ずつ入れたらよいでしょう。

　癌になった人には、まずガリウムアパやスーヤ、エキネシアのマザーチンクチャーが大事になります。これは癌の痛みによいものです。それから、肝臓癌であれば肝臓に親和性のあるもの、胃癌であれば胃に親和性のあるものというように、臓器や組織ごとに対応するマザーチンクチャーも変わってきます。また、神経が常に立っていて落ち着くことができないために癌になっている人であれば、神経に親和性のあるアヴィナサティーバやパッシフローラのマザーチンクチャーを使います。下痢症状がある人であれば、アルファルファやジンジバーのマザーチンクチャーを加えるのもよいでしょう。このように、その人を全体的に見ていって、マザーチンクチャーを何種類かブレンドして使うわけです。神経も腸も両方悪い人は多くいますので、そのような人を複数のマザーチンクチャーでサポートするのです。

　前述したとおり、イギリスの医師ホメオパス、ロバート・トマス・クーパーは、『Cancer and Cancer Symptoms』という本の中で、マザーチンクチャーを多く取り入れた治療法を紹介しています。彼は多くの患者の癌を、マザーチンクチャーを使うことによって治していたのです。

　現代のホメオパシーによる癌治療の大家として、インドのホメオパス、プラサンタ・バナジー氏（1933年〜）とプラティップ・バナジー氏（1964年〜）親子がいます。彼らがあまりにも癌を治すので、アメリカの癌研究所がインドの彼らの診療所まで訪ねてきて調査をしたそうです。ちなみにバナジー親子が嘆いていたのは、「医師や研究者からは発表依頼が来るが、ホメオパスやホメオパシー団体からは寅子のところを除いて発表依頼がこない」ということです。バナジー親子のレメディーをコンビネーションして使ったり、病理的にアプローチするやり方が異端だからです。私は彼らを2009年と2011年の2回日本に招聘して癌治療の発表をしてもらいました。実際に癌を治しているのに、それが自分たちの原則に合わないという理由で拒絶するのは、おかしなことだと思っています。これこそが、経験の医学であるはずのホメオパシーがドグマ化してしまったことの証明であると思っています。

第3章 基礎知識

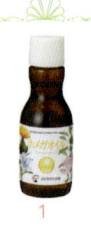

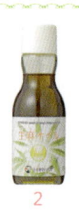

1 ホメガオイル
¥3,200(180ml)
2 生麻オイル
¥2,700(180ml)
(ともに日本豊受自然農)

　バナジー親子はルータに入っているルチンに癌細胞の無限分裂能の源であるテロメラーゼ（テロメア合成酵素）を抑制する力があり、脳腫瘍や癌によく効くと言っています。また、ルチンには抗酸化作用があり、DNAを活性酸素から守り、突然変異細胞の発生を防ぐ働きがあると言われています。

　そこで私は、日本にはルチンを豊富に含むダッタンソバがあるので、そこからマザーチンクチャーを作ることを考えました。それがファゴファイラムです。ダッタンソバには、普通のソバの100倍もルチンが含まれています。私は、ルチンを多く含むファゴファイラムは癌予防として使うことができるのではないかと考えています。

　第3部で癌のサポートチンクチャーを紹介しています（p225）。なお、癌にならない体を作るには、低温圧搾した良質な油のオメガ3をとり腸をしっかりさせ、F1や遺伝子組み換えではない種を、無農薬・無化学肥料・自然に則った適量の有機肥料で育てた野菜を食べることを心がけましょう。そして、活性酸素を生じさせる薬や予防接種はとらないことです。また、過去のトラウマや未解決な感情を見つめるインナーチャイルド癒しを行うことをおすすめします。

野菜のためのマザーチンクチャー

　野菜のためのマザーチンクチャーは、野菜や果物のためのサポートチンクチャーです。このサポートチンクチャーを考案した経緯は、日本豊受自然農が主催している「家庭菜園コース」で、生命組織塩を活用した野菜の栽培を教える際、代表的な野菜と果物のミネラル欠乏症の発現度合（野菜に不足しがちなミネラル）を調べたことがきっかけでした。

　調べた作物は、キュウリ、トマト、ナス、ピーマン、スイカ、イチゴ、キャベツ、ハクサイ、タマネギ、レタス、ホウレンソウ、セロリ、ネギ、アスパラガス、ハナヤサイ、ブロッコリー、ダイコン、ニンジン、ジャガイモ、サツマイモ、エダマメ、ナタネ、ミカン、リンゴ、カキ、ナシ、ブドウ、モモ、ウメです。

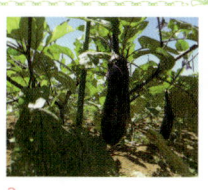

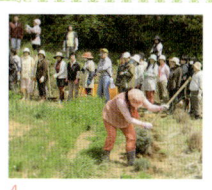

3 日本豊受自然農の自家採種の種・無農薬・無化学肥料の野菜。通信販売も可能。
4 日本豊受自然農主催の「家庭菜園コース」の一コマ。(不定期開催)

　野菜や果物において欠乏しやすいミネラルがわかり、広くいろいろな作物にも対応できるように以下の生命組織塩系のレメディー（Bor. Calc-p. Ferr-p. Kali-p. Mag-p. Mang-s. Moly. Nit-ac. Ph-ac. Zinc-m.）10種類と欠乏するミネラルを多く含む薬草のマザーチンクチャー（Alf. Hyper. Mill. Quer. Tarax. Urt-p. Valer.）7種類を組み合わせることにしました（p226）。

　生命組織塩のレメディーの項で説明したように、ミネラルが人間をはじめ、動物、植物、微生物を問わず、生物の有機システムを動かしているので、植物であろうと微生物であろうとミネラルバランスが崩れている場合は病的状態にあると言えます。ミネラルバランスを取り戻し本来の健康な状態にするには、人間の場合、生命組織塩系のレメディーがとても有効ですが、それは植物も同様です。そしておそらく微生物にも有効であると思われます。

　一方で7種類の薬草のマザーチンクチャーは、野菜や果物に不足しがちなミネラルを豊富に含むものであると同時に、植物の臓器治療とも言える、滋養となるものがバランスよく含まれるように選別しています。

　こうして植物のためのマザーチンクチャーと植物が欠乏しやすい生命組織塩系のレメディーを組み合わせることで、野菜のためのマザーチンクチャーは完成しました。この野菜のためのマザーチンクチャーを土にまくことで、野菜や果物の不足するミネラルを土壌から吸い上げる力が増し、栄養障害の発生を防ぎ、いきいきとした野菜を育てることができると考えています。

　野菜のためのマザーチンクチャーの使い方は、水やりのたびに、1ℓの水に野菜のためのマザーチンクチャーを10滴入れて、野菜や果物を植えている土にまきます。最低月に2回はやるとよいでしょう。「アクティブプラント」の中に入れるとよりよいでしょう。

※編集部注：野菜のためのマザーチンクチャーを直接とってみたところとてもおいしく、毎日サラダにかけたり、500mℓのペットボトルに10滴入れて飲んでいると言う方もいます。野菜によいものは人間にもよいのかもしれません。

マザーチンクチャーとミネラル 1

リン を多く含むマザーチンクチャー

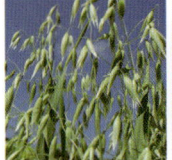

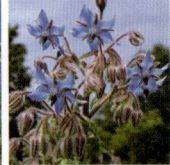

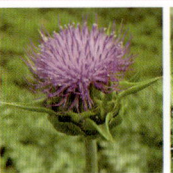

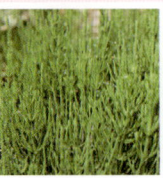

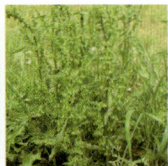

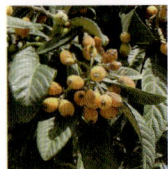

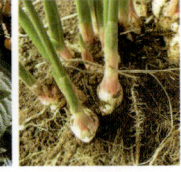

| Aven. | Borago | Card-m. | Equis. | Rumx. |

鉄 を多く含むマザーチンクチャー

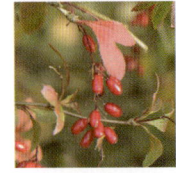

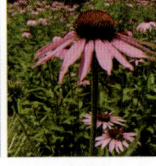

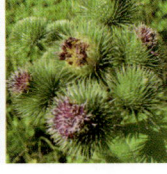

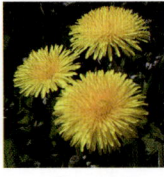

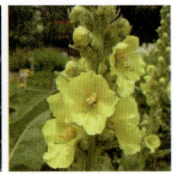

| Berb. | Echi. | Lappa | Tarax. | Verb. |

シリカ を多く含むマザーチンクチャー

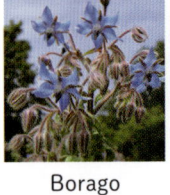

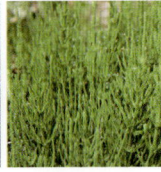

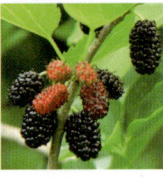

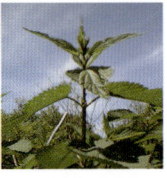

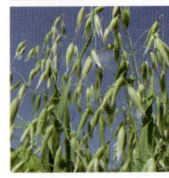

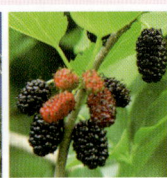

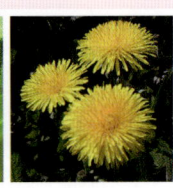

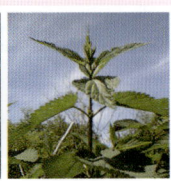

| Borago | Equis. | Morus | Urt-p. |

硫黄 を多く含むマザーチンクチャー

| Aven. | Morus | Tarax. | Urt-p. |

マンガン を多く含むマザーチンクチャー

| Eriob. | Zing. |

第2部

マテリア・メディカ

マテリア・メディカの見方

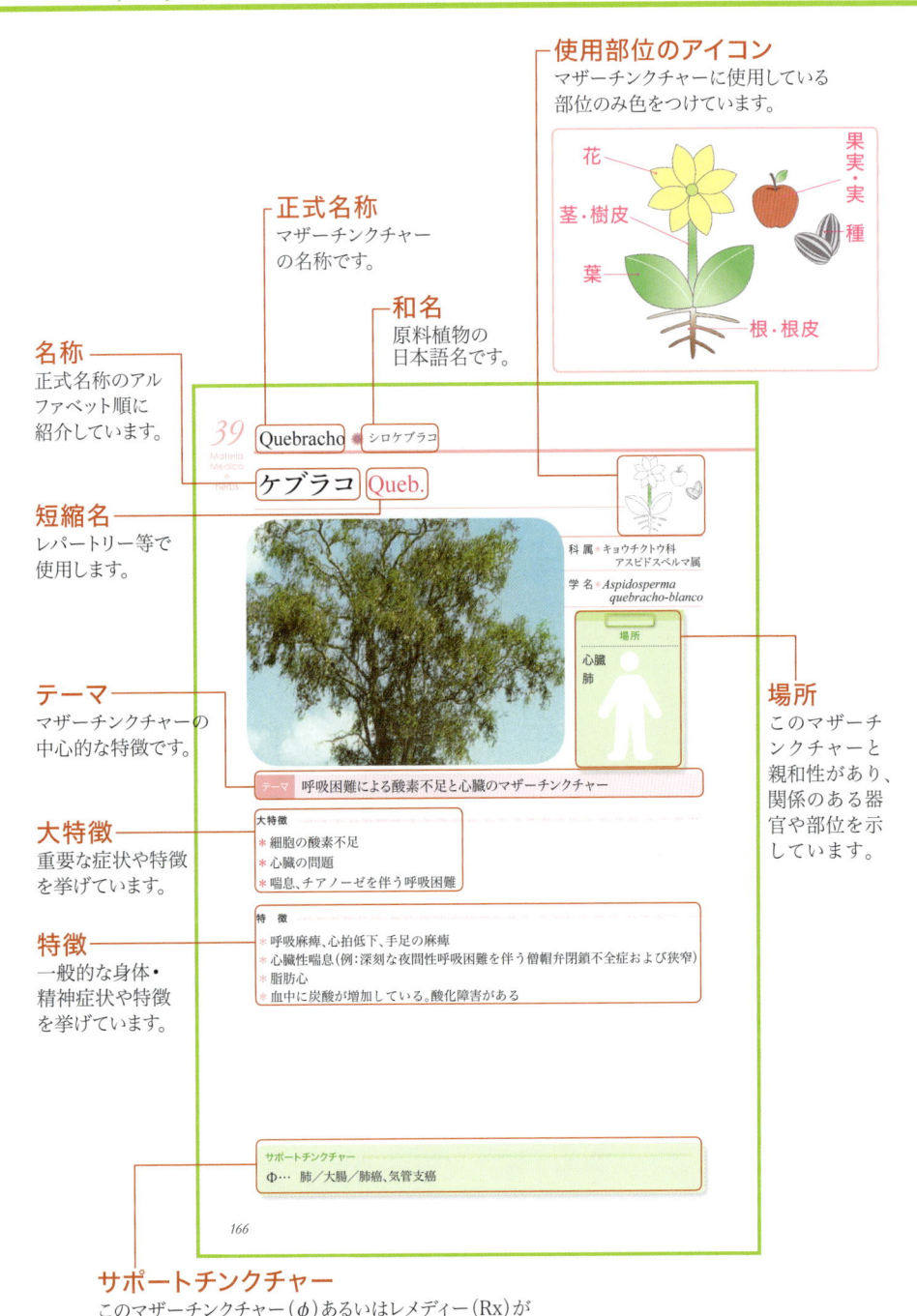

使用部位のアイコン
マザーチンクチャーに使用している部位のみ色をつけています。

花
茎・樹皮
葉
果実・実・種
根・根皮

正式名称
マザーチンクチャーの名称です。

和名
原料植物の日本語名です。

名称
正式名称のアルファベット順に紹介しています。

39 Materia Medica

Quebracho　シロケブラコ

ケブラコ　Queb.

短縮名
レパートリー等で使用します。

科 属＊キョウチクトウ科 アスピドスペルマ属
学 名＊*Aspidosperma quebracho-blanco*

場所
心臓
肺

場所
このマザーチンクチャーと親和性があり、関係のある器官や部位を示しています。

テーマ
マザーチンクチャーの中心的な特徴です。

テーマ　呼吸困難による酸素不足と心臓のマザーチンクチャー

大特徴
＊ 細胞の酸素不足
＊ 心臓の問題
＊ 喘息、チアノーゼを伴う呼吸困難

大特徴
重要な症状や特徴を挙げています。

特 徴
＊ 呼吸麻痺、心拍低下、手足の麻痺
＊ 心臓性喘息(例：深刻な夜間性呼吸困難を伴う僧帽弁閉鎖不全症および狭窄)
＊ 脂肪心
＊ 血中に炭酸が増加している。酸化障害がある

特徴
一般的な身体・精神症状や特徴を挙げています。

サポートチンクチャー
Φ… 肺／大腸／肺癌、気管支癌

166

サポートチンクチャー
このマザーチンクチャー(φ)あるいはレメディー(Rx)が含まれているサポートチンクチャー(第3部p211)です。

64

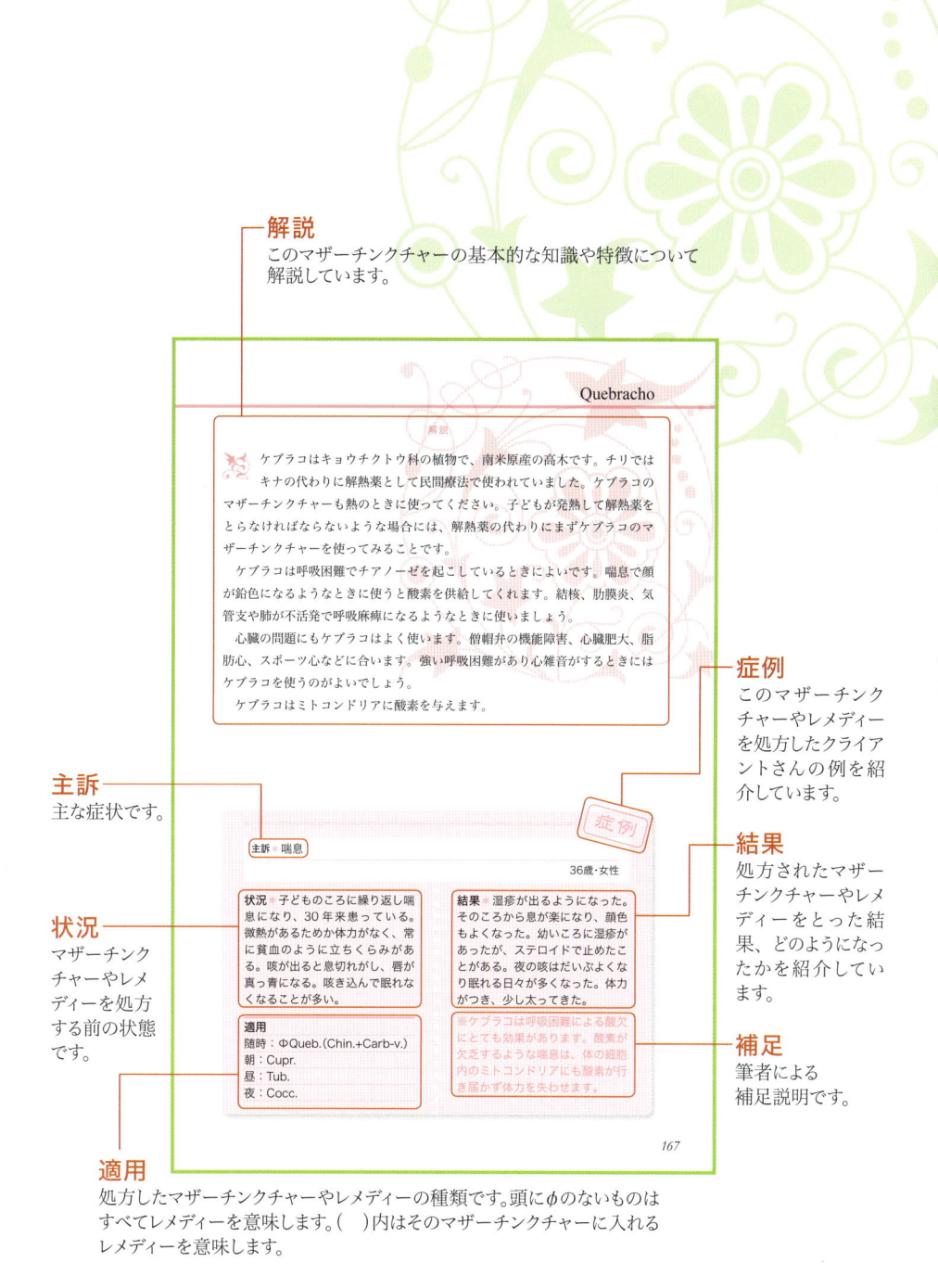

解説
このマザーチンクチャーの基本的な知識や特徴について解説しています。

Quebracho

解説

ケブラコはキョウチクトウ科の植物で、南米原産の高木です。チリではキナの代わりに解熱薬として民間療法で使われていました。ケブラコのマザーチンクチャーも熱のときに使ってください。子どもが発熱して解熱薬をとらなければならないような場合には、解熱薬の代わりにまずケブラコのマザーチンクチャーを使ってみることです。

ケブラコは呼吸困難でチアノーゼを起こしているときによいです。喘息で顔が鉛色になるようなときに使うと酸素を供給してくれます。結核、肋膜炎、気管支や肺が不活発で呼吸麻痺になるようなときに使いましょう。

心臓の問題にもケブラコはよく使います。僧帽弁の機能障害、心臓肥大、脂肪心、スポーツ心などに合います。強い呼吸困難があり心雑音がするときにはケブラコを使うのがよいでしょう。

ケブラコはミトコンドリアに酸素を与えます。

主訴
主な症状です。

主訴 ● 喘息

36歳・女性

状況 ● 子どものころに繰り返し喘息になり、30年来患っている。微熱があるためか体力がなく、常に貧血のように立ちくらみがある。咳が出ると息切れがし、唇が真っ青になる。咳き込んで眠れなくなることが多い。

適用
随時：ΦQueb.(Chin.+Carb-v.)
朝：Cupr.
昼：Tub.
夜：Cocc.

結果 ● 湿疹が出るようになった。そのころから息が楽になり、顔色もよくなった。幼いころに湿疹があったが、ステロイドで止めたことがある。夜の咳はだいぶよくなり眠れる日々が多くなった。体力がつき、少し太ってきた。

※ケブラコは呼吸困難による酸欠にとても効果があります。酸素が欠乏するような喘息は、体の細胞内のミトコンドリアにも酸素が行き届かず体力を失わせます。

状況
マザーチンクチャーやレメディーを処方する前の状態です。

適用
処方したマザーチンクチャーやレメディーの種類です。頭にφのないものはすべてレメディーを意味します。(　)内はそのマザーチンクチャーに入れるレメディーを意味します。

症例
このマザーチンクチャーやレメディーを処方したクライアントさんの例を紹介しています。

結果
処方されたマザーチンクチャーやレメディーをとった結果、どのようになったかを紹介しています。

補足
筆者による補足説明です。

1 Absinthium ✺ ニガヨモギ

アブシンシューム Absin.

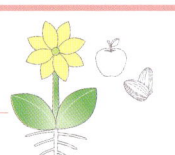

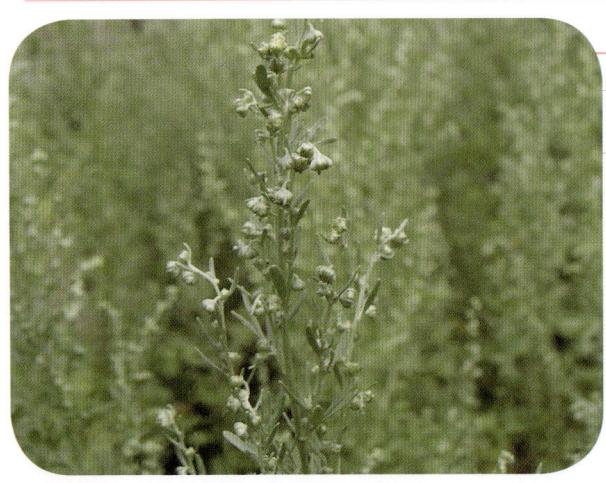

科 属＊キク科ヨモギ属
学 名＊*Artemisia absinthium*

場所
神経
精神
脳
顔
手足
胃

テーマ 子どもの痙攣や神経の問題に

大特徴

＊全身の痙攣
＊精神錯乱

特徴

＊顔面痙攣
＊弓なり緊張
＊口から泡を吹いて舌をかむ
＊幻覚
＊手足の麻痺
＊吐き気
＊消化不良。胃がもたれて圧迫感がある。鼓腸
＊不眠

Absinthium

解説

　アブシンシュームはキク科でヨモギの仲間です。英語ではワームウッドと言います。ワームはヘビのことで、楽園にいたヘビが這ったところに生えたという伝説に由来する名前です。ヨーロッパが原産ですが、日本にも江戸末期に渡来したと言われ、ニガヨモギという和名がつけられています。

　その苦味には健胃作用があり、肝臓や消化器系の働きを高めるため、昔から薬草として食欲不振、消化不良、鼓腸、疝痛、吐き気、肝炎などに使われてきました。かぜやインフルエンザ、生理痛や生理不順にも使われます。

　清涼飲料水やハーブ酒の香り付けにも使われています。ニガヨモギを用いたお酒ではアブサンが有名です。19世紀にフランスの芸術家たちの間で、安価なアブサンがとても流行りました。詩人のヴェルレーヌや画家のゴッホは、アブサン中毒で身を滅ぼしたといいます。スイスやドイツ、アメリカなどでは、20世紀の初めにアブサンの製造や販売が禁止されています。

　アブシンシュームは子どもの神経過敏、不安、興奮、不眠などにとてもよいマザーチンクチャーです。乳児痙攣やてんかんで震えが生じ、顔面の筋肉が収縮し、口から泡を吹いて舌をかむような状態になるのが、アブシンシュームの特徴的な症状像です。そのとき、激しいめまいが生じ、妄想や幻覚を伴う精神錯乱に陥り、意識を失うことがあります。また、痙攣の前後の記憶が失われることもあります。この記憶喪失や幻覚はアブシンシュームの特徴です。痙攣した体肢は痛み、冷たくなって麻痺したような状態になります。

　胃がもたれて圧迫感がある、胃の不快なチクチクした痛み、腹に大量のガスがたまる、胆嚢からこみ上げてくるような吐き気、おくびなどの消化器系の症状にも、アブシンシュームを用いることができます。キノコ中毒にもアブシンシュームがよいです。

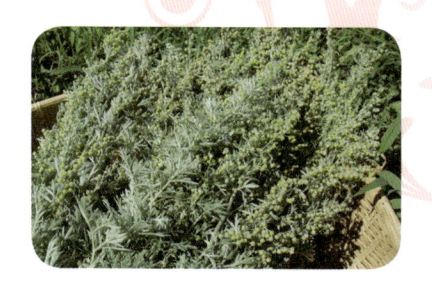

Alfalfa ✺ ムラサキウマゴヤシ

アルファルファ Alf.

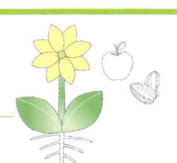

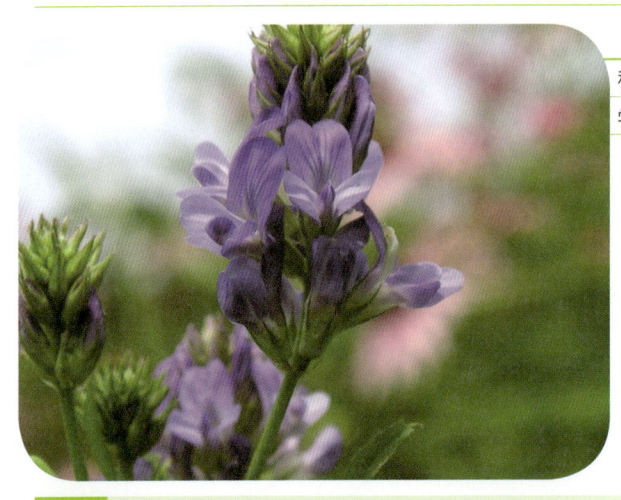

科 属	マメ科ウマゴヤシ属
学 名	*Medicago sativa*

場所
胃
小腸
腎臓
膀胱
血液
乳腺

テーマ 腸の消化・吸収のNo.1マザーチンクチャー

大特徴
* 消化不良、栄養吸収不足
* 食欲不振
* 乳汁分泌欠乏
* 多尿症、頻尿。薄い尿

特 徴
* 病み上がりで太れない
* 未熟児、虚弱児
* 体力の低下、疲労
* 喉が乾き水ばかり飲む
* 葉酸、ビタミンB群の不足
* 貧血
* 水っぽく栄養のない母乳
* 低血糖
* 前立腺肥大による膀胱炎

サポートチンクチャー
Φ… 小腸／血(貧血)／乳／不妊(子宮)／歯(歯・骨・卵)／栄養不足／お疲れ／アルファルファ・オーティズム／大腸癌／胃癌／野菜のためのマザーチンクチャー

Alfalfa

解説

　アルファルファはマメ科の植物で、花は紫色をしています。紫は霊的な色で、アルファルファが霊的な植物であることを表しています。

　アルファルファのマザーチンクチャーは胃腸によく、消化・吸収を高めます。食欲不振にもよいです。ですから、食べても体が栄養を吸収できない人、栄養失調状態にある人、虚弱状態にある人、未熟児、虚弱児、間食せずにはいられない人、血糖値が低い人はアルファルファのマザーチンクチャーをとってください。できるなら、少量食べて100％吸収できる体にしていくことが理想です。

　アルファルファには葉酸が多量に含まれています。葉酸がないと胎児は育つことができません。ですから、妊婦さんは葉酸が豊富なアルファルファのマザーチンクチャーをとるとよいでしょう。また、母乳の出が悪い方や授乳による栄養不足の方にもよいので、そういう人は産後しばらくはアルファルファのマザーチンクチャーでサポートする必要があるかもしれません。

　体を作るビタミンB1の不足、貧血、下痢をしやすくて黄色い便が出る人、嘔吐、喉が渇いて水ばかり飲む人にもアルファルファのマザーチンクチャーは合います。多尿症や頻尿で、薄い尿がだらだらと出てくるような場合にも合います。このような状態のときは、脳下垂体に問題があることが多いです。ストレスによって常に脳下垂体へ刺激が伝わり、その結果として腎臓が弱くなって、血液が水っぽくなるのです。

　強い罪悪感や自尊心の低下がみられる人や、親から信頼と感謝を与えられなかったために人に対して疑いの念をもっているような人は、人生そのものを「消化・吸収」することができず、人や社会に対する不信感を抱えています。その結果、小腸が悪くなり、腎臓が不活発で血圧が低くなる腎機能低下症や、前立腺炎になることがあります。このようなときにもアルファルファのマザーチンクチャーはよいです。

　胃が悪くなる人は、将来に対する不安があったり、重い責任に押しつぶされそうになったりして、恐れと危険にさらされている状態にあることが多いです。このような人は、必要な体験をしようとしないことがよくあります。また、温かい家庭の保護、とくに経済的な保護がないときに、感情的なしこりが胃にくることもあります。たとえば、親に「おまえに何ができる？」と言われたりして、自分に対して強い羞恥心をもつような人の場合です。胃癌になる人は、復

Alfalfa

讐心をもっていることが多いようです。恨み、憤慨、許せない、こういう感情を抱くのは、悲しみや怒りの感情にしっかりと向き合ってこなかったからです。だから、自分の人生を生き抜くこともできなかったのです。そういう復讐の心が胃に癌をつくるのです。自分の人生を生き抜くために、きちんと人生を「消化・吸収」しなければなりません。そのためには、きちんと感情を「消化・吸収」しなければなりません。感情をきちんと「消化・吸収」するためには、インナーチャイルド癒しが必須です。いずれにせよ、人生を全うしようとしないと、やがて消化・吸収に問題が出てしまうのです。

ちなみに、脂肪の吸収が悪い人は胆嚢が悪いことが多いので、アルファルファのマザーチンクチャーとともに、肝臓のサポートチンクチャー (p213) をとるとよいでしょう。肝臓のサポートチンクチャーに入っているカーディアスマリアナスは胆嚢にとてもよいマザーチンクチャーです。

症例

主訴 * 潰瘍性大腸炎

40歳・女性

状況 * 5年前に潰瘍性大腸炎になる。ホメオパシーを含むさまざまな治療法を行うが、なかなかよくならない。週に2回バナナ状の便が出る。排便のたびに出血。便の周りに鮮血がつく。貧血。病気をしてから食べ物がおいしくない。

適用
昼と夜：Φ Alf.
朝と夕：Φ (Alf.+Rumx.+Echi.)

結果 * 栄養の吸収力が上がって少し太った。丸5年闘病していて、体重が増えたのは初め。お腹の痛みはなく、便がスルッと出る。初めての経験。貧血もだいぶよくなった。自分に自信がもてるようになり心が安定してきた。体力もつき、もっと体と心のことを学びたいと思い、ホメオパシーの学校に通い始めた。

Aralia elata ❋ タラノキ

アラリア Aral.

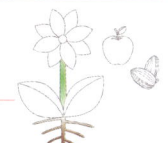

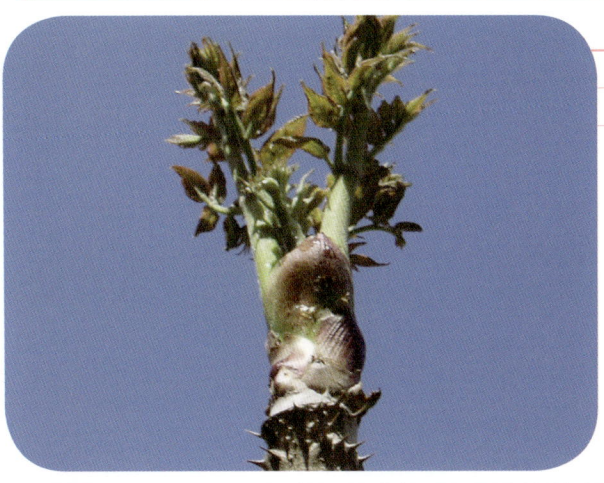

科 属＊ウコギ科タラノキ属
学 名＊*Aralia elata*

場所
膵臓
胃
十二指腸
血液
関節

テーマ 糖尿病のNo.1マザーチンクチャー

大特徴
＊糖尿病、高血糖
＊胃腸の潰瘍

特 徴
＊ストレスやアルコールによる胃潰瘍、十二指腸潰瘍
＊高血圧
＊高脂血症
＊リウマチ性関節炎
＊体力低下
＊食欲不振
＊精神的な疲労からくる知力低下

サポートチンクチャー
Φ… 膵臓

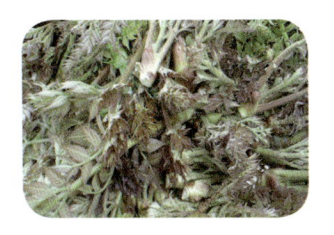

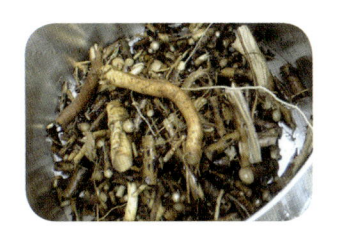

Aralia elata

解説

　膵臓の問題にはタラノキのマザーチンクチャーであるアラリアが合います。タラノキは日本各地に自生している、とげの多い植物です。とげのある植物には高血圧に有効なものが多く、アラリアも例外ではありません。ちなみに、アラリアのマザーチンクチャーは、とげのある茎も一緒にお酒に漬け込んで作られます。

　タラノキは古くから血糖値を下げる植物として、糖尿病の民間薬に使われてきました。秋よりも春に採取したものの方が血糖を下げる効果があると言われています。リウマチ、体力の回復、知力の回復、血中脂質の減少、精神の安定などにも効果があります。また、おいしい「タラの芽」であるタラノキの新芽には癌や潰瘍を抑制する働きがあることが知られています。

　膵臓は膵液を分泌する外分泌腺と、血糖値を調節するインスリンやグルカゴンなどのホルモンを分泌する内分泌腺とがあります。膵液は、膵管を通って十二指腸に分泌され、胃で酸性となった内容物を中和するためにアルカリ性となっています。また、炭水化物、蛋白質、脂質のそれぞれを分解する酵素を分泌しています。

　血糖値が低いときはグルカゴンを分泌して血糖値を上昇させ、血糖値が高いときはインスリンを分泌して下げます。インスリンは、ホルモンの中で唯一血糖値を低下させる働きがあり、何らかの原因でインスリンの分泌が低下すると糖尿病になります。

　膵臓はアドレナリン濃度が上がるとダメージを受けます。アドレナリンはストレスがあると濃度が上がりますから、ストレスを減らして膵臓を健康にするためにインナーチャイルドを癒していくことが大切になります。

　膵臓の問題が象徴しているのは、怒りや憎しみの抑圧です。人生で怒りや憎しみの感情がわき上がってきても、それを無理に抑圧してしまうと膵臓に問題が生じてきます。周囲から拒絶されて人と喜びを分かち合うこともできず、すべてを拒絶してしまった人や、人生の「甘さ」を失い一人憤慨している人は、膵臓に問題を抱えやすいと言えます。このような人たちは自己中心的で、うぬぼれの強いところがあります。しかし、内心では拒絶されたという非常に強い恨みをもっているのです。自殺を企てる人の中には、膵臓がストレスによりダメージを受けることで「皆が私を排除した！」と思い込み、自殺してしまう人

Aralia elata

もいるのではないかと思います。

　ホメオパシーでは、アメリカのタラノキ *Aralia racemosa* から作られたレメディーのアラリア（Aral.）も使われます。レメディーの方は結核の咳によく合い、喘息、くしゃみ、花粉症などのようなアレルギーに使われます。横になると発作的な咳が始まる喘息、頻繁なくしゃみを伴う花粉症。わずかの気流がくしゃみを起こし、大量の水様性、刺激性の鼻汁を伴う花粉症にも合います。

症例

主訴 * 糖尿病

42歳・女性

状況 * 若いころは大食漢でよく食べていた。徐々に足がむくみ歩けなくなる日も出てきた。とても疲れやすく、どうにも体が動かない。糖尿病と診断されたためインスリンをとらされている。糖尿病による角膜の異常に対しても手術をすすめられている。

※この方の問題は、小さいころに家族の中に自分の本音を言える人が誰もおらず、放任され、心身ともにしっかり育てられていないことです。だから、食べることだけが楽しみとなり、大食漢となってしまったと思われます。

適用

随時：Φ Aral.
　朝：Iod.
　昼：Syph.
　夜：Con.

結果 * マザーチンクチャーとレメディーをとった後、自分を深く見つめるようになり、親との関係改善に積極的に取り組み始めた。インスリンをとるようになってからだいぶ倦怠感が改善されていたが、マザーチンクチャーとレメディーをとることで体がとても楽になった。今のところ目は手術をせずに済んでいる。

※糖尿病を患う人は、人生の栄養である愛を誰からも与えられていないことが多いです。小さいころのインナーチャイルドをしっかりと見つめ、解決していく必要もあります。

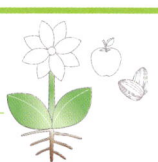

4 Arnica ❋ アルニカ（ウサギギク）

アーニカ Arn.

科 属＊キク科ウサギギク属
学 名＊*Arnica montana*

場所

血管
血液
（とくに凝固作用）
神経
柔らかい組織
筋肉

テーマ　事故やけがの際のNo.1マザーチンクチャー

大特徴

＊事故やけが、その後の慢性疾患　　＊筋肉痛
＊出血、鬱血
＊打ち身、打撲傷、脳震盪（頭への打撃）

特　徴

＊手術前後、歯の治療前後
＊できもの。にきび
＊床ずれ

サポートチンクチャー

Rx…　心臓／静脈(静脈瘤)／筋肉と腱と靱帯／傷・けが・打ち身・骨折／食道癌／白血病

Arnica

解説

　アーニカはキク科ウサギギク属の植物です。これは事故やけがに合うマザーチンクチャーです。捻挫、打撲、出血、頭を打って脳震盪を起こした後などに使います。ただ、切り傷があるときはアーニカより先にカレンデュラを使わなければなりません。カレンデュラで先に傷口を閉じてからアーニカを使うといいでしょう。

　血管や血液の問題、血栓があるときや鬱血しているとき、エコノミー症候群のような場合にアーニカはとてもいいです。

　激しいスポーツや重労働をした後の体の痛み、筋肉の痙攣、炎症性の腫れにもアーニカです。登山をして体中に乳酸がたまってこりや痛みがあるときには、アーニカを使うと早く回復できます。風呂に20滴入れて浸かってみてください。アーニカやカレンデュラのようなキク科のマザーチンクチャーは体を温めます。冷え症の人が使うと循環がよくなります。カレンデュラとアーニカをブレンドするとさらに相乗効果があります。関節炎がある人もアーニカを入れた風呂に入りましょう。

　また、頭を打って以来、片頭痛が治まらず夜も眠れない、腰や背骨にも痛みが残る、など事故やけがの後に慢性的な後遺症が残る場合にも、アーニカは役立ちます。

　抜歯した後にもアーニカがおすすめです。プランターゴと一緒にマウスウォッシュにして使いましょう。アーニカは口臭にもよく、口腔内の嫌なにおいを防いでくれます。

　それから乳腺炎にも使うことができます。とくに母乳に血が混ざる場合や、乳房に打ち抜かれるような痛みがある場合、重労働をした人の乳腺炎にアーニカがとてもいいです。

　ただし、日本ではアーニカは医薬品に該当するため、マザーチンクチャーは一般に販売されていません。RAHUK校（英国）にて販売しています。

Arnica

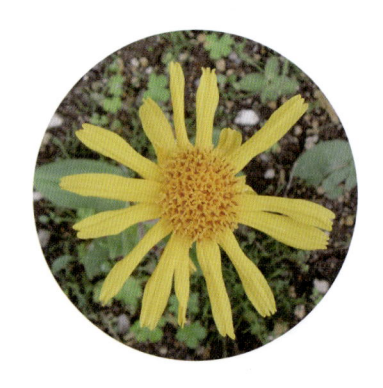

> 症例

主訴 ＊ 湿疹

6歳・男児

状況 ＊ 膿をもった湿疹が頬にあり、切れて出血している。めそめそ泣いて言葉で伝えない。機嫌が悪く、何でも嫌だと反抗的。母親が近づくとびっくりして飛び上がる。4歳上の兄に対してもいつもけんか腰に知ったかぶりをするので、兄が怒り取っ組み合いのけんかになる。出産は長時間かかり難分娩だった。出産時の出血がひどかった。その後、よく転び何回も頭を打っている。よく、けがをし傷が絶えない。妊娠初期に転んだことがあった。夫とけんかが絶えず自暴自棄になっていて、「この子を堕ろしたら夫は自分を大事にしてくれるだろうか」と思っていた。

適用

随時：Φ Arn.（Ferr-p.+Ars.）
朝：Sul-ac.
昼：Syph.
夜：Cic.

※母子でとってもらいました。

結果 ＊ 子どもの顔の皮膚湿疹から臭い膿がいっぱい出た。何もしていないのに、こめかみのところから額にかけて真っ青になった。これは5日程で消えた。兄とのけんかも減り、二人で仲良く遊ぶ日も増えた。一方、母親はこの子がかわいいと思えるようになった。レメディーをとっているとき、体が打ち抜かれるように痛み、だるく、眠くて仕方なかった。この状態は、この子を難産で産んだ後にあったものと同じだった。体が硬く動きにくいけれど、少しずつストレッチができるようになった。

※アーニカはけが、事故、重労働以来不調なときにとります。筋肉、骨、血液を正常化して本来の体を取り戻す大切なマザーチンクチャーです。

Artemisia indica ❋ ヨモギ

アートメジア Art-i.

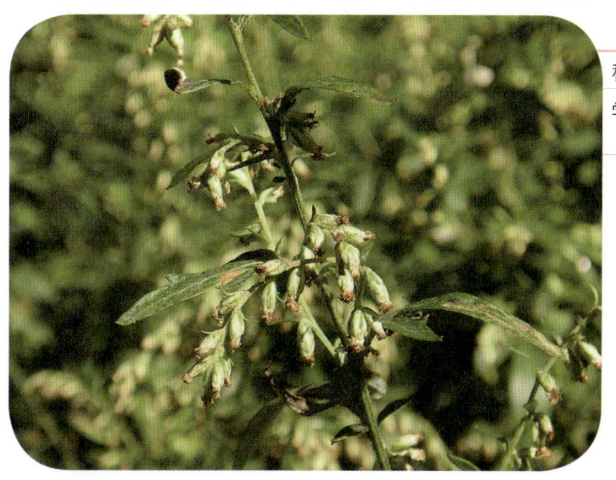

科 属 ＊ キク科ヨモギ属
学 名 ＊ *Artemisia indica* var. *maximowiczii*

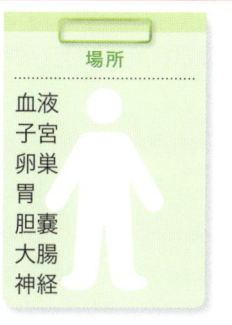

場所

血液
子宮
卵巣
胃
胆嚢
大腸
神経

| テーマ | 浄化・浄血のマザーチンクチャー。血の道症★に |

★月経、妊娠、出産、産後、更年期など女性のホルモンの変動に伴って現れる精神不安やいらだちなどの精神神経症状および身体症状

大特徴

* 貧血
* 婦人科系疾患
* 冷え症。冷えからくる肩こりや腹痛
* 胃腸の問題
* 解毒

特 徴

* 鼻血、血尿、痔などで血が止まらない
* 高血圧
* 腰痛、神経痛
* 月経痛、月経不順、不妊症
* 更年期障害
* 胃炎、消化不良、食欲不振、胸やけ
* 下痢、便秘

Artemisia indica

解説

アートメジアはヨモギです。ヨーロッパでは *Artemisia vulgaris* というヨモギの仲間を使いますが、日本には日本のヨモギのマザーチンクチャーがあります。

Artemisia という言葉は、ギリシャ神話の女神のアルテミスに関係します。アルテミスは純潔の神、月の神と言われています。ですから、昔からヨモギの仲間は、女性の月経や分娩の問題、婦人科系疾患に、薬草として使われてきました。

ヨモギの薬用成分は葉にあります。ヨモギの葉の裏には白い毛が生えていますが、灸ではその毛を集めてもぐさを作ります。葉には香りがあり、ビタミンA、B1、B2、C、カルシウム、鉄、そしてクロロフィルが多く含まれています。クロロフィルは葉緑素とも呼ばれますが、植物や藻が緑色なのは、このクロロフィルが含まれているからです。クロロフィルはヘモグロビンの生成を助けるもので、造血を促進します。クロロフィルとヘモグロビンは真ん中の金属がマグネシウム（クロロフィル）か鉄（ヘモグロビン）かだけの違いで同じ構造をしていて、腸から吸収されたクロロフィルが直接的にヘモグロビンに変化して赤血球の成分となると考える人もいます。

また、クロロフィルはインターフェロンの作用を増強して、癌を抑制する働きがあります。抗菌作用や解毒作用もあります。

このような特徴をもつヨモギから作られたマザーチンクチャー、アートメジアの作用ですが、何といっても血液の問題に合い、血液をきれいにしてくれます。もちろん貧血にもよく使います。血尿が出るときや痔から出血するとき、鼻血が止まらないときに、止血する働きもあります。高血圧にもアートメジアはよいです。

アートメジアは体を温めるので、冷え症の人はこれを使いましょう。冷え症から生じる肩こりや腹痛、腰痛、神経痛に合います。胃腸の弱い人にもよく、胆汁の分泌を促進するので消化を助けます。また、下痢、便秘のどちらにも使うことができます。

日本人は昔からヨモギを天ぷらにしたり、餅にしたりして食べていました。このように、昔の人が食べていたものがいかに体によいものかということを、アートメジアを通して考えなければなりません。ヨモギは大変力強い植物なの

Artemisia indica

で、日本ではあちこちに生えています。こういう植物を有効利用しない手はありません。実は、ヨモギやスギナ、イタドリなど何かと嫌われることの多い雑草が、食してもマザーチンクチャーにして飲んでも、人間の健康にとても貢献してくれる薬草だったりするのです。

主訴 * 静脈瘤・むくみ

48歳・女性

状況 * 鬱血症で静脈瘤ができやすい。血管が脆く出血しやすい。鼻血も出やすい。冬は体全体が冷たくなり、夏は血液が鬱滞した感覚で苦しい。鍼灸師には悪血症と言われた。怒りっぽくすぐに立腹するが、その感情を我慢して外に出せない。そうすると決まって右下の肝臓あたりが痛む。月経前にはのぼせて、お乳が張る。更年期に入りもうすぐ閉経するかもしれない。

適用
随時：Φ Art-i.（Aral.+Thuj.）
朝：Ferr.
昼：Med.
夜：Lyc.

結果 * むくみが減り、少し静脈瘤の腫れが引いた。手足が冷たくなってしまうことが少なくなった。指示されたマザーチンクチャーとレメディーをとっているときに、昔、両親がけんかばかりしていて、自分はそれを見て何もできずに小さく固まっていたことを思い出した。家に帰るといつも緊張していた。「私は温かい家庭がほしかったんだ」と思ったら涙が出てきた。今回の月経では胸の張りも少なく、スムーズに経血が流れ、凝血も減っていた。

6 Avena sativa ✹ オートムギ

Materia Medica ＊ herbs

アヴィナサティーバ Aven.

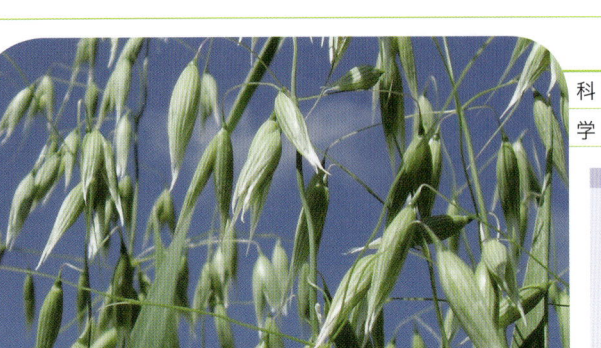

科 属＊イネ科カラスムギ属
学 名＊*Avena sativa*

場所
脳
神経

テーマ 脳神経系の疲労、消耗に

大特徴
＊神経衰弱

特　徴
＊全身衰弱
＊病後の消耗
＊栄養不足
＊慢性の不眠症
＊麻薬中毒
＊振戦、パーキンソン病、てんかん
＊インポテンス

サポートチンクチャー
Φ…　膵臓／神経と脳／脳腫瘍

Avena sativa

解説

　アヴィナサティーバは、とくに脳神経の問題に合うマザーチンクチャーです。アヴィナサティーバはオートムギ、オーツムギとも言いますが、この植物は蛋白質やミネラル、食物繊維が豊富で、ビタミンB1、B2、D、E、カロチンが多く含まれています。栄養豊富なことから、ウシやウマの飼料として使われたり、土に鋤き込んで緑肥としても使われたりします。日本人が昔から大麦を食べてきたのは、麦には多くの栄養が豊富に含まれているからです。

　オートムギの穀粒を口の中でかみしめると、ガムのようにくっつきます。これは植物ガム質と呼ばれる水溶性食物繊維です。水溶性食物繊維は血糖値の上昇を抑制したり、コレステロールを低下させたりする働きがあります。また、腸内の細菌バランスを整える働きもあります。その穀粒をひき割ったものがオートミールで、ヨーロッパなどでは朝食によく食べられています。

　栄養豊富なアヴィナサティーバは後述するエクィシータムと同様に、疲労困憊している人に合うマザーチンクチャーです。全身の衰弱、性的衰弱、神経の消耗と衰弱、それによる慢性の不眠などに使います。やせていてなかなか太れない人によいでしょう。アヴィナサティーバもエクィシータムのようにシリカを多く含むので、シリカ（Sil.）のレメディータイプと同じく、神経質で神経疲労をしている人に効果があります。

　シリカは人体では脳神経の中にありますが、アヴィナサティーバも脳神経によく、集中力がない人、頭の使い過ぎで神経が立ってイライラする人、ストレスの多い人は、ぜひ使ってみてください。

　抗鬱薬や抗不安薬の害に悩む人や、モルヒネやヘロインの中毒から脱却したい人には、アヴィナサティーバのマザーチンクチャーは必須です。

　過度なマスターベーションによる衰弱が原因の記憶力減退と集中力欠如にとても有効です。受験を控えた男子学生には必要なマザーチンクチャーです。女性にも効果があり、過度な性行為による神経衰弱や鬱、無月経症、骨盤部位の激しい痛みなどにも有効です。

　脳や神経をサポートするマザーチンクチャーとしては他に、ギンコビローバ、バレリアナ、ハイペリカムなどがあります。パーキンソン病、てんかん、舞踏病、老人性の震えとインポテンス、これらの症状にもアヴィナサティーバを使うことができます。

Avena sativa

症例

主訴＊多発性硬化症

51歳・男性

状況＊左足が麻痺して上がりにくく、歩くこともままならない。左目のまぶたが垂れ下がる。この病気になる前は、よく動いていて必死に働いていた。今は頭も働かないため休職中。会社勤めをしていたころは、大きな責任下にありストレスだらけだった。体が疲れ果てて熟睡できず、いつも気が立っていた。上司とも対立することが多かった。

適用

随時：Φ Aven.（Con.+Op.）
朝：Caust.
昼：Syph.
夜：Cocc.

結果＊初回の相談会から1年以上、神経に合うマザーチンクチャー（ハイペリカム / クエカス / バレリアナ）やレメディーをとって少しずつ改善していった。麻痺が始まる前に自分の母が死に、仕事上3日間しか休めず、喪主であったため十分に悲しみの感情を出すことができなかったことを思い出した。母はとても苦労した、と涙を流した。母親が死んで7年が経ち、やっと泣くことができるようになった。

※私の経験上、多発性硬化症は少なくとも1年以上レメディーを続けなければよくなっていきません。そして、トラウマや自己卑下により麻痺した心のインナーチャイルドを癒すことが必須となります。この方はレメディーとインナーチャイルド癒しによって徐々に左足の先から感覚が戻ってきて、まぶたの下垂も光がまぶしいときのみになってきました。このケースは今も進行中です。

Bellis perennis ❀ ヒナギク

ベリスペレニス Bell-p.

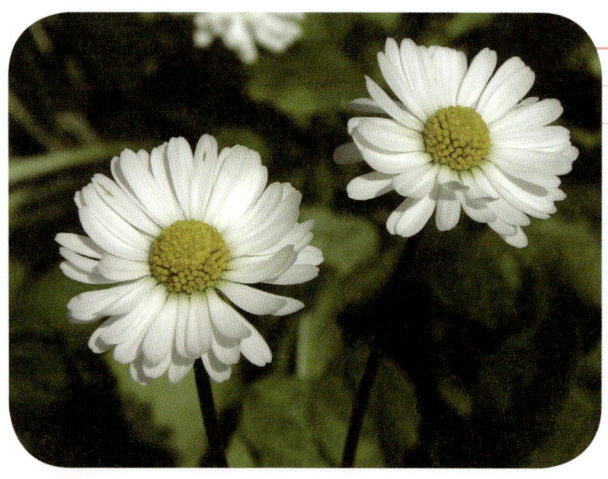

科 属＊キク科ヒナギク属
学 名＊*Bellis perennis*

場所

筋肉　皮膚
神経　循環器
女性生殖器
関節　脾臓
乳房　精巣

テーマ　深い筋組織の亀裂、断裂

大特徴

* 深部組織の傷
* 肉が裂けるように痛い
* 妊娠中の坐骨神経痛
* 打撲したような、締め付けられるような、ヒリヒリする子宮の痛み
* 乳房を強く打ったとき。とくにそこが後に腫瘍化したとき

特徴

* アーニカが効かない深い傷。打撲、けがとトラウマ
* 筋肉疲労。筋肉、アキレス腱の断裂
* 患部の痛みは冷やすと好転
* 鬱血、出血傾向。外部から見えない体内出血
* 動脈や脳の血管の硬化
* 月経困難
* 子宮損傷、子宮脱、会陰切開
* 怒っている夢を見る

サポートチンクチャー

Φ…　神経と脳

Bellis perennis

解説

　ベリスペレニスはヒナギクです。カレンデュラにしろ、アーニカにしろ、エキネシアにしろ、そしてこのベリスペレニスにしろ、キク科の植物というのは、自己治癒力を大きく触発します。日本の皇室の家紋はキクですが、キクは癒しと多産の象徴であります。

　ヨーロッパでは、ヒナギクをハイペリカムとともに魔除けとして使っていました。また、恋占いをするときにも使われました。意中の人が自分を愛しているのか、いないのか。花びらを抜いていき、最後の花びらで恋の行方が決まるとされていました。

　Bellis という名前はラテン語の「戦争」に由来するという説があります。武器によって深く傷ついた戦士たちを治すのに使われたのがベリスペレニスです。けがや事故、頭を強打して脳震盪を起こしたときに、カレンデュラやアーニカとともに重要となります。

　下腹部の手術による傷や女性器の傷、帝王切開をして体内の筋肉がくっついていないときにも、非常によいマザーチンクチャーです。アーニカよりも深いところに作用します。産後の子宮の痛み、膣の痛み、会陰の痛みにはベリスペレニスです。痛みが強い月経困難、分娩の困難にも使いましょう。月経困難にはカモミラ（Cham.）のレメディーとともに使うべきです。

　子宮を打った、乳房を打った、精巣を打ったなど、強打したところが後で癌になる場合には、ベリスペレニスがとてもよいです。実際、打撲から癌になる人は多いです。あるとき、洗濯をしていたら物干し竿が乳房に当たってしまった人がいました。この人は2年後、乳癌になりました。そういうときに使ってください。このベリスペレニスはコナイアム（Con.）というドクニンジンを希釈振盪したレメディーと親和性があります。

　その他、血液循環が悪いとき、体内の血液の鬱血や筋肉痛があるときにも使いましょう。

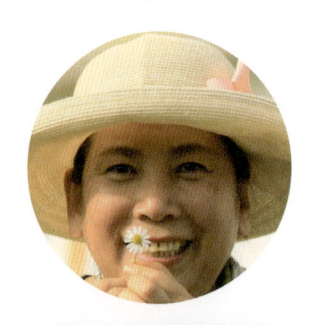

Bellis perennis

主訴 ＊ ケロイドと子宮内の刺すような痛み

35歳・女性

状況 ＊ 帝王切開の傷がケロイドになっていて、メスで切られた子宮の内側の傷が癒えていないためか、シクシク刺すように痛む。オリモノが腐ったようなにおいがする。月経も少量が長く続き、常にナプキンをつけていなければならないほど。体は帝王切開以降だるくて仕方ない。子育てがつらい。おしっこの出が悪いのに、咳などをするともれる。

適用
随時：ΦBell-p.(Arn.＋Ph-ac.)
朝：Sulph.
昼：Syph.
夜：Nat-c.

結果 ＊ 前は下腹に力を入れると刺すように痛むので、あまり運動もできなかったが今は気にせず歩けるようになった。排尿がよくなり、むくみもとれた。出産時のトラウマがよみがえり、膣から子どもを産めなかったことに対する悔しさと悲しみが同時に出てきた。夫に、「今まで子宮の傷が痛くてうまくセックスできなかった。決して、あなたが嫌いだったわけではない」と初めて本音を言い、泣いた。夫からは、「僕の子どもを体にメスを入れながら産んでくれてありがとう」と言われ、とても嬉しくて出産のわだかまりのすべてを流すことができた。月経やオリモノから臭いにおいがなくなり、痛みもなくなったので性生活がとても楽になった。家庭内の不和もなくなった。

Berberis vulgaris ❋ セイヨウメギ（ヒロハヘビノボラズ）

バーバリスブイ　Berb.

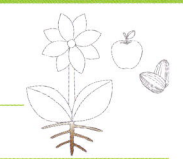

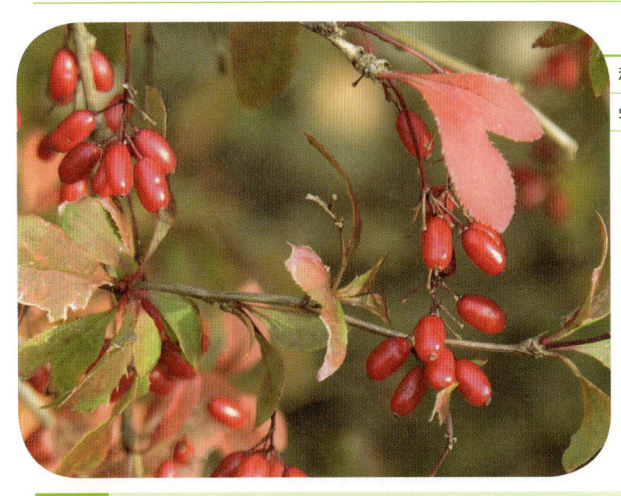

科属＊メギ科メギ属
学名＊*Berberis vulgaris*

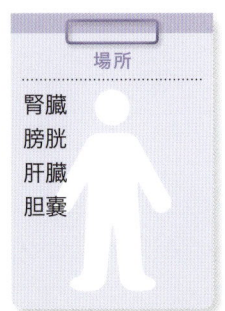

場所
腎臓
膀胱
肝臓
胆嚢

| テーマ | 腎臓と肝臓の痛み |

大特徴

* 腎臓結石。尿路結石
* 排尿時に焼けるような痛みを伴う膀胱炎
* 肝臓周辺の疝痛

特　徴

* 腎臓の衰弱、損傷
* 頻尿。残尿感
* 尿中に濃い粘液や鮮赤色の沈殿物がある
* 排尿時の大腿部と腰部の痛み
* 胆石、胆嚢炎
* 腹鳴

サポートチンクチャー
Φ…　　腎臓／皮膚（アトピー・とびひ）／筋肉と腱と靭帯／腎臓／リンパ癌
Rx…　　腎臓

Berberis vulgaris

解説

　バーバリスブイはメギ科の植物です。英語では Barberry と言い、いわゆるベリーと呼ばれる果実が実ります。日本ではセイヨウメギと呼ばれたりします。葉の横の3本の長いとげが、茎の周りを囲っています。イエス・キリストは処刑のときに頭に茨の冠を被せられましたが、それがこのバーバリスブイだと言われています。

　とげの多い植物は肝臓と関係のあることが多く、バーバリスブイのマザーチンクチャーも肝臓と腎臓に合います。肝臓と腎臓は解毒の臓器です。私たちの体内に重金属が入ると、肝臓と腎臓が損傷を受けます。重金属は今、身の回りにあふれています。マグロの中にも、予防接種の中にも、歯の詰め物の中にもあります。こうした毒物を肝臓で解毒できないと、腎臓に負担をかけることになります。ですから、肝臓と腎臓をしっかりさせないとなりません。その肝臓と腎臓を活性化させるものがバーバリスブイなのです。

　バーバリスブイのマザーチンクチャーをとることで、ドロドロした血液がサラサラになっていきます。血液がドロドロになるということは、結局、肝臓と腎臓で体毒を解毒できなかったということです。そうすると動脈硬化を起こします。動脈硬化が起こると、鬱になっていきます。一方で、感情を抑圧することでも血液がドロドロになり、動脈硬化を生じさせます。血液がドロドロになるということは、未解決な体毒や感情でいっぱいになっていることの現れです。そして、動脈硬化というものは、いわゆる物質主義の現れです。

　バーバリスブイが合う人は、抑圧された憎しみや怒り、イライラ、不公平感、罪悪感をもっています。それらは最初、肝臓にたまっていきます。肝臓は古くからの残留物、老廃物、毒物などの異物を分解し排出する臓器です。さらに、古い感情、過去の感情、未解決の感情も分解し排出する臓器です。抑圧された感情が肝臓できれいにできない場合、血液を通じて腎臓にいき、腎臓にたまっていくことになります。さらに、それを腎臓でろ過できなければ、血液の中にとどまり続けることになってしまいます。

　バーバリスブイは、肝臓、胆嚢の疝痛、胆石、腎臓結石などに使います。また、次のような症状にも使います。排尿時の灼熱感・濁った尿・尿中にみられる赤い色の沈殿物や砂状のもの・鋭く焼けるような腎臓の痛み・腎臓の疼痛（背中を軽く叩いただけでも）と腎臓部の泡立つような感覚・立ったり座ったりす

Berberis vulgaris

ることによる腎臓の痛み。

　腎臓が痛いためにあおむけに寝られず、横向きになったり、うつぶせになったりする人がいます。今はうつぶせに寝る子どもが多いですが、これも同じように腎臓か腰が悪いからでしょう。人間は本来あおむけに寝るべきなのであって、横向きやうつぶせに寝るものではありません。腰や腎臓がしっかりして、あおむけで寝られるようになることが大事です。

　また、腎臓が悪い人は酸欠になりやすく、酸素濃度が低い場所にはいられません。たとえば、学校の教室で長い間勉強していて、最初に「何か空気が足りないよね」と言う人は腎臓が悪いかもしれません。

　バーバリスブイは肝臓や腎臓だけでなく実は脾臓にもよいマザーチンクチャーで、多くの人々に使うことができます。脾臓までやられて慢性疲労症候群になっているような人には、バーバリスブイは非常に有効であると私の臨床経験から言えます。

　ちなみに、バーバリスブイのマザーチンクチャーは苦味がとても強く、その上、こぼしてしまうと黄色のシミが取れませんので飲むときには注意してください。バーバリスブイはズキズキするような刺激にとても合います。

症例

主訴＊足首と手の指のリウマチ

40歳・女性

状況＊ 動かすと刺されるように痛む。腰が重く抜けたようになる。尿の色が濃く臭い。頭や顔に熱がこもるが体は冷たい。正座すると足全体がチクチク刺されるように痛んだりかゆくなったりする。頭を使う仕事がとても嫌で、外界と接したくない。

適用
随時：Φ Berb.（Ox-ac.）
朝：Nit-ac.
昼：Med.
夜：Thuj.

結果＊ とっているときに手の指にイボが出てきたが、1カ月後に消えた。刺すような痛みは軽減した。痛風のレメディーも出され、自分は本当に痛風だったのかと思った。足首の痛みは捻挫したときの痛みが戻ってきていたので、ルータをホームキットからとったら楽になった。物事を理解しにくかった頭がすっきりして、寝る前に本が読めるようになった。ある人にだまされてから人付き合いが苦手だったが、少しずつ人と話すようになり友人もできつつある。

Borago ✿ ルリジサ

ボラーゴ Borago

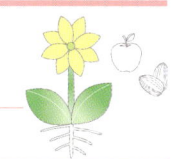

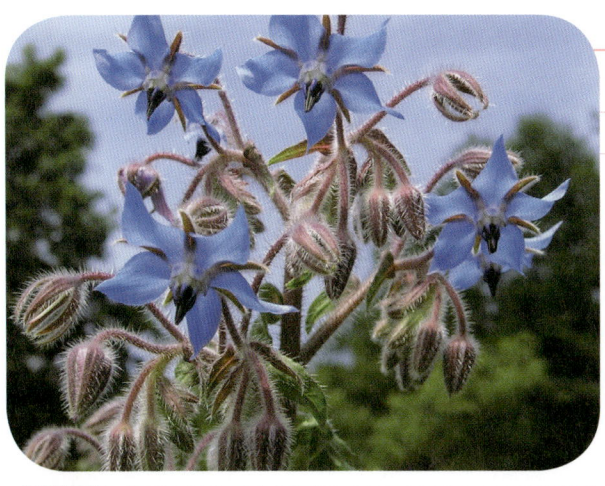

科 属＊ムラサキ科 ルリジサ（ボラゴ）属
学 名＊*Borago officinalis*

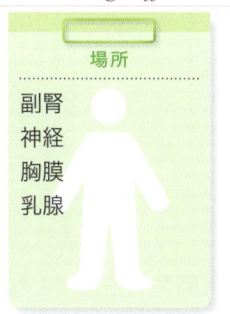

場所
副腎
神経
胸膜
乳腺

テーマ 薬や精神的なストレスで消耗した副腎と精神に

大特徴
* 副腎皮質の強化
* ストレスがかかるとき
* 神経の消耗

特　徴
* ステロイド治療後の副腎の回復、再生
* 発熱
* 胸膜炎
* 乳汁分泌促進

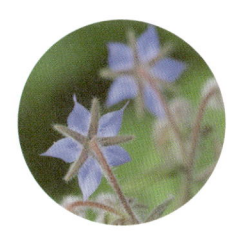

サポートチンクチャー
Φ… 甲状腺(福島)／膵臓

Borago

解説

ボラーゴはムラサキ科の植物で、和名をルリジサと言います。英語名からボリジと呼ばれることもあります。ルリジサの若葉や花は食用になります。私は葉を食べましたけれども、水を多く含みサクサクしておいしかったです。植物には全体に白い毛がたくさん生えていて、シリカが含まれていることがわかります。

ボラーゴのマザーチンクチャーには、副腎皮質を強化する働きがあります。副腎はとても大事な臓器です。副腎髄質からはアドレナリンとノルアドレナリンが分泌され、ストレス反応などを調節しています。副腎皮質からはステロイドホルモンが分泌されます。その中の糖質コルチコイドは、ストレスを受けたときに分泌されます。ストレスに対抗するために蛋白質を糖に換えて血糖値を上昇させる働きや、炎症や免疫を抑えたり、集中力を高めたりする働きがあります。この抗炎症作用や免疫抑制作用を利用したのが、いわゆる合成されたステロイドです。ボラーゴはとくにステロイドを使い続けて副腎にダメージがあるときに、副腎を回復、再生させる効果があります。

副腎はジャンクフードなどを食べていると悪くなります。副腎の病気として、クッシング症候群やアジソン病があります。クッシング症候群は副腎腺腫、副腎癌などによって副腎皮質ホルモンが過剰になることで起きます。ムーンフェイスや肥満、高血圧、筋力低下、骨粗鬆症などの症状が現れます。アジソン病は逆に副腎の機能が低下して副腎皮質ホルモンが不足したときに起きます。脱力感や倦怠感、吐き気、下痢などが生じます。こうした副腎の病気にボラーゴはよいでしょう。

ボラーゴには母乳の分泌を促進する働きがあります。母乳が出ない人はアーティカプラットとともに使ってみてください。

皮膚の炎症や、胸膜の炎症にもボラーゴがよいです。胸膜に炎症が起きると、痛くて咳ができなくなります。

神経疲労にもボラーゴを使ってください。リラックスするためにボラーゴは大事です。周りの人から批判されたり、いじめられたり、健康やさまざまなことに対する恐怖をもっている人はボラーゴを使いましょう。

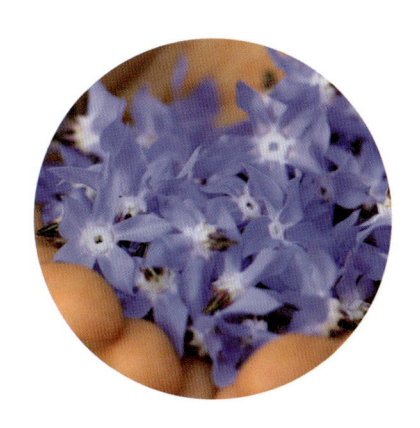

Borago

症例

主訴 * 先天性腎臓疾患、腎臓嚢胞、心臓疾患

15歳・女子

状況 * 血液の逆流をもち、血圧が上がったり下がったりして落ち着けない。血圧がピークに達すると3000メートルの山を登ったかのように息が荒れてしまう。授業中に高血圧の発作が出ると、暑くて息苦しくなり、机にうつぶせてしまい授業も耳に入らない。逆に低血圧になると冷えて唇まで真っ青になる。興奮することで急に血圧が上がり、そして一気に血圧が下がってしまう。

適用
随時：Φ Borago
朝：Kali-c.
昼：Med.+Syph.
夜：Lach.

結果 * 高血圧発作と低血圧発作の回数が減り、大学の受験勉強をがんばる体力もついた。ボラーゴのマザーチンクチャーは確実にアドレナリン、ノルアドレナリンをうまくコントロールしてくれている。しかし、この子は何事もやり過ぎる傾向があり、体をいたわることが不得手であるため、休み休みゆっくりとやることをすすめた。

※このように、臓器の重度の奇形にならないためにも、日ごろからホメオパシーのレメディーやマザーチンクチャーを使って体毒を排出し、自然に生きられるようになることが大切です。

Cactus ✺ ダイリンチュウ（ヨルザキサボテン）

カクタス Cact.

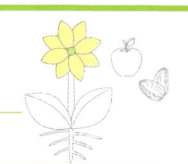

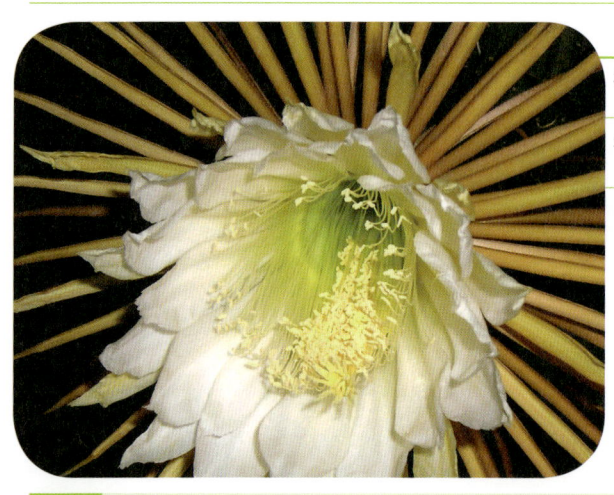

科 属＊サボテン科
　　　セレニケレウス属
学 名＊*Selenicereus grandiflorus*

場所
心臓
循環器
神経
筋肉

テーマ　心臓の問題と不眠

大特徴

＊狭心症
＊心臓をわしづかみにされたような収縮性の痛み

特　徴

＊虚血性心疾患（冠動脈硬化症）
＊心筋梗塞
＊心膜炎
＊激しい動悸
＊胸や喉の窒息するような肉体感覚
＊不眠。夜に活動的になる傾向
＊閉じ込められているような精神感覚

＊すぐに驚く
＊落下する夢

サポートチンクチャー
Φ…　心臓

Cactus

解説

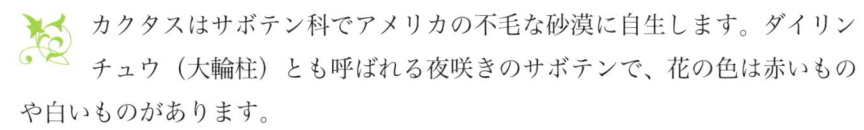

　　カクタスはサボテン科でアメリカの不毛な砂漠に自生します。ダイリンチュウ（大輪柱）とも呼ばれる夜咲きのサボテンで、花の色は赤いものや白いものがあります。

　カクタスは心臓によいマザーチンクチャーで、狭心症や冠状動脈の病気、心筋梗塞、心膜炎などで、ひどい胸の痛みがある場合に使います。たとえば、窒息するような感覚があり、心臓に激しい動悸と収縮性の痛みがあるときや、心臓をわしづかみにされて絞られるような痛みがあるときです。ちなみに心臓の一番のマザーチンクチャーはクレティーガスです。カクタスは二番手になります。

　足首や足の甲がむくんでパンパンに腫れ上がり、靴下の跡が残ってしまうような人は、心臓が悪いのです。心臓が悪い人は胴体も腫れ上がっています。むくみが強い人たちは、心臓や循環器系が悪いからむくむのです。むくみだからといって、腎臓のことばかり考えないようにしてください。心臓がよければ循環がうまくいくはずです。こうした血液循環の問題にカクタスは有効です。

　心臓が悪い人は左腕のしびれや麻痺を訴えることが多いです。ただ、左腕だけではないこともあるかもしれません。それから鼻の先が赤いこともあります。これはアルコール中毒による場合もあります。何はともあれ、こういう症状が出ているときはカクタスのマザーチンクチャーを考えてみてください。

　カクタスは神経系や筋肉系にも効くと言われています。

　精神症状では、にっちもさっちもいかず、何かに閉じ込められている感覚に合います。周囲の人たちから隔離されていて、投獄されたように感じる人や、外からの脅しを感じて自由を奪われている人によいです。彼らは神経が動揺しやすく、すぐにびっくりしてビクンとします。夜中に驚いて目覚めてしまうこともあります。そのため、家族が寝静まった後、夜中に活動する傾向があります。これは花が夜咲きであるカクタスらしい特徴です。それから、落下する夢を見ます。これらがカクタスの主な特徴です。

　心臓にはクレティーガスのマザーチンクチャーもよく使います。ですから、心臓をサポートするにはクレティーガスとカクタスを両方使うとよいでしょう。その他、ハーネマンが指示した心臓によいレメディーには、アコナイト（Acon.）、アーニカ（Arn.）、ポーステイーラ（Puls.）、ラストックス（Rhus-t.）、

Cactus

スパイジェリア（Spig.）、バレチューム（Verat.）、カナビスサティーバ（C.S.）があります。実際に、マザーチンクチャーとレメディーをともに使うと心臓にとてもよく効きます。また、アンモニュームカーブ（Am-c.）というレメディーは胴体が太くて手足が細い感じの人に使いますが、こういう体型などは心臓が悪い人の典型かもしれません。

症例

主訴＊ターナー症候群

14歳・女子

状況＊ X染色体が一つしかなく、月経もこないかもしれないと言われている。身長も伸び悩み、まだまだ子どもっぽい体型をしている。足の薬指が小さいまま育たない。生きている感覚が希薄で、学校でも勉強に身が入らない。生きていることもつまらないと考えているようだ。夜遅くまで起きていて、自分の好きなインターネットに没頭している。時々心臓の動悸があり、息ができにくくなる。父親は、この子が6カ月のときに交通事故で即死した。父親のことを母親に聞くと、「とても愉快な人で、いつも人を笑わせていた」とのこと。母親が父親について話している最中、この子がケラケラと笑い始めた。それを見て、まるで夫のようだと母親が言った。父親の想念がこの子から離れずにいるのだと思い、ナットカーブとイグネシアのレメディーを中心に出し、父親のように事故やけがにあわないようにスフィライナムとメドライナムを指示した。そして、子宮卵巣に作用するようにエストロゲンのレメディーを、夜に活動し心臓疾患と孤独を愛するカクタスのマザーチンクチャーに入れてとるように指示した。

※カクタスは自分の病気は不治の病だと思い込んでいる人に合います。

適用
随時：Φ Cact.（Estrogen）
朝：Nat-c.
昼：Med.+Syph.
夜：Ign.

結果＊ ターナー症候群なのでこないだろうと思っていた月経がきた。明るくなって、学校で友人もでき、学校も少し楽しくなった。母親も14年前に亡くなった父親のことを思い出し、二人でたくさん泣いた。

Calendula トウキンセンカ

カレンデュラ Calen.

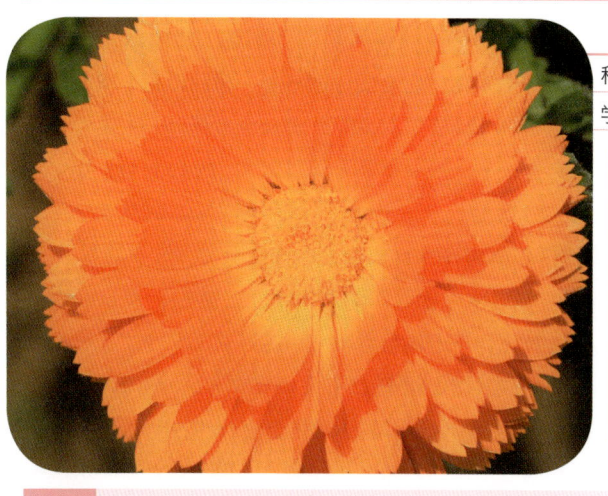

科 属＊キク科キンセンカ属
学 名＊*Calendula officinalis*

場所
神経
精神
脳
顔
手足
胃

| テーマ | 引き裂かれた心や体の傷を癒す。ホメオパシー版抗生物質 |

大特徴
＊傷のNo.1マザーチンクチャー
＊切り傷、刺し傷、手術後、抜歯後、産後
＊潰瘍、口内炎、口角炎
＊やけど
＊傷口の化膿、ケロイド

特徴
＊治りにくい体の傷
＊体が冷たい
＊除菌、抗菌
＊感情的に傷つきやすい。トラウマを乗り越えることができない
＊人と共感できず他人を傷つけるようなことを言ってしまう

サポートチンクチャー
Φ… 耳／水虫／傷・けが・打ち身・骨折／かゆみ（アトピー・イボ）／
　　すべての癌用チンクチャー
Rx… 耳

Calendula

解説

　カレンデュラは「マリアの黄金」、マリーゴールドとも呼ばれます。聖母マリアの祝日にいつも花が咲いていたことから名づけられたそうです。カレンデュラは天界に光輝く太陽の色を受け取って、橙色の花を咲かせます。そこには光とシリカが含まれています。カレンデュラの花は、太陽の動きを追うように向きを変えていきます。ヒマワリと同じです。そのため、ヒマワリがヨーロッパに伝わるまで、カレンデュラは「太陽の花」、サンフラワーと呼ばれていました。花の橙色の色素はカロチンという成分で、ビタミンAの素です。皮膚や粘膜を保護、修復する働きがあります。ビタミンAは細胞分裂を正常に保つ働きをもち、抗癌作用が注目されているビタミンです。ビタミンCやEと同様に抗酸化作用をもち、癌予防にもよいビタミンでもあります。

　カレンデュラはキク科の植物です。ホメオパシーで使われるキク科のレメディーは、けがやトラウマに対して使われるものが多く、傷ついた体の組織をもう一度作り直して、正常な状態に戻すという働きがあります。ですから、事故やけがでできた傷口や打ち身、出血に使います。抜歯して血が止まらないときや、転げまわるほど局部が痛いとき、心が傷ついてすさんだときにも使います。内部の傷、外部の傷、心の傷、と、とにかく傷を癒すのがカレンデュラです。

　歯茎に出血がある人は、コップの水にカレンデュラのマザーチンクチャーを10滴入れて、口をゆすいでください。毎日それをやるとよいでしょう。ゆすいだ水は吐き出さず、もったいないので飲み込みましょう。そうすると胃の潰瘍も鎮めてくれます。ホメオパシーのうがい薬は捨てないようにしなければなりません。

　やけど、すり傷、切り傷、手術の傷、そういう傷痕が治りにくくてケロイドになっているときには、カレンデュラを使いましょう。とくにカレンデュラの入ったクリームを塗ると、皮膚をきれいにしてくれます。

　私たちのけがや潰瘍が治るとき、まず肉が盛り上がってきます。この肉の再生がうまくいかない人は、自分の自己治癒力に対して自信のない人が多いです。口内炎も、かぜもなかなか治りません。こういう人はカレンデュラのマザーチンクチャーを一瓶とってみてください。治癒力がどんどん高まっていくでしょう。前述したとおり、カレンデュラにはβ-カロチンというビタミンAの前駆物質が豊富に入っているので、皮膚の再生を促進するのです。また、カレンデュ

Calendula

ラを飲むと循環もよくなっていきます。寒い冬、手足が冷たくなっているときに、お湯の中にカレンデュラのマザーチンクチャーを入れて飲むと、手足が暖かくなってきます。梅酒を一緒に入れてもよいでしょう。

　カレンデュラはホメオパシー版の抗生物質でもあります。これはぜひ頭に入れておいてください。抗生物質をとらなければいけない状況のとき、カレンデュラのマザーチンクチャーを使ってみてください。カレンデュラには強い抗菌作用があります。バーバリスブイにも抗菌作用はありますが、それは肝臓と腎臓に特化したものだと思ってください。カレンデュラは目、皮膚、肛門、内部の臓器、あらゆる部位の抗菌に使えます。皮膚ならカレンデュラのマザーチンクチャーで患部を拭くこと。内部ならマザーチンクチャーを飲むこと。突然の事故やけがに、何はなくともここからやってみましょう。

　精神面では、とても傷つきやすい人にカレンデュラは合います。また、次のような人にもよいでしょう。人に共感できず、人の心がわからないために傷つけるようなことを言ってしまう人。自分が過去に受けた嫌なことやつらかったこと、トラウマの体験を乗り越えることができない人。人からちょっと注意されただけでも、ものすごく怒られたと思ってしまう人。

　カレンデュラの中には苦味質が入っています。そのため、マザーチンクチャーも飲むと少し苦いですが、この苦味質が胆汁の分泌を促進してくれます。胆汁は脂肪を分解して腸で栄養吸収をするときにとても大事なものです。「良薬は口に苦し」、皆さんも健康のためにカレンデュラを飲み、心と体の傷を癒してください。

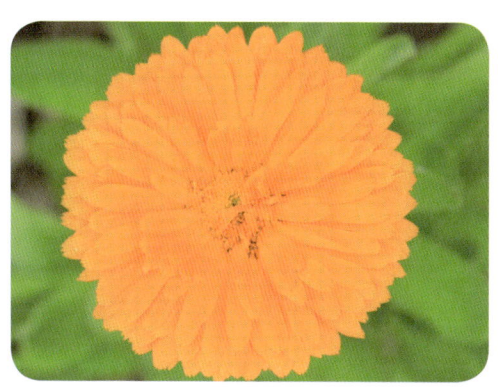

Calendula

症例

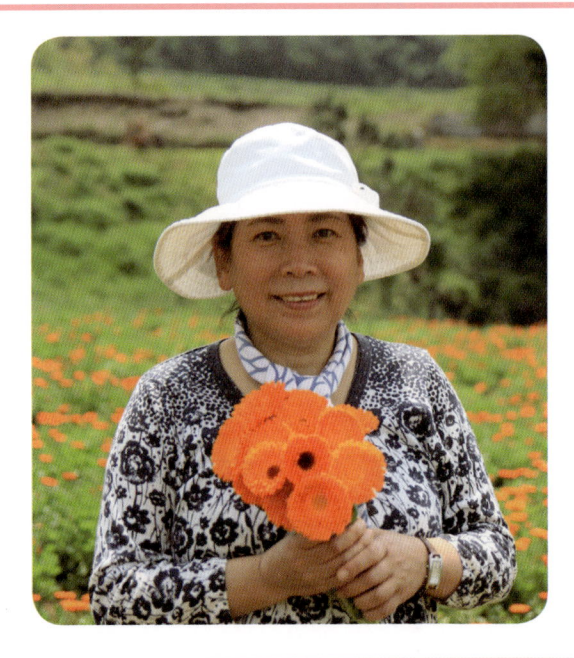

主訴 * 口臭

28歳・女性

状況 * 口臭がきつく人と話したくない。口内炎と詰め物をした歯の歯肉炎がひどく痛む。口臭が強く出ているため、人と話をするときもつい小声になって息を出さないように気にしている。実際、母から口臭がきついと言われショックを受けた。最近は自分に自信がなくなり、何をしてもうまくいかない。免疫が落ちているためか、少しの傷もなかなか治らない。何とか口臭を消したいので、カレンデュラのマザーチンクチャーを口の中に何回もスプレーし、ホメオパシーのトゥースペイスト（歯みがき粉）を使って昼食後も必ず歯磨きをした。風呂にもカレンデュラのマザーチンクチャーを20滴入れ、体を温めた。これを始めて2週間ほど経ったころ、口内炎が一つ減り二つ減り、ずっと治らなかった口角炎も少しずつくっつき始めてきた。母に口臭について尋ねたら、「あれ、このごろあまりにおわないね」と言われ嬉しかった。その夜は念入りに歯を磨き、カレンデュラのマザーチンクチャーのスプレーをして寝た。次の日、歯肉炎の痛みが止まっていた。カレンデュラのマザーチンクチャーの力はすごい！　と思った。心も軽やかになり、明るい色のワンピースを着て出勤したら、会社の人に「なんか元気になって嬉しそうだね」と言われた。

Carduus marianus ❋ オオアザミ

カーディアスマリアナス Card-m.

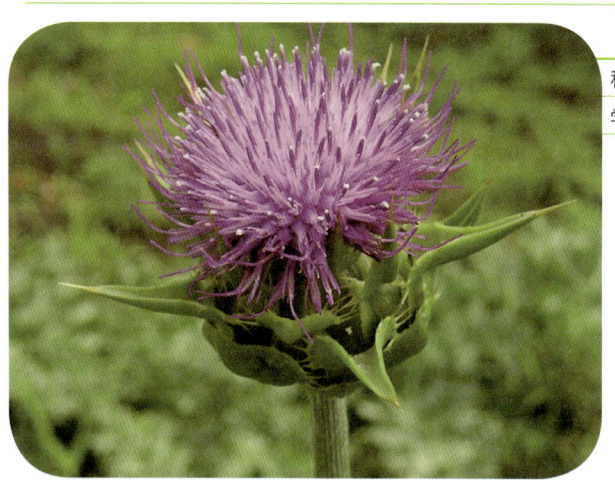

12
Materia
Medica
＊
herbs

科 属＊キク科オオアザミ属
学 名＊*Silybum marianum*

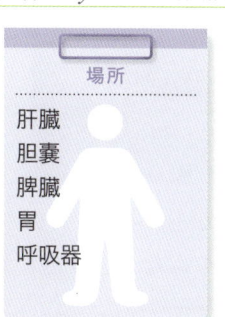

場所
肝臓
胆嚢
脾臓
胃
呼吸器

テーマ ダメージを負った肝臓を保護、修復

大特徴

* 慢性肝炎、肝硬変
* 胆石、胆石による黄疸

特 徴

* 肝臓の鬱血
* アルコールや薬による肝臓のダメージ
* 浮腫
* 胃の灼熱感。吐き気、嘔吐
* 咳、血痰
* 心気症
* 静脈瘤

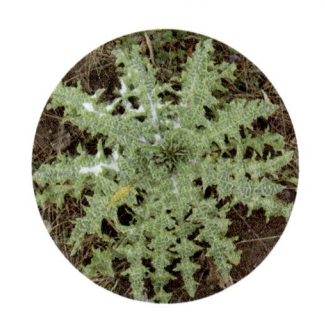

サポートチンクチャー

Φ… 肝臓／肝臓／乳癌／肝癌／リンパ癌／大腸癌
Rx… 肝臓

Carduus marianus

解説

カーディアスマリアナスは、和名をオオアザミと言います。葉の縁にとげがたくさんあり、刺さるとものすごく痛いです。そばを通ろうものならひっかかれてしまいますので、長靴を履かなければ歩けません。

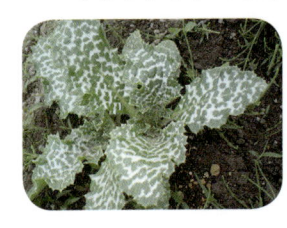

葉の表面には白いまだらの模様があります。その模様がミルクをこぼしたようなので「ミルクシスル」と呼ばれたり、そのミルクを聖母マリアに由来するものとして「マリアアザミ」と呼ばれたりします。「マリア」の名前がつくものは、たいてい癒しと関係があります。

カーディアスマリアナスは、肝臓によいマザーチンクチャーです。アルコール中毒など習慣的に酒を飲んで肝臓が悪くなった人に、このマザーチンクチャーは魔法のようによく効きます。肝臓にダメージを与える大きな要因として、怒り・薬のとり過ぎ・お酒の飲み過ぎ・人工的な食品添加物のとり過ぎ・化粧品毒などがあります。臓器の中で一番タフに働いているところです。肝臓が鬱血して腫れている人には、カーディアスマリアナスが必要になります。右の肋骨の下に指が入らない人、そのあたりを指で押すと痛い人、腹のあたりがきついと思う人は、肝臓が腫れている可能性があります。冷たい飲み物を飲み過ぎるのも、肝臓の鬱血につながるので気をつけてください。

肝臓の働きが停滞すると胆汁の分泌が不十分になり、黄疸になります。黄疸にはカレンデュラもよいですが、カーディアスマリアナスを使うこともできます。それから、胆石というのは転げまわるくらい痛いですが、その胆石の疝痛にも使います。胆嚢は怒りの抑圧と関係します。怒りを放出したいのに出せないでいると、胆嚢がやられていきます。怒りが胆嚢に石を作るのです。そのときにもカーディアスマリアナスのマザーチンクチャーをとりましょう。カーディアスマリアナスには痛みを緩和するだけでなく、胆管結石の形成を防ぐ働きもあります。

怒りの感情は肝臓を悪くします。すべての感情はまず肝臓に入り、そこからいろいろな臓器に振り分けられ、放り投げられていきます。クヨクヨ気に病むと、肝臓が悪くなった後に脾臓が悪くなります。恐怖は肝臓から腎臓、悲しみは肝臓から肺に移ります。怒りは肝臓にたまりますが、女性の場合は最終的に子宮にいきます。その結果、月経痛がひどくなったり、子宮内膜症になったり

Carduus marianus

します。ですから、感情がたまる根本の肝臓をしっかりさせることはもちろん、感情的に葛藤を抱えている人は、肝臓だけでなくもう一つ、どこか弱い臓器があるはずなので、そこをケアすることも大切です。

　肝臓や脾臓の病気がこじれてしまった場合、カーディアスマリアナスでもよいですが、タラクシカムの方がよりよいかもしれません。カーディアスマリアナスとバーバリスブイ、タラクシカムの三つは肝臓に合うマザーチンクチャーです。カーディアスマリアナスは、とくに肝臓と胆嚢。バーバリスブイは肝臓と腎臓。タラクシカムは肝臓と脾臓という感じで使い分けるとよいでしょう。

　それから、カーディアスマリアナスは胃にも合います。アルコールは胃から吸収されますが、普段から飲み過ぎの人はアルコールで胃が乾いてしまって胃液を出せなくなります。そうすると、胃潰瘍を起こしてしまうのです。そういうときにもカーディアスマリアナスを使うことができます。便秘の人や口の中に嫌なにおいがする人、尿の減少、浮腫がある人も、カーディアスマリアナスを使いましょう。

症例

主訴 * 統合失調症

25歳・女性

状況 * 抗鬱剤や安定剤など一日20錠ほどの薬をとっている。自分がどのように感じ、どのようにしたいか、いまいち感情がわからない。子どものころに自分と母を置いて出て行った父に対してずっと怒っていたが、今は怒りの感情も出ない。甘いものが好きだが、太りたくないので人工甘味料入りのダイエット飲料やミカンばかりを食べていた。

適用
随時：Φ Card-m.
朝：Nat-c.
昼：Med.
夜：Sep.

結果 * 父に愛してもらえなかった悲しみがいっぱい出てきた。自分はいない方がよかったのではないかと思っていたことを思い出した。こんなに自分は悲しかったのだと感じることができた。胆嚢の辺りが激しく痛むので病院へ行ったら、大きな胆石があり、除去しなければこの疝痛は治らないと言われた。手術をした。0.3㎜～1㎝ほどのテカテカした緑っぽい胆石が20個も出てきた。私のとった薬や怒りの感情を抑圧してできた胆石だと思うと、捨てることができずずっととってある。薬をやめようと思うようになったし、怒っても父は戻ってこないと思えるようになった。

13 Materia Medica *herbs

Ceanothus ❋ ソリチャ

シアノーサス Cean.

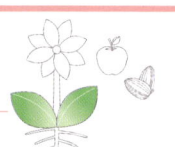

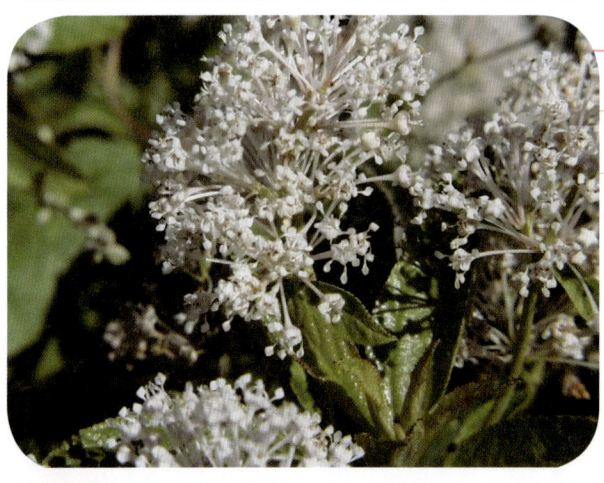

科 属＊クロウメモドキ科
　　　ソリチャ(ケアノトゥス)属
学 名＊*Ceanothus americanus*

場所
脾臓
肝臓
心臓
血液
リンパ

テーマ　脾臓の問題のNo.1チンクチャー

大特徴

＊脾臓の腫れと痛み

特　徴

＊肝臓の肥大
＊周期的な発熱。悪寒を伴う
＊動悸や呼吸困難
＊貧血
＊血液の濁り。白血病
＊リンパの滞り
＊メランコリー。鬱

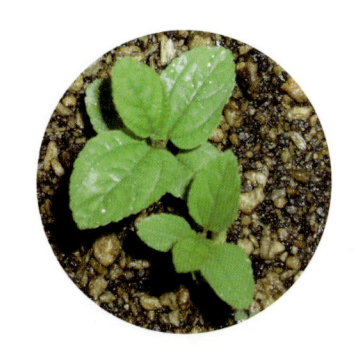

サポートチンクチャー
Rx… 脾臓

102

Ceanothus

解説

　シアノーサスはクロウメモドキ科の低木です。北アメリカ東部に自生し、高さ1mほどになります。夏になると枝先にやや紫がかった白い花をたくさん咲かせます。シアノーサスの仲間は、アメリカやヨーロッパでは庭先によく植えられます。園芸品種も多く、花色は青から桃までさまざまです。

　アメリカの先住民たちは、シアノーサスの若葉でお茶をいれて飲んでいました。アメリカでは独立戦争の際、紅茶の輸入がストップしましたが、そのとき代わりに飲まれていたと言います。シアノーサスは、ニュージャージーティーという名前でも呼ばれますが、それもお茶として利用されることにちなんでいるのでしょう。

　薬草としては、伝統的に根を発熱や喉の痛みに用いていました。アメリカのある部族では根からローションを作り、皮膚癌の治療に用いたそうです。

　今日、ホメオパシーでは脾臓のNo.1レメディーとして知られていて、マザーチンクチャーも脾臓の疾患に用います。とくに脾臓の腫れの特効薬です。脾臓の腫れはマラリアにかかるとよく起こりますが、マラリアの症状と同じように周期的な熱を出し、悪寒がするケースに合います。

　脾臓は病んでもなかなか症状が現れないため、疾患に気づくのが難しい臓器です。左側の肋骨の下あたりが痛むころには、かなり悪くなっていることがあります。シアノーサスで早めに対処しましょう。脾臓と肝臓の肥大、脾臓の奥深い痛みや切るような痛みにはシアノーサスです。

　また、脾臓は心臓とも関係していて、心臓疾患のある人は脾臓も悪い場合があります。シアノーサスは動悸や呼吸困難にも合います。白血球を増やし、血小板を作って、血液の質を良くする働きがありますので、貧血や血液の濁りによる問題、白血病などに使うといいでしょう。リンパの滞りや水様性の嚢胞があるとき、鼻や肺から大量に透明な粘液が出るときにも用いることができます。

　精神面では芸術家によくみられるようなメランコリーが特徴です。想像力があり過ぎて、それを表現できずに行き詰まって落ち込んでしまうような場合に使用します。

セラストラス Celas.

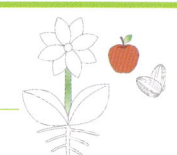

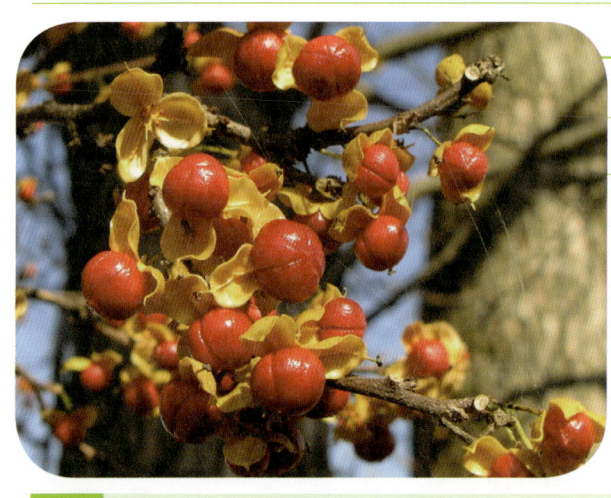

Celastrus ❋ ツルウメモドキ

科 属＊ニシキギ科
　　　ツルウメモドキ属
学 名＊*Celastrus orbiculatus*

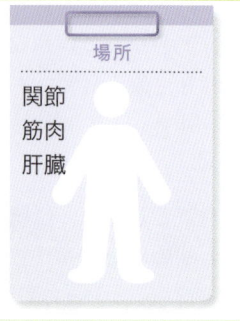

場所
関節
筋肉
肝臓

テーマ 癌や自己免疫性関節炎などの難病に

大特徴

＊リウマチ、関節炎

特　徴

＊腫瘍
＊癌（とくに肝癌）
＊筋肉痛

解説

　日本を中心とした東アジアに自生するつる性植物です。葉の形がウメ（バラ科）やウメモドキ（モチノキ科）に似ているところから、ツルウメモドキという名前がついています。秋に黄色の果実が割れて赤い種子がつきます。これがとても色鮮やかで美しいため、装飾や生け花に使われます。

　薬効があるのは主に枝で、果実も使います。ツルウメモドキ属の植物の多くには、抗腫瘍活性のある成分が含まれています。このツルウメモドキも、果実を腫瘍に用いたり、茎を肝癌に用いたりします。根、茎、葉には消炎作用、抗リウマチ作用、浄化作用などがあり、中国では茎を筋肉痛や関節痛に使います。とくに、主に根から抽出されるセラストロールという成分に抗炎症作用があり、自己免疫性関節炎を抑制することが知られています。

　セラストラスのマザーチンクチャーも同様に、腫瘍や癌、とくに肝癌に対して、また関節痛や痛風、リウマチなどに使用することをおすすめします。

Chelidonium ヨウシュクサノオウ

チェリドニューム Chel.

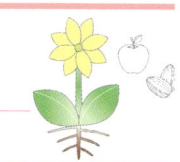

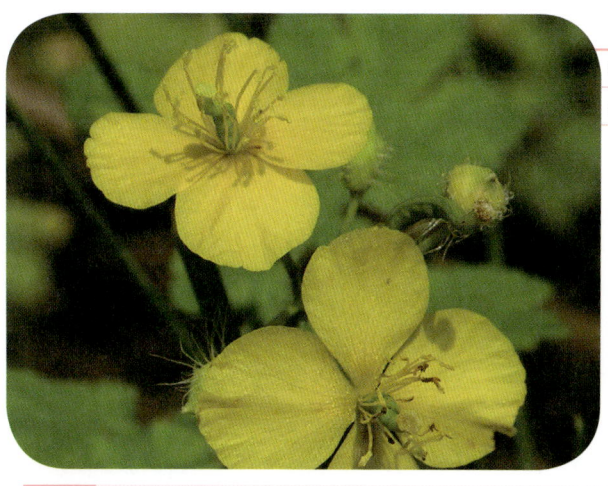

科 属＊ケシ科クサノオウ属
学 名＊*Chelidonium majus*

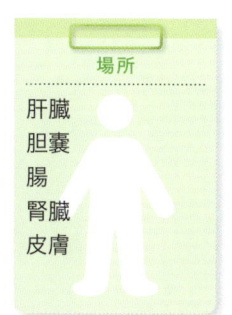

場所
肝臓
胆嚢
腸
腎臓
皮膚

テーマ 体調の悪さ。いつも横になりたい

大特徴
＊胆石
＊黄疸
＊白内障

特徴
＊肝炎
＊消化不良、下痢、便秘
＊右肩甲骨の内側のズキズキした痛み
＊子どもを叩く傾向
＊目に見えないものを信じない
＊倦怠感
＊イボ、腫瘍

サポートチンクチャー
Rx… 肝臓／肝臓／大腸癌／胃癌

Chelidonium

解説

　チェリドニュームはケシ科の植物です。ユーラシア大陸に広く分布して、日本にもクサノオウという和名の変種 var. *asiaticum* が自生しています。チェリドニュームは、古代ギリシャや古代ローマの時代から、すでに薬草として知られていました。当時は目のかすみ、ヘビの咬傷、虫歯、潰瘍などに使われていたといいます。漢方ではイボ、水虫、たむし、湿疹などの皮膚疾患に外用していました。

　ホメオパシーでは、チェリドニュームは脾臓や肝臓のレメディー、マザーチンクチャーとして知られています。胆嚢の問題にもよく、胆汁の障害、黄疸、胆石に対して用いられ、とくに胆石には特効があります。消化不良や下痢、便秘などの消化に関する問題にも使います。さらに、肝臓、胆嚢だけでなく脾臓にもよく、クヨクヨ悩むときに合います。

　チェリドニュームの特徴として、茎や葉などを傷つけると、黄色い乳液が出ることが挙げられます。これは黄色い胆汁の象徴であり、チェリドニュームが胆嚢にいい植物であることを表しています（p23 の特徴表示説参照）。

　肝臓にはさまざまな感情が詰まっています。胆嚢にはとくに抑圧した怒りがあり、そこから問題が生じることがあります。たとえばカッとなって子どもを叩いたり蹴ったりする人には、チェリドニュームが合います。目に見える現実的なものだけを信じて、目に見えない霊的なものを信じない人にもいいです。麻薬や向精神薬、抗鬱剤などによってダメージを受けた精神にも使います。非常に倦怠感があるようなときにもチェリドニュームがいいでしょう。

　また、チェリドニュームの特徴的な症状として、右肩甲骨の内側のズキズキした痛みというものがあります。肩こりやリウマチ、腰痛などに使うこともあります。

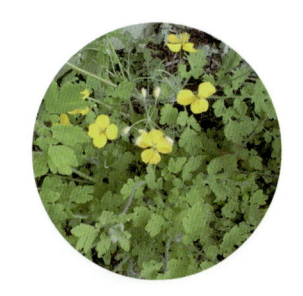

Chelidonium

主訴 ＊ 白内障

56歳・女性

状況 ＊ 雪がまぶしく目がくらむ。夕方目が締め付けられるようになり、まぶたが自然に閉じてしまう。これは、実弟と両親が死に、遺産の分配について不満をもった弟が私を法的に訴えたころから始まった。弟が両親の面倒をみてくれないため、自分が嫁ぎ先に両親を引き取り世話をしてきた。今になって遺産の分け方が気に入らないと訴えられ、驚きとともに慣慨したが直接その怒りを出せていない。二人きりの兄弟なのに、何でこんなことになってしまったのか、とても歯がゆく思う。そのころから体もとてもだるく、法廷に立つなど先々の心配もあるが、何もかも忘れてひたすら眠っていたいと思う。

※この人の爪を見せてもらったら青かったので、心臓も悪くなっているかもしれません。

適用
随時：Φ(Chel.+Euphr.)(Coloc.)
朝：Calc-p.
昼：Med.
夜：Lyc.

結果 ＊ まぶたの下垂と白内障が改善し、まぶしさがそれほどでもなくなった。体力が出て弟と直接電話で話ができた。弟は「姉さんの全部をくれと言っているのではない。両親の面倒をみなくても遺産は半分半分にすべきだと言っているんだ」と言ってきた。母が生前、「私たちの遺産は弟にやらず、おまえが全部もらえ」と言っていたのでそれを守っていたが、弟の立場になれば「遺産をもらえない＝自分だけ親にかわいがられていない」と感じるだろうと考えられるようになり、半分半分にすることにした。弁護士にお金を払うぐらいなら、お互いに話し合いをもち分け合うことにした。心が楽になって体も軽くなった。「弟は何もしなかった」という心にとらわれ過ぎていたこともわかった。それと同時に、自分が親の面倒など何でも背負い過ぎだったことにも気づいた。

16 Cichorium ❁ キクニガナ

チコリューム Cich.

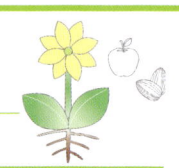

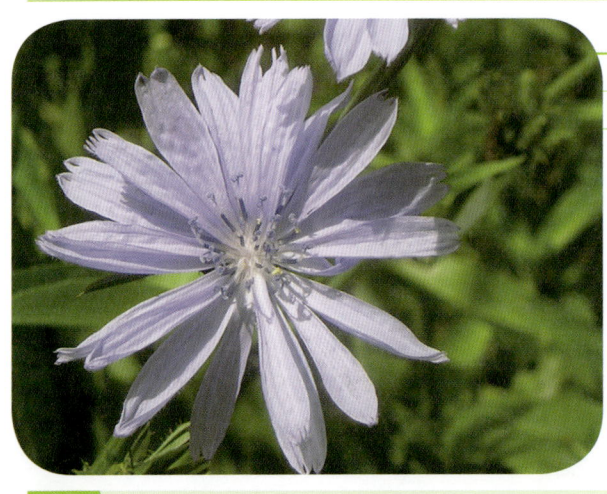

科 属＊キク科キクニガナ属
学 名＊*Cichorium intybus*

場所
肝臓
胃
腎臓
膀胱
気管支
精神

テーマ 肝臓の働きを高める「肝臓の友」

大特徴
＊肝臓疾患

特徴
＊黄疸、胆嚢の機能不全
＊腎炎
＊膀胱炎
＊血糖値が高い
＊便秘
＊気管支炎
＊浮腫
＊関節炎、リウマチ
＊支配欲、独占欲。他人から愛されたい

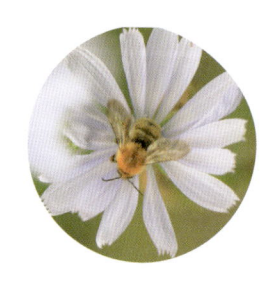

Cichorium

解説

　チコリーと呼ばれるハーブで、キク科の植物です。原産地のヨーロッパでは、道端や野原のあちこちに生えています。若葉はサラダにして食べますが、ちょっと苦味がありまして、そこからキクニガナという和名がつけられました。

　夏になると、きれいな青色の花が咲きます。花も苦いですがサラダに入れて食べられます。

　根も食用になります。焙煎するとコーヒーのような風味がするため、コーヒーの代用品になっています。このチコリーコーヒーはノンカフェインなので、誰でも安心して飲むことができます。

　薬草としては焙煎した根を使うことが多いですが、薬効は全草にあります。チコリュームの根はイヌリンを多く含むほか、ビタミンB、C、Kなどを含有します。イヌリンは水溶性の食物繊維で、糖尿病患者の血糖値を調整したり、腸内の有益な細菌を増やしたりする働きがあると言われています。

　昔からチコリュームは「肝臓の友」と呼ばれていました。肝臓付近の痛みや黄疸、胆嚢の機能不全などに用います。健胃作用があるほか、腎炎や膀胱炎などにもよく、消化器系から泌尿器系にかけて、全体をきれいにしてくれます。便秘の人には穏やかに排便を促します。利尿作用があり、むくみや関節炎、リウマチなどにも使います。発熱や気管支炎にもチコリュームは効果を発揮します。

　エドワード・バッチは、チコリュームの花からチコリーというフラワーエッセンスを作りました。チコリーのタイプは、人々に愛を発信し、積極的に世話をする人です。それが否定的になると支配欲、独占欲が強くなり、条件付きの愛を与えるようになります。世話をしたことに対して相手が思うように振る舞ってくれないと、途端に機嫌を損ねます。自分はこんなに世話をしてあげているのに、誰も認めてくれないといって自己憐憫に陥ることもあります。そういう人にはチコリュームが合うでしょう。

Cineraria ❋ シロタエギク

シネラリア Cine.

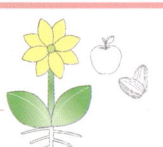

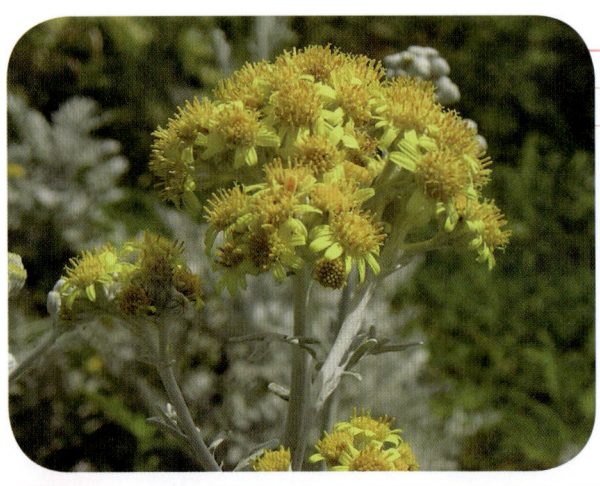

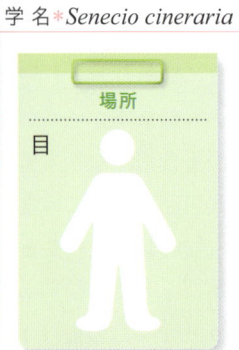

科 属＊キク科キオン属
学 名＊*Senecio cineraria*

場所
目

テーマ 目の問題。白内障のマザーチンクチャー

大特徴
＊白内障、瞳孔の混濁

特 徴
＊眼球のけが

サポートチンクチャー
Φ… 目／近眼

Cineraria

解説

　シネラリアはシロタエギクと言い、キク科の植物です。これはとくに目の問題に使います。白内障や眼球のけがによいマザーチンクチャーです。近ごろ、白内障になる人が多いようです。とくに老人性の白内障です。こういう人たちはステロイド剤もしくはカルシウム剤をとったことによる白内障の可能性があります。その場合、まだ若いうちに白内障になることがあります。

　目が悪いのは、肝臓に体毒がたまり解毒しにくい体になっていることの現れです。肝臓の機能不全は、目の緊張や衰弱、近視を起こします。肝臓が悪くなる原因の最たるものは、予防接種や水銀の害です。日本人は肝臓から目に影響が出ている人が多いようです。だから、多くの日本人が眼鏡をかけています。コンタクトレンズをつけている「隠れ眼鏡」の人も多いので、普段はあまり気づかないかもしれませんが、海外と比べると日本は視力の悪い人の比率がかなり高いと思います。これも体内水銀量世界一の日本人だからでしょうか。

　シネラリアも目の問題だけでなく、肝臓にも関係しているかもしれません。肝臓によいものは苦いものが多いのですが、このシネラリアのマザーチンクチャーもとても苦いからです。

　目の問題に関しては、シネラリアとともにユーファラジア、カレンデュラを使いましょう。

症例

お手紙紹介

34歳・女性

目の乾燥に加え、目にゴミや粘液の膜が張りやすくコンタクトをしていられません。目を洗う容器を買ってきて、ミネラル水をその容器に入れシネラリアとカレンデュラのマザーチンクチャーを2滴ずつ入れます。その容器の中で目をパチパチします。そうすると、糸を引いたような粘液やまつげなどがいっぱい出てきて、目の中にはどれだけゴミがあるのかがわかりました。今は肝臓に合うカーディアスマリアナスやバーバリスブイを飲みながら、毎朝シネラリアで目を洗っています。

18 Crataegus ❋ ヒトシベサンザシ（セイヨウサンザシ）

クレティーガス Crat.

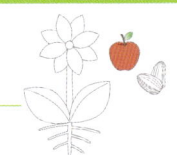

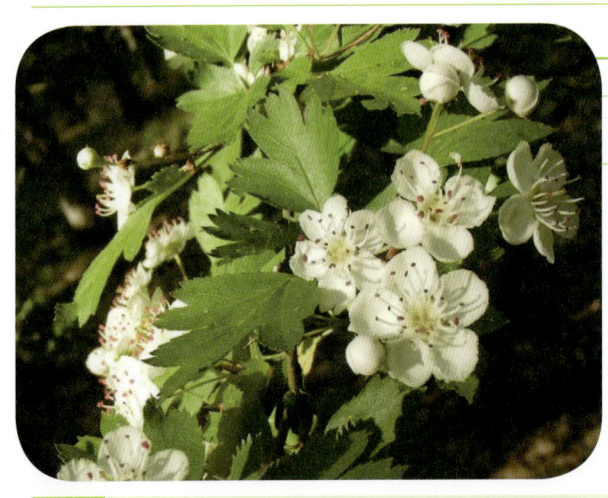

科属＊バラ科サンザシ属
学名＊*Crataegus monogyna*
　　　（*C. oxyacantha*）

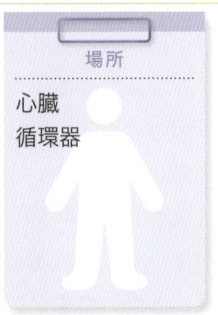

場所
心臓
循環器

テーマ 心臓の働きを活性化させる

大特徴
＊心臓の虚弱
＊高血圧、低血圧

特　徴
＊狭心症
＊心臓が原因の浮腫
＊不整脈
＊高脂血症
＊不安
＊注意欠陥、多動

サポートチンクチャー
Φ…　心臓／小腸

解説

　クレティーガスはサンザシの果実から作られたマザーチンクチャーです。主に心臓・循環器系に強く作用します。心臓といえばまず、クレティーガスを使いましょう。

　狭心症や心筋症、心臓弁膜症など、慢性の心臓疾患がある人に使います。また、心臓機能が弱っていて漠然とした症状をもつ人、たとえば普段から倦怠感や動悸、不整脈があって、激しい活動に耐えられない人にもよいです。高血圧、低血圧、高脂血症など、血管や血液の問題にも合います。クレティーガスの合う人は、毛細血管が充満していて手のひらや頬が赤くなっていることがあります。

Crataegus

　アレルギー、セリアック病、喘息などの自己免疫疾患にもクレティーガスを使うことができます。また、注意欠陥、多動、自閉症、不安、集中力の欠如といった問題を抱える人にも合います。

　精神的には、落胆し絶望している人。神経質で怒りっぽい人。失恋の後に見捨てられたと思う人。喪失感、離別感。誰かが死んで以来、長期にわたる悲しみにとらわれている人。悲嘆、落ち込み、それを手放すことができない人。愛する人を失って、その人のことを思い続けて心の中で手放すことができない人。こういう人は、長い間そのままでいると、悲しみが肺を通り越して心臓に行ってしまいます。そのとき、心臓を守るためにクレティーガスをとるとよいでしょう。つまり、クレティーガスの症状像には、イグネシア（Ign.）の症状像に似たものも含まれているということです。

症例

主訴 * 慢性疲労

50歳・男性

状況 * 会社が倒産する前に次の会社に内定し、何とか勤めているが息切れと疲労感がひどく、やる気が出ない。手足の毛細血管が浮き出ている。前職では社長とともに夜中まで働いてがんばってきた。まさか倒産するとは思わなかった。この間、倒産した前の会社の社長と久しぶりに飲みに行った。すごくみすぼらしく老けた感じになっていて、どうしようもないほど哀れに思ってしまった。あんなに力強く働いていた社長の心を思うと、つらく悲しくなった。自分だけ会社を辞めて他社に行ったことを悔やみ、人道に反することをしてしまったと自分を責める。つい、ため息をつく癖がある。ひたすら寝ていたい。

適用
随時：Φ Crat.
朝：Calc.
昼：Syph.
夜：Sec.

結果 * 息切れが減り、心臓の状態がよくなった。手が軽く動きやすくなった。階段も上がれるようになった。自分のせいで会社がつぶれたのではないから、もう自分を責めることはやめようと思えるようになった。

19 Cundurango ❋ コンズランゴ

コンデュランゴ Cund.

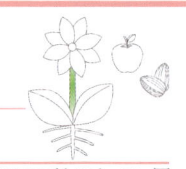

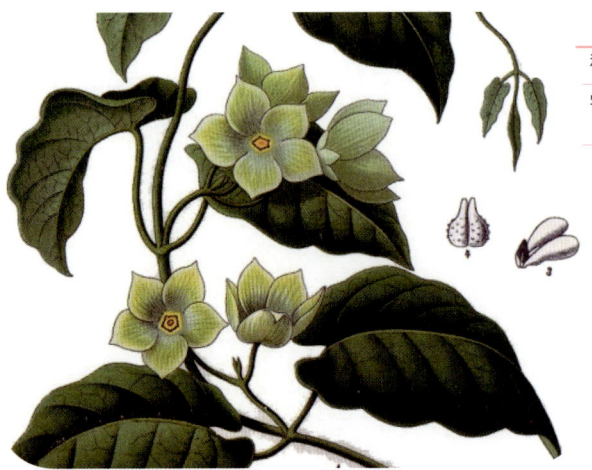

科 属 * ガガイモ科キジョラン属
学 名 * *Marsdenia cundurango*

場所
胃
皮膚
乳房
口
舌

| テーマ | 潰瘍、癌、とくに胃の問題に |

大特徴

* 胃潰瘍、胃癌

特徴

* 口角炎。口角の亀裂、潰瘍
* 舌にできたギザギザした潰瘍
* 胸やけや吐き気を伴う胃痛
* 乳癌。乳房に鋭い痛みがある
* 皮膚癌

サポートチンクチャー
Rx… 脳腫瘍／乳癌／食道癌／肝癌／膵臓癌／胃癌

解説

　コンデュランゴはガガイモ科の植物です。南アメリカのアンデス山脈に自生するつる性の木で、樹皮に効果があります。現地の人たちが薬として使っていたのがヨーロッパに持ち込まれ、胃癌の薬として使われたといいます。

　イギリスのホメオパスであるバーネットは、コンデュランゴを癌患者に使って治癒に導いています。その中には、口角に亀裂がある患者や、舌に潰瘍がある患者がいました。これらの症状はコンデュランゴの特徴の一つです。

　コンデュランゴは口角炎や痔などで亀裂のある場合、また胃潰瘍や癌などに

Cundurango

用います。胃癌で痛みがあり、食べ物を嘔吐し続け、焼けるような胃酸がこみ上げて来る場合、腐った食べ物のような口臭がする場合などに、とくにいいです。

それから、コンデュランゴのマザーチンクチャーをガーゼにつけて潰瘍になっている患部に塗布すると、潰瘍が閉じていきます。皮膚癌にこのコンデュランゴを使いましょう。乳首が陥没して乳房全体に鋭い痛みが広がる乳癌にもとてもいいです。口内炎、口角炎、胃潰瘍、大腸炎など潰瘍になる方は、体毒がたまっていて正常細胞が作りにくくなっているのです。細胞に酵素を送り活性酸素や重金属、老廃物を排出することで体から潰瘍がなくなっていきます。

ただし、残念ながら日本ではコンデュランゴは医薬品に該当するため、マザーチンクチャーは販売されていません。日本薬局法にはコンズランゴという名称で収載されており、消化不良や食欲不振などに用いられる苦味健胃薬となっています。とくに胃の粘膜の問題に有効とされ、市販の胃腸薬にも配合されています。コンデュランゴのマザーチンクチャーは RAHUK 校（英国）にて販売していますので必要と思う方はとられてみてください。

症例

主訴*食道癌

45歳・男性・英国人

状況* 自分は癌で死ぬと思っている。食道に痛みがあり、食事を飲み込むことができない。腫瘍は8cmもあり、以前は胃上部ヘルニアになり胃酸が逆流していた。食べるのが早く、刺激物が大好物でアルコール度数の高いウイスキーをロックで飲むのが好きだった。

適用
随時：Φ（Hydr.+Cund.+Gali.）
　　　（Hydrc-ac.）
朝：Iod.
昼：Psor.+Med.+Syph.
夜：Merc-sol.

※10カ月継続してもらいました。

結果* 口からの出血が減り、病院から癌の潰瘍は閉じてよくなっていると言われた。腫瘍はまだ大きいままある。引き続き3種のマザーチンクチャーにスーヤのマザーチンクチャーを足して、抗マヤズムレメディーをソーラとメドライナム中心にしてとってもらった。その結果、食道の圧迫感は減り、食べられるようになった。元気になり、癌で死ぬという考えはなくなった。自分のしたいことをやると言うようになった。迷惑をかけた胃、食道に手を当てて「今まで早食いをしてごめんなさい」というように指示した。

ダイオスコリア Dios.

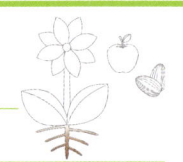

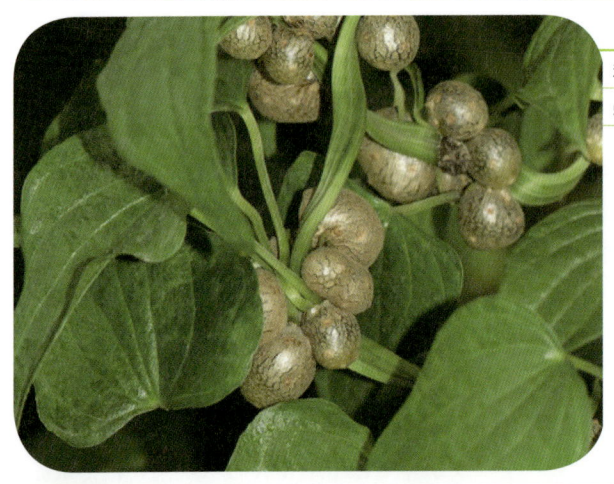

Dioscorea ✤ 野生ヤマノイモ

科 属＊ヤマノイモ科ヤマノイモ属
学 名＊*Dioscorea villosa*

場所
- 子宮
- 胆嚢
- 胃
- 腸
- 心臓
- 神経

| テーマ | 女性生殖器とホルモンの問題 |

大特徴

* 月経痛、月経前緊張症
* 腹部や骨盤内の筋痙攣、疝痛

特 徴

* 更年期の諸症状
* 胆石、胆汁鬱滞
* 過敏性腸症候群。鼓腸。膨満感
* 坐骨神経痛。動作で悪化

サポートチンクチャー

Φ… すべてのサポートチンクチャー

解説

ダイオスコリアは英語でワイルドヤムと言います。北中米原産の野生のヤマイモです。抗炎症作用、胆汁分泌促進、抗痙攣作用があり、古くから薬草として使われています。

　ダイオスコリアには、女性ホルモンのような働きをする成分が含まれているので、女性生殖器とホルモンの問題にとてもよく使われます。痙攣性の月経痛がある月経困難症の人は、ダイオスコリアを使いましょう。突然、波が打ち寄せるような痛みがあり、腹部全体へ放射状に広がるような場合もよく合います。

Dioscorea

　背中を伸ばして反らせると痛みが和らぎ、逆に前へ曲げると悪化するというのが、ダイオスコリアの痛みの特徴です。月経前になるとイライラして短気になる人にもよいでしょう。

　胆石による疝痛、慢性的な肝内胆汁鬱滞にも合います。それから過敏性腸症候群の人で、腸内に大量のガスがたまって膨満感がある人もダイオスコリアを使いましょう。

　ダイオスコリアは、心臓によいマザーチンクチャーでもあります。狭心症で、胸に締め付けられるような痛みがある場合、また、更年期症状を伴う心臓病で、動悸がしたり、じっとりした冷や汗をかくような場合にも合います。ほかに、坐骨神経痛で、尻から太もものあたりに痛みがあるような神経の問題にも使われます。

症例

主訴 * 神経痛

39歳・男性

状況 * 脂っこいものを食べた後の突然の下痢。神経痛。右こめかみから肝臓、足の薬指まで神経痛が走る。同僚の無責任な行動に対し「何で、こいつはこうなんだ」とイライラしてまったく社会性がなくなる。怒りたくないので人と会いたくなくなる。生殖器が血が通っていないかのように冷たい。そのため性欲がない。

※胆汁は腸で回収され再利用されるのですが、胆汁の回収がうまくいかないと新たに胆汁を作らなければならず、消化に問題が生じ、脂っこい食べ物を食べた後に突然の下痢になってしまうのです。この方の「右こめかみから肝臓、右の薬指まで痛みが走る」という症状も中医学的には胆嚢の問題を暗示します。その上、我慢しています。

適用
随時：Φ Dios.（E-coli）
朝：Bor.
昼：Med.
夜：Lach.

結果 * 右脚部が2日間ほど痛んだ。そして、右側の片頭痛が出た。これは子どものころにあったもの。そして頭痛はなくなった。怒りは嫉妬や人に対する恐怖からきていて、その嫉妬や恐怖は親からきつくしつけられ優しい言葉をかけてもらえていない悲しみだったことに気づいた。それ以後、同僚の言葉や行動に対してあまり腹が立たなくなった。下痢はかなり減った。下半身や性器の冷たさが改善した。

117

21 Diospyros ✺ カキノキ

ダイオスピロス Diosp.

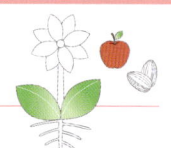

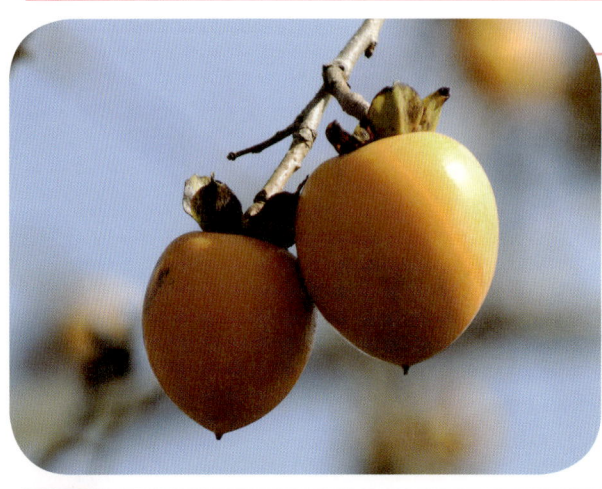

科 属＊カキノキ科カキノキ属
学 名＊*Diospyros kaki*

場所
消化器
循環器
皮膚

テーマ　血管を強くしなやかにして生活習慣病に対処する

大特徴

＊動脈硬化。高血圧。血管を強くしなやかにする

特　徴

＊下痢
＊二日酔い。アルコールが体内に滞留
＊かぜをひきやすい

Diospyros

解説

カキノキは秋になると柿がなる、カキノキ科の木です。東アジア原産で、日本にも古くに大陸から渡ってきて、全国で栽培されています。

カキノキは果実を食用にするだけでなく、葉や根、へたなどの部位が民間療法で使用されてきました。ビタミンC、K、B群などを含む葉は「柿の葉茶」として飲まれています。免疫力を高めるほか、血管を強化して出血を止める働きがあります。かぜやインフルエンザ、動脈硬化の予防、高血圧、心臓病などに柿の葉茶はよいとも言われています。

果実は栄養価が高く、ビタミンC、カロチン、カリウム、タンニンなどが含まれています。ただし、干し柿にしてしまうとビタミンCは失われてしまいます。

タンニンは柿の渋味のもとですが、甘柿や渋抜きをした柿では不溶性のタンニンに変わるため、渋味を感じません。タンニンは血管を強くしなやかにし、透過性を高める働きがあります。そのため、高血圧や脳卒中の予防や改善によいと言われています。また、収斂作用があるタンニンには止瀉作用や整腸作用があるので、下痢のときにもよいでしょう。昔から「柿は二日酔いによい」とされているように、タンニンにはアルコールを体外に排泄する働きがあります。カキノキのマザーチンクチャーであるダイオスピロスは、完熟に近い渋柿と葉をアルコールに浸けて作られます。免疫力の低下や動脈硬化、高血圧などの問題に、しばらく継続して使うとよいでしょう。

Echinacea ✿ ムラサキバレンギク

エキネシア Echi.

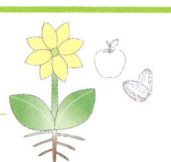

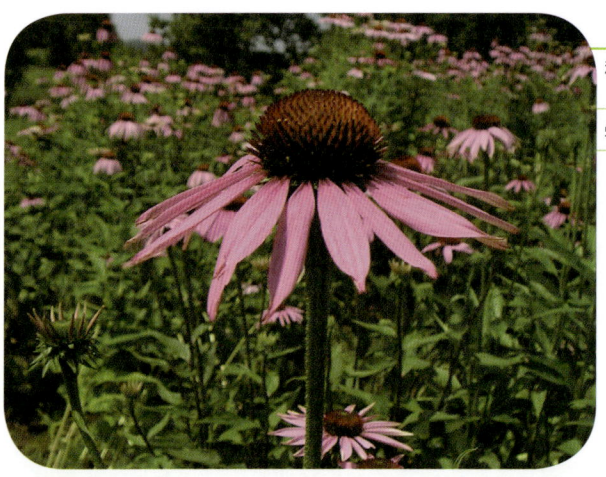

科 属＊キク科
　　　ムラサキバレンギク属
学 名＊*Echinacea purpurea*

場所
脾臓
血液
リンパ節
皮膚

テーマ 血液を浄化して免疫力を高める

大特徴

＊感染症。敗血症
＊膿瘍、化膿

特徴

＊リンパ節の腫脹
＊発熱、喉の痛み
＊ヘビにかまれたり虫に刺されたりしたとき
＊チフス熱、産褥熱
＊イボ、おでき、吹き出物、床ずれ
＊癌の痛みの緩和

サポートチンクチャー

Φ… 肺／脾臓／血（貧血）／静脈（静脈瘤）／放射線（福島）／骨（脚の痙攣）／炎症・熱・咳／骨癌／脳腫瘍／乳癌／食道癌／白血病／肺癌、気管支癌／リンパ癌／大腸癌／胃癌

Echinacea

解説

エキネシアはキク科の多年草です。高さ150cmくらいになり、草むらに入ると蜂蜜に囲まれたかのようなとてもよい香りがします。この香りに誘われて、ハチやチョウなどの昆虫たちも飛んできます。北海道の洞爺で栽培したら、環境が合っていたようで、刈っても刈っても勢いよく生えてきました。

アメリカ先住民は古くからエキネシアを大事にしていて、ヘビにかまれたり、虫に刺されたり、かぜや伝染病にかかったりしたときに使用していました。今日、エキネシアは免疫を高めるハーブとして知られています。

エキネシアは白血球や脾臓の細胞を増やします。そして、血液を浄化することで免疫を活性化し、感染に対する抵抗力を高めます。敗血症で血液や体が腐っていくときにエキネシアを使います。これは血液の強壮薬です。あらゆるタイプの血液の毒、血液の濁りに使ってください。ハブにかまれてヘビ毒が血中に入ってしまったときは、すぐにエキネシアをとること。そのときはもちろん、ハブのレメディー（Hab.）や中南米に生息するブッシュマスターと呼ばれる毒ヘビのレメディーであるラカシス（Lach.）もとりましょう。ハチや虫に刺されたり、ムカデにかまれたり、有毒植物による炎症が起きたりしたときにも、エキネシアはとてもよいです。

ライム病という感染症があります。この感染症の患者たちには、いくつかの症状がみられます。考えたり勉強したりすることができない、脳が混乱してしまって答えが見いだせない、ゆっくりしゃべり、ゆっくり答えて急ぐことができない、機嫌が悪い、鬱、子どもが慢性疲労症候群のようになっている、などの症状です。そういうときにはエキネシアを使うべきです。エキネシアは無力症にもよいです。

チフス熱と産褥熱にも合います。出産後なかなか子宮がきれいにならないときに使いましょう。

感染症でリンパ節が腫れるとき、喉が痛いときに、エキネシアを使います。喉に溶連菌がはびこっているとき、その溶連菌を抑制することができます。

癌の人、とくに抗癌剤を使った人はエキネシアのマザーチンクチャーを使うべきです。抗癌剤の害による赤血球減少症、甲状腺腫、末期の血液癌、癌の最終段階における痛みの緩和、こういう問題にはエキネシアです。腫瘍の形成がみられるときにはスーヤとともにエキネシアを使いましょう。

121

Echinacea

　血液が悪くなるとリンパ液もおかしくなります。そういう人にはどこかに膿や腫れがあります。エキネシアはホメオパシー版の防腐薬です。化膿させないためにとりましょう。オリモノが黄色っぽくて化膿している場合にも、エキネシアがよいです。おできや吹き出物ができやすいとき。できものができて膿がたまるとき、その膿から悪臭がするとき。蓄膿症で腐ったにおいがするとき。床ずれ、アトピー性皮膚炎でいつまでもジュクジュクした排泄物が出るとき、しかも、そのにおいが臭くて仕方がないようなときに、エキネシアのマザーチンクチャーを使いましょう。アレルギーがひどい場合には、アーティカプラットも一緒に使ってください。

　エキネシアは梅毒に使われます。梅毒というのは脾臓を攻撃しますが、その脾臓に対してよいのがエキネシアです。脾臓はリンパ球を成熟させて免疫を強化します。古くなった赤血球のヘモグロビンを破壊して、鉄を回収します。血液を蓄えるとても大事な臓器です。脾臓が悪い人は出血や貧血の傾向が強いです。

　先々を考えて心配し過ぎる人や、新鮮なものを食べずに弁当ばかりを食べている人、夜中に起きて仕事をする人は、脾臓が悪くなりやすいです。

　私はテレビ局にいたころ、「ネコまたぎ弁当」を 10 年以上食べていました。弁当を置いておいてもネコがまたいでいくのです。それほどまずい弁当でした。しかも防腐薬が入っていて腐らないのです。そういうものを 10 年食べて、夜中まで働いて、次の日は朝ロケだけれども間に合うだろうかと心配してごらんなさい。こういう三重苦を続けていると、必ず脾臓がおかしくなります。その揚げ句、私は潰瘍性大腸炎になりました。そういうことがあって自然農法で栽培されたものを食べるようになったわけです。

　脾臓にはエキネシアだけでなく、クエカスやタラクシカムのマザーチンクチャーもよいです。エキネシアの場合、脾臓の問題とともにリンパ節の腫れがみられるときに合います。クエカスの場合、めまいを伴うことがあります。走ると脾臓が腫れ、左側の脇腹が痛くなるようなときにもよいでしょう（走る振動で大腸左湾曲部にガスがたまることで左脇腹が痛む［圧迫痛］の場合もあります。その場合は当てはまりません）。タラクシカムがとくに合うのは脾臓と肝臓の両方に痛みがある場合、あるいは膀胱にも問題があって、尿が膀胱に充満している感じがするときです。エキネシア、クエカス、タラクシカムは、このように使い分けていきましょう。

Echinacea

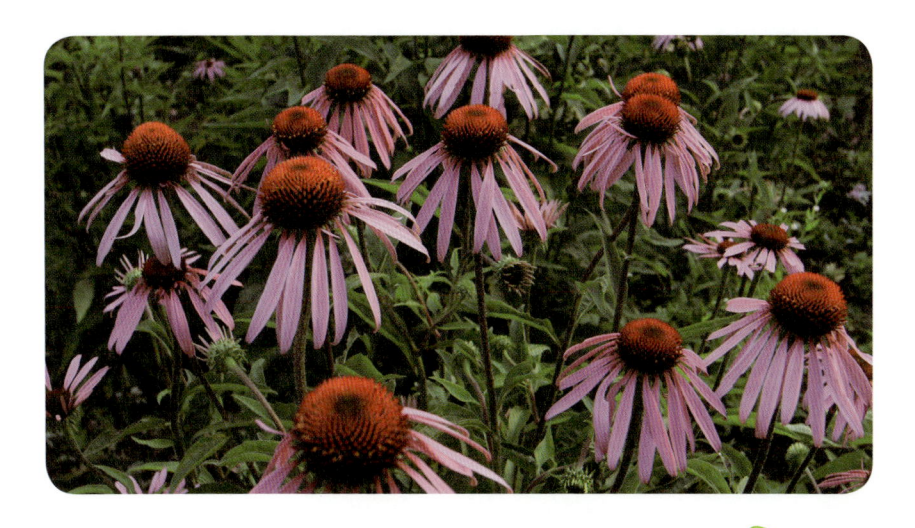

症例

主訴 ＊ 扁桃炎

12歳・男児

状況 ＊ 扁桃炎を繰り返し、高熱になる。首には瘰癧があり、いつも硬く腫れている。かぜをひきやすく、こうなったのは小学校でインフルエンザの予防接種をしてからだと思うと母親は言う。常に黄色の鼻汁や痰が出て、ティッシュでとっている。

※エキネシアは毒ヘビにかまれたときに敗血症になるのを防ぎます。繰り返し打つ予防接種は、毒ヘビにかまれたように血液を腐らせていきます。エキネシアは血液の浄化と再生に大変よいマザーチンクチャーです。私は20年ホメオパスをしていますが、近年この症例のような虚弱体質の子どもが増えてきていることを、とても残念に思います。子どものかかる病気は怖くありません。高熱は怖くありません。病気を乗り越える力が自分自身の中にあるのですから、むやみに病気を恐れないことです。

適用
随時：ΦEchi.(Merc-sol.+Alum.)
朝：Kali-c.
昼：Tub.
夜：Eup-per.

結果 ＊ レメディーをとってすぐから喉の痛みを訴え、いつものように喉が赤黒く腫れ上がり膿が出てきた。高熱が3日間続き、その後ストンと下がった。いつもは高熱の間ぐったりしていたのに、今回は動くことができた。何より首の瘰癧がほとんどなくなり、よく食べられるようになった。

23 Equisetum arvense ❋ スギナ

Materia Medica * herbs

エクィシータム Equis.

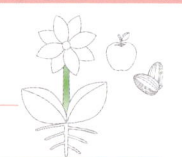

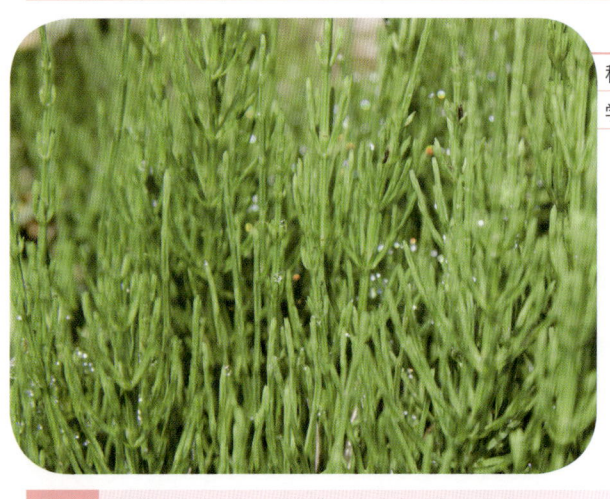

科 属＊トクサ科トクサ属
学 名＊*Equisetum arvense*

場所

泌尿器
腎臓
結合組織
骨
軟骨
皮膚
関節

テーマ 腎臓・泌尿器の問題と結合組織の強化

大特徴
* 泌尿器の問題、排尿障害
* 結合組織の脆さ、損傷

サポートチンクチャー
Φ… 骨

特 徴
* 腎臓病、腎臓結石
* 夜尿症
* 浮腫
* 弾力性のない皮膚
* 治りにくい傷
* 関節炎、痛風、リウマチ

解説

　エクィシータムはスギナのマザーチンクチャーです。スギナは農家では嫌われ者の植物ですが、昔から世界各地で薬草として使われていました。私たちも大事にしなければなりません。シュタイナーも非常によいものだと言っています。スギナは春になるとツクシを出しますが、そのツクシを私たちは食用にします。

　エクィシータムは泌尿器系の問題、生殖器の問題によいです。たとえば、前立腺肥大や夜尿症に使います。昼間はおしっこが出なくて夜になるとおもらしをする子ども、夜尿症が14歳になっても止まらない子どもにもよかったです。腎臓病、結石にも合います。寄生虫から引き起こされる、歯ぎしり、鼻の穴に

Equisetum arvense

指を入れたり、穿る癖にも合います。

　エクィシータムにはシリカが豊富に含まれています。シリカには性質のよいものと悪いものがあり、悪いシリカは癌のあるところに集まってきます。そういう悪いシリカをとるために、エクィシータムを使うとよいでしょう。

　シリカは結合組織、毛髪、爪、歯などに多く含まれるミネラルです。コラーゲンを束ねてコラーゲン組織に弾力を与えるミネラルで、結合組織を丈夫にする働きがあります。ですから、ピアノを弾くとすぐに指がつったり、足がつったりする人にはエクィシータムがよいでしょう。すぐにつるというのは肝臓が悪いからなので、肝臓のマザーチンクチャーも一緒にとりましょう。

　骨折や捻挫をしやすい傾向のある人や治りにくい傷がある人も、エクィシータムを使いましょう。エクィシータムは浮腫、とくに外傷後の浮腫に合います。関節炎やリウマチの痛みにも使ってみてください。

主訴 * ケロイド体質

41歳・女性

状況 * 傷口は必ずといっていいほどケロイドになっていく。治癒力がない。古傷が今でも痛んだりする。帝王切開の手術をした痕が、赤く盛り上がり硬くなっている。そしてパンツのゴムなどで圧迫されて痛む。

※帝王切開は内外の腱も神経も筋肉も筋膜も全部切ってしまいます。ベリスペレニス、カレンデュラ、ミュルフォリュームなどのマザーチンクチャーと一緒に使うとよいでしょう。

結果 * 赤く腫れ上がっていた帝王切開痕は、5mmから2mmになり、パンツのゴムが当たっても痛みはなくなった。ケロイドの色が薄くなっている。実はオリモノや膿などの臭いものが出ていたが、内側の子宮の傷がよくなったからか、臭いオリモノは出なくなった。そして尿漏れも止まってきている。腹に力が入るようになった。耳が悪く、夜尿症のいつまでも続く次男にも飲ませたい。

適用
随時：Φ Equis.（Sulph.）
朝：Sil.
昼：Carc.
夜：Ars.

24 Eriobotrya ✤ ビワ

エリオボトリア Eriob.

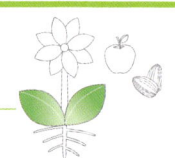

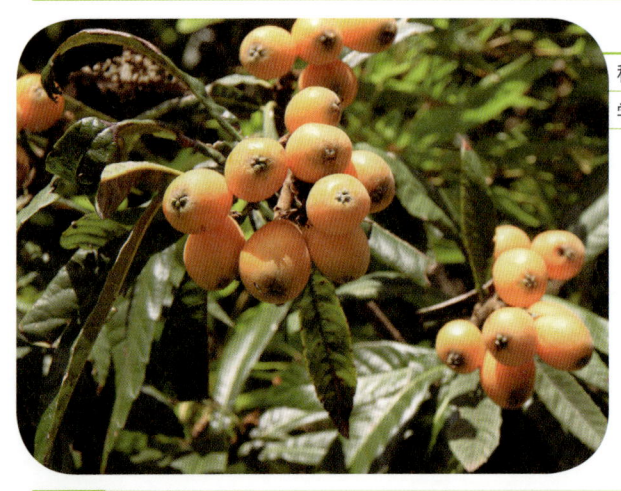

科 属＊バラ科ビワ属
学 名＊*Eriobotrya japonica*

場所
呼吸器
胃
腸

テーマ 咳を鎮める

大特徴
＊咳、気管支炎
＊腫瘍

サポートチンクチャー
Φ… 腹水／窒素

特 徴
＊喉の痛み
＊食欲不振
＊下痢
＊血糖値が高い。糖尿病
＊乳房炎

解説

　エリオボトリアはビワの葉のマザーチンクチャーです。日本人は古くからこの葉を薬に用いてきました。痰を切る、咳を鎮める、熱中症や食欲不振の改善などのために、葉を煎じて飲んでいました。また、ビワの果実を夏の大切な果物として食べていました。

　ビワには抗癌作用があることが知られています。以前、日本のある研究者が、アメリカの癌研究所にビワを送って調べてもらいました。ところがアメリカの研究所では、こんなものは癌に効かないし、使っても仕方がないと言ってきたのです。それで日本の研究者はあきらめたのですが、今やアメリカでは、癌の治療にビワの成分が効くと言われています。ですから、日本人は古くから伝わ

Eriobotrya

るものを捨てないようにしなければなりません。昔の人の言うとおりだからです。

エリオボトリアは、咳によいマザーチンクチャーなので、気管支炎に使うとよいでしょう。また、ビワには血糖値を下げる働きもあるので、糖尿病にもエリオボトリアのマザーチンクチャーを使いましょう。

胃の働きを高めてくれるので、食欲不振時に使うのもよいでしょう。人間が大きな病気をするとき、初めに肉体のどこが病んでいるかというと、胃です。ストレスのかかっている人にマッサージをすると、胃のところに指が入らないことがあります。胃のところが硬くなってしまうと病気が始まります。胃を健康にすることが最も大事なのです。

症例

主訴 ＊ 乳癌

50歳・女性

状況 ＊ 乳房の上から、どす黒い血と膿が出て大きな穴が開いている。体温が低く、35度以下しかない。冬、寒くなると血が通っていないかのように冷たくなる。

適用
随時：Φ(Eriob.+Echi.+Ruta+Thuj.+Gali.+Fago.)
　　　(Calc-p.+Zinc-m.+Sec.)
朝：Carb-an.
昼：Psor.+Med.+Syph.
夜：Ars.

※体温35度では体内にカンジダがはびこり、それを食い止めるために癌細胞ができます。カンジダを食い止めるためには、体温を上げることが先決です。ちなみに、たった一つのレメディーが癌などの難病を治すことはありません。あらゆる方向から治癒に導いていけるようにレメディーを出すことで癌は小さくなっていき、難病も治癒していくケースが多いです。ぜひ、難病にも適用できるハーネマンの教えを基礎としながら現代人に合わせたZENホメオパシーを学んでいただきたいと思います。

結果 ＊ 若い頃にあった皮膚疾患が戻ってきた。そして長い間確執のあった母に対して許せるようになり、また母から愛をもらっていたのだと感じられるようになった。

※癌は未だありますが、明らかに生きることを肯定的にとるようになりました。今は趣味の山登りを楽しんでいます。

25 Eupatorium perfoliatum ✱ ツキヌキヒヨドリ

ユーパトリューム　Eup-per.

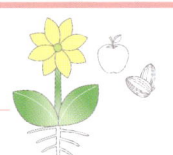

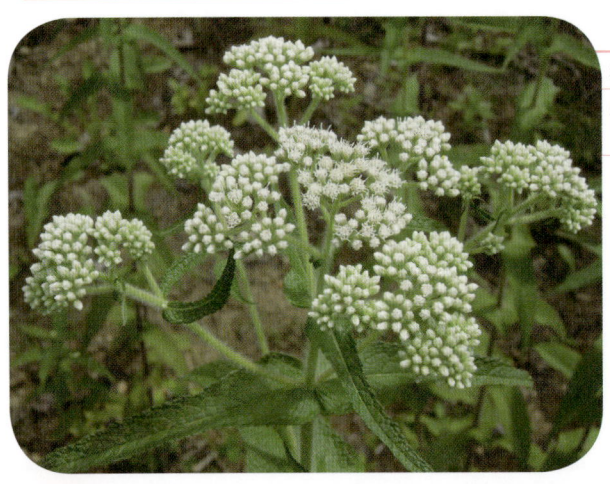

科 属＊キク科ヒヨドリバナ属
学 名＊*Eupatorium perfoliatum*

場所
骨
胃
肝臓
気管支
筋肉

テーマ　デング熱やインフルエンザの特効薬

大特徴

＊骨にしみる節々の痛みと熱

特　徴

＊悪寒を伴う高熱
＊関節や筋肉の痛み。骨にしみるように痛む
＊ヒリヒリする痛み
＊吐き気と嘔吐
＊消化不良
＊喉の渇き。声がれ
＊気管支炎。声がれがして、ヒリヒリと痛む
＊肝臓周辺の痛みと黄疸

Eupatorium perfoliatum

解説

　インドでは現代医学、アーユルヴェーダ、ホメオパシーの三つの医学が第一医学として認められていて、患者はその中から自分に合う療法を選択することができます。2013年1月、インド政府のホメオパシー医科大学とホメオパシー病院で、デング熱の流行を防ぐために、20万人以上の人にレメディーが無料で配られたことが話題となりました。そのレメディーとは、ユーパトリュームでした。

　ユーパトリュームは、北アメリカ原産の植物です。キク科の多年草で、日本のフジバカマの仲間です。これはアメリカの先住民族たちが伝統的にデング熱の治療に使っていた薬草です。デング熱は骨折熱とも呼ばれるように、筋肉や関節の激しい痛みを伴います。その痛みを素早く緩和させるところから、ユーパトリュームには「骨つぎ」の意である「ボーンセット（boneset）」という名前がつけられています。

　ユーパトリュームは免疫を刺激し、解熱、発汗を促進する力をもっています。ですから、マラリア熱やインフルエンザに関連した発熱と痛みに使います。主な特徴は骨が折れそうなズキズキする痛みや、ヒリヒリする感じです。インフルエンザで節々が殴られたように痛い。首の痛みまである。悪寒が著しくて骨がうずくように痛い。ズキズキする痛みでうめく。朝起きると声がれが悪化して気管がヒリヒリする。そういうときにはこのマザーチンクチャーを使いましょう。

　また、いわゆる水毒によいのもユーパトリュームです。水毒とは体に水分がたまり、排出できないことで生じる症状です。悪寒や吐き気がしたり、関節痛がしたり、震えがしたりするのは、水毒と関係します。ユーパトリュームには体の毒素を中和させて体外に排出させる働きがあります。肝臓が粘液でいっぱいになっていて、毒素を排出できないとき、このユーパトリュームがよいでしょう。肝臓周辺のヒリヒリする痛みにも使います。

26 Materia Medica *herbs

Euphrasia ❋ コゴメグサ

ユーファラジア　Euphr.

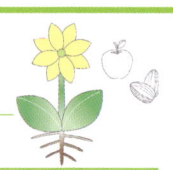

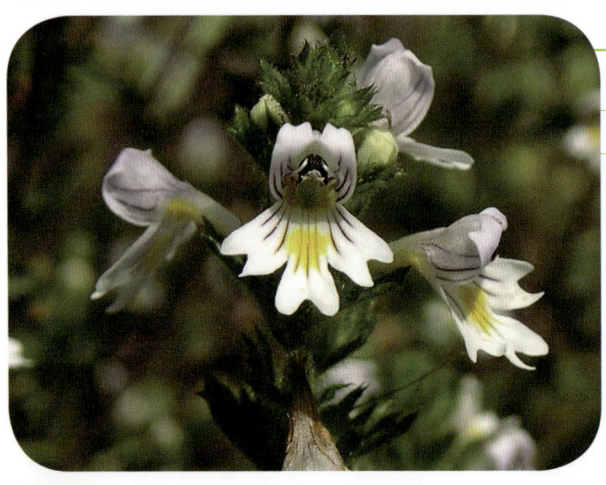

科 属＊ゴマノハグサ科
　　　コゴメグサ属
学 名＊*Euphrasia officinalis*

場所
粘膜（目、鼻、呼吸器）
耳

テーマ　目、鼻、喉、肺の粘膜の問題に

大特徴

＊花粉症の症状
＊結膜炎
＊多量の痰を伴う咳（百日咳）
＊太陽の光や風を嫌悪。症状が悪化する

特　徴

＊目の疾患全般。白内障、緑内障、ドライアイ
＊刺激性の涙。ヒリヒリ焼けるように痛む
＊カタル。粘膜の乾燥
＊鼻炎。副鼻腔炎
＊気管支炎
＊かぜ、咳、インフルエンザ
＊夕方に悪化
＊煙で悪化

サポートチンクチャー

Φ･･･　目／近眼／白血病
Rx･･･　目

Euphrasia

解説

　昔の人は、ユーファラジアの花が目に似ているので、この植物は目に効く薬草だと言いました。この花が、パッチリ開いた目のように見えたわけです。このように、植物の外見が薬効を示唆することを、象形薬理説と言ったり、特徴表示説と言ったりします。実際にユーファラジアは目の症状によく使われます。

　目の中に炎症があるときはユーファラジアを使いましょう。日光がまぶしくて涙が大量に出てしまうときや、日光がまぶしくて目を開けていられないとき、あるいは風が吹くと瞬きばかりして目を開けていられないときに使います。結膜炎やブドウ膜炎のときに使いましょう。目からねっとりとした黄色い分泌物が出る場合や、霰粒腫のように目の中にできものがある場合にもよいです。角膜潰瘍、それから白内障、緑内障、シェーグレン症候群で粘膜が乾燥して涙が出ないとき、糖尿病性の網膜剥離、こういうときにもユーファラジアをとってください。目を打撲したときには、まずアーニカとルータをとりましょう。

　目以外にも目の周りの皮膚、鼻、耳、喉の症状などに使われます。とくに粘膜に作用するので、アレルギー性の花粉症、くしゃみ、鼻炎などに合います。耳下腺炎や副鼻腔炎、鼻のカタルにも使います。

　ユーファラジアは頭蓋骨の中にたまっている膿や粘液を一掃してくれます。予防接種をすると体内に粘液が増えて、それが回り回って頭蓋骨の中にたまります。頭蓋骨が粘液だらけになると、頭がボーッとして働きが鈍くなります。この粘液によって鼻炎が起こる人もいますし、目やにがたくさん出る人もいます。口を開けて呼吸している子どもたちは、そうです。

　頭蓋骨に膿や粘液がたまると知能や判断力の遅れが生じます。霊的には、頭蓋骨にある目に見えない穴を餅のようになった粘液がふさいでしまい、魂がそこから抜けられずなかなか天界に行けない状態になるようです。その上、人間の頭蓋骨の内側にはプラネタリウムのように星々が光っていて、そこから霊的エネルギーを得ているのですが、頭蓋骨に膿や粘液がたまると、その栄養を受け取ることができなくなって、物質ばかり崇める唯物的な人間になってしまうこともあるのです。目やにや鼻汁、耳だれ、痰などが多い人は、それだけ粘液が多いということ。そういうときには、このユーファラジアをとってください。

Euphrasia

症例

主訴＊花粉症

32歳・女性

状況＊目がかゆく、かくと白目が腫れ上がってブドウ膜炎にまでなりブヨブヨする。目の中も目の周りも全体が腫れている。一番気になっているのは28歳の秋にハンガリーに行ったときに目にチクチクと刺さるものがあり、コンタクトもしていられなくなったこと。それ以来、日本でも毎年2〜3月にひどい鼻づまりと目の炎症が生じるようになった。花粉症が生じると体もぐったりして、体力がなくなる。頭も重く仕事もやる気が出ない。レメディーは何をとっても効かない。

適用
随時：Φ Euphr.（RA-Fuku.）
朝：Calc-p.
昼：Psor.+Med.+Syph.
夜：Merc-sol.

結果＊今年は花粉症にポースティーラやアーセニカムが効き、花粉症自体も楽になってきた。肌にも潤いができ、乾燥肌が治ってきた。不思議なことに静電気も減り、生きるのが楽になった。

※花粉症は花粉が原因で生じるとは限りません。1960年代から花粉症の人をちらほら見かけましたが、この時代、世界では核実験がいたるところで行われ、東京の放射能汚染は今の1万倍もあったと言われています。放射性物質がくっついたほこりが体内に入ると、粘膜で激しく反応を起こして腫れ、粘液を増やします。日本人は世界でダントツに体内水銀量が多い（2位の国より8倍多い）民族ですが、それは、魚や環境からくる水銀だけでなく予防接種のワクチンからも相当量の水銀が入っているからだと思います。その上に放射性物質が入れば、体の免疫が落ちてしまい、難病にならざるを得ません。ですから、花粉症は植物のレメディーであるサバディラ（Sabad.）やウェイシア（Wye.）、アリュームシーパー（All-c.）などのレメディーだけでは治癒しません。水銀と放射性物質や放射線のデトックスを同種のレメディーによって徹底的に行うことによって初めて、改善されるのです。

Fagopyrum tataricum ❋ ダッタンソバ

ファゴファイラム Fago.

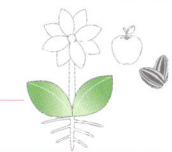

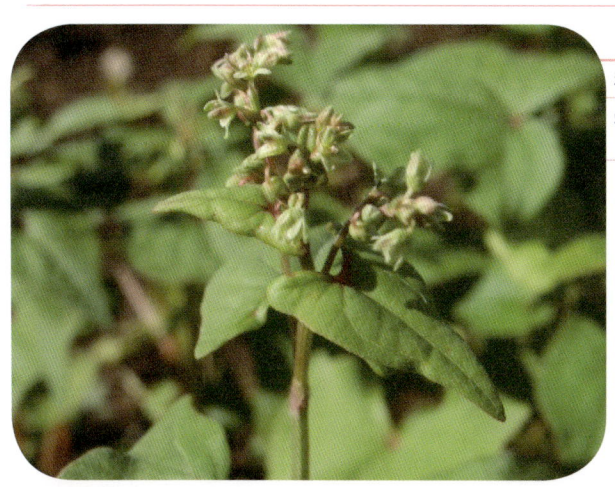

27
Materia
Medica
❋
herbs

科 属 ＊ タデ科ソバ属
学 名 ＊ *Fagopyrum tataricum*

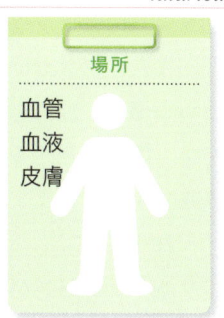

場所
血管
血液
皮膚

| テーマ | ルチンを豊富に含む癌のマザーチンクチャー |

大特徴
＊ 腫瘍、癌
＊ 高血圧

特 徴
＊ 白血病
＊ 末端の血行不良
＊ 冷え症
＊ しみ、そばかす

サポートチンクチャー
Φ… 男（働き過ぎ）

133

Fagopyrum tataricum

解説

　ファゴファイラムは、ダッタンソバのマザーチンクチャーです。発芽した種子と、10cmほどに成長したスプラウト、それから花が咲いているものという、三つの成長段階のものをそれぞれアルコールに浸けて、最後に一緒にして作られます。

　私はソバのスプラウトをおつまみにしたのですが、これがすごくおいしいのです。また、新芽だけではなくてソバもごはんと混ぜて炊きますと、とてもおいしいのです。野菜を食べられないとき、このダッタンソバの種子があるとよいです。肉など食べる必要がないくらいに蛋白質があるし、栄養も豊富で、肌もツルツルになります。とても力があります。ダッタンソバのスプラウトをサラダで食べてみてください。何とおいしいことか。ただ、酸味があります。ソバよりもダッタンソバの方が酸っぱいです。以前、ドイツのホメオパス、ロジーナ・ゾンネンシュミットさんが来日したとき、静岡県函南にある日本豊受自然農へ連れていき、ダッタンソバの若葉をごちそうしました。彼女も「寅子、これ酸っぱい。でもおいしい」と言っていました。

　サラダを食べるときに、何滴かファゴファイラムのマザーチンクチャーをかけて食べるのもよいです。サラダが苦くなると言うかもしれませんが、消化がとても進むだろうと思います。本来ならダッタンソバの若葉を食べた方がよいのですが、年中あるものではないですし、それほど売られていませんから、代わりにマザーチンクチャーを使いましょう。このように、栄養のない食べ物を食べなくてはいけないときは野菜のマザーチンクチャーをかけて食べるといいです。

　ダッタンソバには、普通のソバの約100倍もルチンが含まれています。とくに茎や若葉に多いので、スプラウトもマザーチンクチャーに使われるのです。

　ルチンには癌細胞の無限分裂能の源であるテロメラーゼ（テロメア合成酵素）を抑制する作用と抗酸化作用があり、癌の発生を抑制する働きがあります。体内で発生した活性酸素を除去し、血液をきれいにしてくれます。また、毛細血管を強化して丈夫にしたり、血圧を下げたりする働きもあります。しみやそばかすの原因になるメラニン色素の生成も抑えます。このように、ルチンは循環器系や皮膚によく、老化防止に役立ちます。ですから、ファゴファイラムも循環器系や皮膚に使っていきましょう。

Fagopyrum tataricum

　ファゴファイラムは、頸動脈やほかの動脈が浮き上がってドクドクするとき、圧迫感を伴う動悸がするときに合います。かゆみにもよく使います。手の先がかゆいときや目、鼻、肛門、脚などあちこちがチクチクとかゆいとき、老人性のかゆみにも合います。これらは体が酸化しているから起こる症状です。下痢や吐き気、むかつきなどにもファゴファイラムを使うことができます。精神面では、機嫌が悪くてイライラするときや、集中できなくて物覚えが悪い人に合います。

症例

主訴 ＊ 静脈瘤・脚のむくみと冷え・カンジダ症

45歳・女性

状況 ＊ 今まで多くの手術による麻酔をしている。全身のむくみ。脚に静脈瘤が浮き上がっている。脚のむくみと冷えがあり、なかなか温まらない。冬に手と足にしもやけができる。しかし、上半身は熱く、顔はいつも赤ら顔をしている。とくに、冬に暖房にあたると頭や顔以外が熱い。膣はカンジダ症が繰り返し出る。父は癌で亡くなっている。夫も癌で死んだので、自分も癌になるのではないかと不安。いつも頭がボーッとしている。

適用
随時：Φ Fago.（Ferr-p.）
朝：Caust.
昼：Med.
夜：Sep.

※この人の場合、細胞浮腫が麻酔によって起こっているため静脈血が戻りにくくなっているのでしょう。

結果 ＊ 左記のマザーチンクチャーとレメディーを2カ月半とった後、ファゴファイラムのマザーチンクチャーにハマメリスのマザーチンクチャーを加えた。レメディーはポーテンシーを上げたもの。それをとり続けて4カ月後にむくみは軽減した。足がむくんでいるときは歩くこともままならなかったが、スイスイと歩けるようになった。まだ静脈瘤があるが、腫れが小さくなった。今年は足の冷えが少なく、この分だとしもやけにならずに済むかもしれない。繰り返すカンジダ症も、1カ月後きれいになり、オリモノシートも外せるようになった。

Galium aparine ❋ シラホシムグラ

ガリウムアパ Gali.

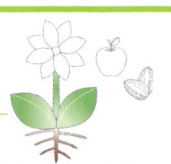

科 属＊アカネ科ヤエムグラ属
学 名＊*Galium aparine*

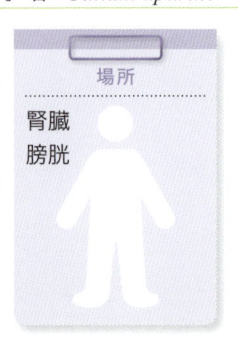

場所
腎臓
膀胱

| テーマ | 腎臓や膀胱の結石に |

大特徴

* 排尿障害
* 結石
* 潰瘍、癌

特　徴

* 排尿中に灼熱感が増す膀胱炎
* 浮腫
* 神経線維腫

解説

　ガリウムアパというのはアカネ科で、ヤエムグラの仲間です。とても小さい４弁の花が咲きます。この植物は自分を支えられるほど茎がしっかり立たないため、周りの植物に寄りかかります。また、果実はひっつき虫で、ぺたぺたくっつきます。昔、私たちはヤエムグラの果実を投げつけて遊びました。後ろから投げつけて、服にくっついたことに気がつかない友人をからかったりしていました。

Galium aparine

こういう、ほかのものに寄りすがる存在、寄生するものと言えば、癌です。ガリウムアパは癌によいマザーチンクチャーです。とくに舌癌に有効です。ラデマッチャーも癌治療の内服液として使っていました。癌にはハイドラスティスとコンデュランゴというマザーチンクチャーもあるのですが、日本で一般に売られているのはガリウムアパだけです。ハイドラスティスとコンデュランゴは医薬品リストに掲載されているため、残念なことに民間では使うことができません。RAHUK校（英国）にて販売していますので必要と思う方はとられてみてください。

ガリウムアパは、腎臓や膀胱をきれいにします。腎臓結石や尿砂があるとき、膀胱炎で焼けるように痛い排尿痛があるとき、尿が出づらいときに使いましょう。浮腫にも効果的です。膀胱が悪くなるというのは、昔の恐怖やトラウマが残っているという証拠です。スタフィサグリア（Staph.）のレメディーとともに、ガリウムアパのマザーチンクチャーを使いましょう。

また、皮膚病が潰瘍になっていたり、皮膚病とともにリンパ節が腫れたりするときにも、このガリウムアパを使うことがとても重要です。

症例

主訴 * アトピー

13歳・男子

状況 * 顔や屈曲部の潰瘍性のアトピーで出血する。コルチゾンクリームを長い間使ったためか腎臓のあたりが痛み、時々血尿が出ることがある。こんな風になったので見た目も悪く、学校に行きたくない。自分は不幸だと嘆く。

適用
随時：ΦGali.(Petr.+4種類の薬剤レメディー）
朝：Merc-sol.
昼：Syph.
夜：Sars.

結果 * 3週間ほどは汁も出血もひどく、本人はレメディーをとっても治らないのではないかと言っていたが、好転反応であるからもう少しがんばろうと母子で力を合わせて乗り越えた。顔の湿疹が減り、出血が止まった。まだかゆみはあるが皮膚の潰瘍も減り、肌に潤いも出てきた。学校は何とか行っている。アトピーで人とも話せず、家に帰っては不機嫌に母に当たっていたが、友人とともに部活に行くようになり明るくなった。

29 Materia Medica * herbs

Ginkgo biloba ✺ イチョウ

ギンコビローバ Gink-b.

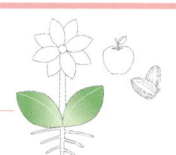

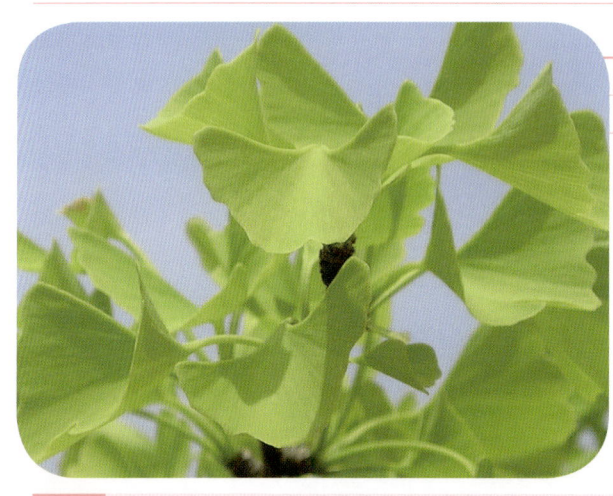

科 属＊イチョウ科イチョウ属
学 名＊*Ginkgo biloba*

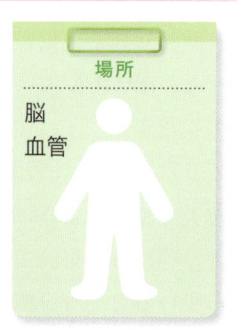

場所
脳
血管

テーマ 頭の働きが鈍くなる症状の予防と治療

大特徴

＊脳血管障害
＊記憶障害

特 徴

＊痴呆（アルツハイマー型、脳血管型）
＊集中力散漫、注意力欠損
＊失読症
＊めまい
＊耳鳴り
＊喉頭炎、扁桃炎
＊漠然とした非現実感、不合理な恐怖

サポートチンクチャー
Φ…神経と脳／脳腫瘍

解説

ギンコビローバは脳に作用して、脳の血液循環を促進します。ギンコビローバの葉は、ちょうど真ん中で裂けていますが、脳の形を思い出してみてください。右脳と左脳の間に大脳縦裂という裂け目があります。それと同じような葉の形をしています。だから、ギンコビローバは脳に効くというのが、特徴表示説に基づく私の考えです。

138

Ginkgo biloba

　大脳の血液の流れを向上させる脳の強壮薬がギンコビローバです。頭がぼんやりしているとか、記憶障害、アルツハイマー病、頭の動きが鈍くなって注意力散漫なときにこれを使ってください。失読症などにもよいです。頭を使い過ぎて、これ以上、頭脳労働をするのがつらいとき、頭を使う問題を解くことができないとき、疲労困憊しているときに使いましょう。

　また、おたふくかぜや喉頭炎、扁桃炎、インフルエンザのときなどにも、ギンコビローバは使われます。

　精神的には、不合理な恐怖があって、そのためにものすごくしゃべるのが早くなる人。漠然とした非現実感がある人。他人や自分を批判せずにはいられない人。怒りの感情を出せないために、何かを引き裂きたいような気分にかられる人。そういう人たちにギンコビローバは合います。多動児や暴力的な子どもにも合うかもしれません。

主訴 * 自閉症

9歳・男児

状況 * 自閉症がスーヤ・ワクチノーシスチンクチャーでよくなり、しゃべるようになったが、とても早口で何を言っているのかわかりにくい。目から入った情報はすぐさま絵で描けるほどだが、いつも興奮している。描いた絵が気に入らないと、その絵を引きちぎる。周囲との関係性がもてない。ピョンピョン跳び上がる。

適用
随時：Φ Gink-b.
朝：Alum.
昼：Syph.
夜：Merc-sol.

結果 * まだ抑揚はなく棒読みだが、早口でしゃべることはとても減り、何を言っているのか親もわかるようになった。本もほとんど読めなかったのが、絵付きの童話を少しずつ読めるようになった。感情が出るようになったので、とっても愛らしく、おじいちゃん、おばあちゃんもかわいがってくれるようになった。あいかわらず絵を描くが、色を付けられるようになり、目で見たものばかりでなく自分で考えたものも描けるようになった。

Grindelia ❋ グリンデリア

グリンデリア Grin.

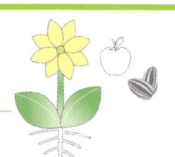

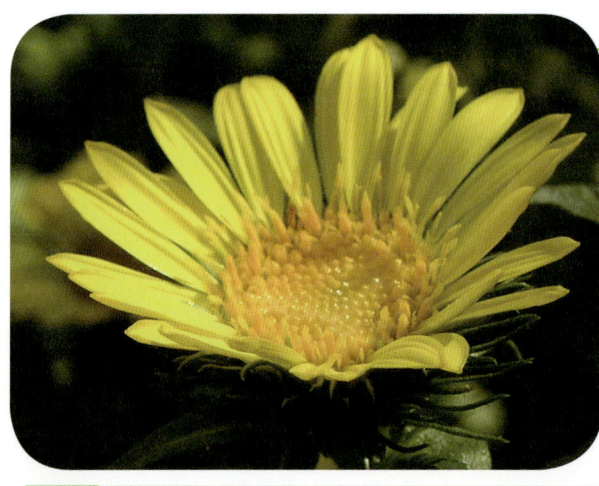

科 属＊キク科グリンデリア属
学 名＊*Grindelia camporum*

場所
気管支
心臓
血管
目
皮膚

テーマ ネバネバした粘液が分泌される気管支炎や喘息に

大特徴
＊気管支炎、喘息。呼吸困難を伴う

特徴
＊呼吸困難
＊大量の痰、粘液
＊心臓性喘息
＊頻脈、動悸
＊虫刺され。ウルシかぶれ。ひどいかゆみと灼熱感
＊目の炎症。充血している。眼球の痛み

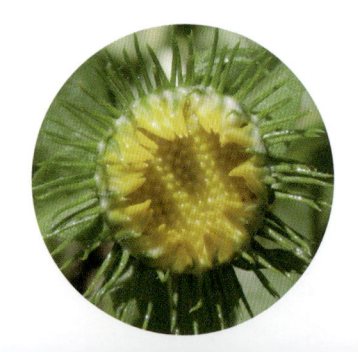

Grindelia

解説

　グリンデリアはキク科の多年草です。北アメリカ西部の太平洋沿岸を中心に見られます。夏に黄色い花が咲くのですが、花をよく見ると、ネバネバした白い分泌液が出ています。そのため、「ゴム草（Gumweed）」と呼ばれています。

　グリンデリアには痙攣を鎮め、痰を切る働きがあります。花から粘液があふれているのと同じように、大量の粘液が分泌される気管支炎や喘息の症状に効果がある薬草です。また平滑筋を弛緩させる働きがあるため、徐脈作用や血圧降下作用があります。

　ホメオパシーでも気管支炎や喘息に使用します。気管支炎でぜいぜいという音がするとき。気管にびっしりと粘液が張り付いて、呼吸しづらいとき。粘液をなかなか出せず、夜中に息苦しくなるときに使いましょう。心臓性喘息で呼吸困難になったり、心臓に不規則な動きがみられたりするときや、肺気腫のときにもグリンデリアです。

　虫やノミに刺されたとき、ウルシかぶれ、湿疹などの皮膚症状にもグリンデリアは合います。ひどいかゆみと灼熱感があり、バラ疹のような発疹が出るときに用いられます。

　その他、結膜炎で目が充血しているとき、眼球に痛みがあるとき、虹彩炎や緑内障など目の問題に使われます。脾臓のあたりに痛みがあるときにも試してみてください。

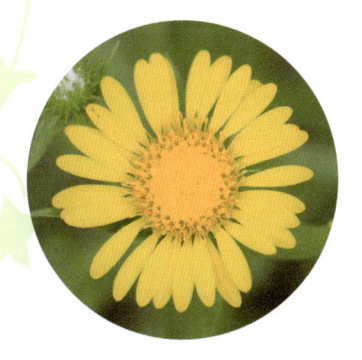

Hamamelis ✱ アメリカマンサク

ハマメリス Ham.

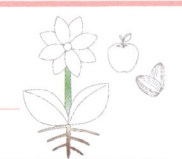

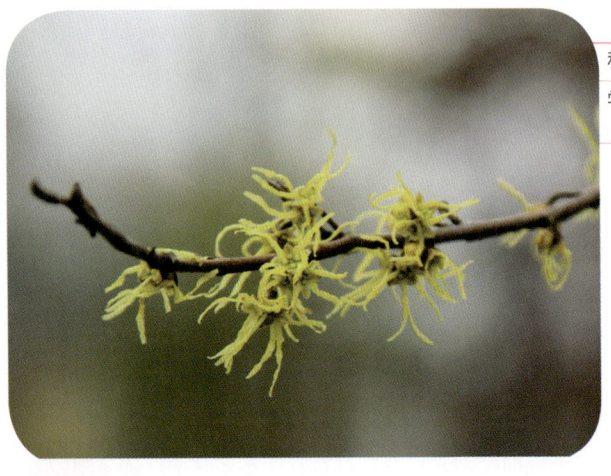

科 属＊マンサク科マンサク属
学 名＊*Hamamelis virginiana*

場所
血管
皮膚
生殖器

| テーマ | 静脈の脆さと出血傾向に |

大特徴
- 静脈瘤。静脈出血。血がにじみ出る
- 痔。出血、ヒリヒリと痛む

特　徴
- 血管壁の脆さ、出血傾向
- 鼻血、吐血、血尿
- 手術後の出血、衰弱を伴う
- ヒリヒリと痛む静脈炎
- 腹部痛を伴う、大量で暗色の月経
- 外傷性の不正出血
- 精巣炎

サポートチンクチャー
Φ… 静脈（静脈瘤）／骨癌／食道癌／白血病／リンパ癌

解説

　ハマメリスはマンサク科で、英語では魔女のハシバミを意味するウィッチヘーゼル（Witch Hazel）と呼ばれます。原産地はアメリカやカナダです。収斂作用があり、昔から薬用にされていました。ハマメリスをアルコー

写真©LianeM/www.fotosearch.jp

Hamamelis

ルに浸けると真っ赤になります。これは血液を表しています。ですから、ハマメリスは血管に効くのです。

　血管が非常に脆い人がいます。ちょっと打っただけなのにすぐに青あざができるとか、出血してしまうとか。とくに糖尿病の人がそうです。ハマメリスは静脈の問題に合います。静脈の鬱血で患部が黒くなるときや、鼻血、喀血、吐血などで、少し黒っぽい出血がみられる場合のように、静脈が切れて出血したときはハマメリスを使いましょう。

　出血したときに、動脈が切れたのか、静脈が切れたのか、わからないという人がいます。静脈が切れたときは血がじわりとにじみ出ます。血は青くくすんだ色をしています。動脈が切れたときは血が吹き出ます。色は鮮血です。黒っぽいという特徴があるレメディーとして以下が挙げられます。クロッカスサティーバ（Croc.）、スケーリー（Sec.）、ラストックスは皮膚が黒っぽくなるときに、アーセニカム（Ars.）は黒く壊疽するときに合います。ベラドーナ（Bell.）も皮膚が黒くなるときに合います。

　ハマメリスは、痔の出血がひどい場合にも使います。この場合、マザーチンクチャーを飲んでも患部に塗ってもよいです。直腸の脈動があって肛門がヒリヒリと痛いとき、灼熱感、倦怠感を伴って大量に出血するとき、ただれているときは、アロエ（Aloe）のレメディーとともにとる必要があります。

　また、カレンデュラと同様、手術後に血管が切れて痛むときに使うことができます。血管が切れたときに使うマザーチンクチャーやレメディーとして、カレンデュラ、ハイペリカム、アーニカ、ハマメリスがありますが、静脈にはハマメリスが一番です。カレンデュラとアーニカは動脈と静脈の両方です。ハイペリカムは神経も切れているときによいでしょう。ちなみに、インドではマザーチンクチャーを使いながら手術をするところがあるそうです。

　静脈瘤にもハマメリスはよく使われます。手、脚、喉などに静脈瘤があるという場合、内用、外用、両方に使いましょう。外用する場合、少量の水にハマメリスのマザーチンクチャーを5滴入れた液で、患部を湿布します。

　血管がおかしくなるというのは、過去を忘れて感情的に許すことができないということです。不公平な育てられ方をしてきて、いつまでもそのことを恨みに思っているのです。考え方に柔軟性がなくて、過去に生きる傾向がある人は、血管が壊れやすい病気になることがあります。

Hamamelis

　たとえば奇病と言われているベーチェット病です。痛風になってリンパ節が腫れ、血管壁から血液が漏れ出てしまう病気です。むなしさや悔しさからベーチェット病になった人には、ハマメリスやアーニカ、カレンデュラのマザーチンクチャーやレメディーが重要になります。

　ハマメリスは男性、女性とも、生殖器の問題に使えます。男性の精巣炎、精巣の神経痛、精巣の静脈瘤には、スポンジア（Spong.）、スタフィサグリア（Staph.）、コナイアム（Con.）といったレメディーとともにハマメリスのマザーチンクチャーを使いましょう。卵巣の痛みを伴う子宮出血、子宮の外傷性出血、腹痛を伴う黒い血色の月経などにもよいです。

　それ以外にも、たとえば足首が弱い、目の周りのくま、しもやけになりやすい、胃潰瘍を起こしやすい、乳首がヒリヒリしてなかなか治りにくい、乳首が潰瘍になりやすい、流産しやすいといった場合にもハマメリスを使うことができます。

主訴 * 紫斑病

8歳・男児

状況 * はしかの予防接種以来、どこも打っていないのに皮膚下に紫斑出血が起こり紫斑症と言われた。この子は2回の流産の末にやっと生まれた子どもだった。妊娠中に母親は貧血になり鉄剤をとっていた。早産になり38週で生まれた。その後、中耳炎を繰り返し耳の聞こえがよくない。

適用
随時：ΦHam.(Morb.+Ferr-p.+Cupr-ar.)
朝：Sulph.
昼：Syph.
夜：Puls.

※母子でとってもらいました。

結果 * レメディー中盤にはしかにかかった。おびただしい数の湿疹と高熱が続き、とうとう中耳炎にもなったが、今回のレメディーを続けていて自分の力で血膿を出した。学校から帰ってくるといつも青あざがあったが、このごろはあまりない。母親は黒っぽい経血が続き月経が重かったが、その次の月経はとても軽く、すんなりと経血が止まった。

Hydrastis ヒドラスチス

ハイドラスティス Hydr.

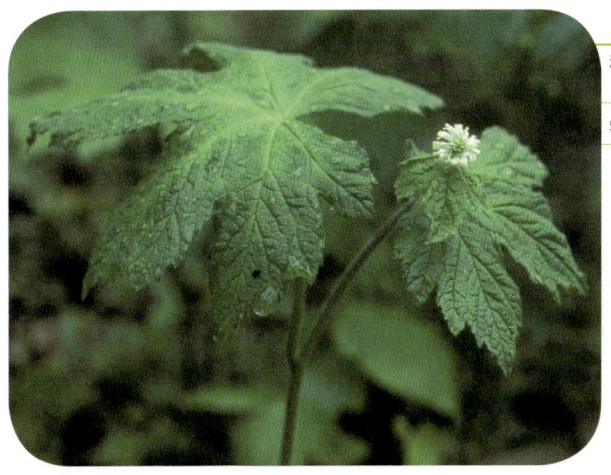

科 属＊キンポウゲ科
　　　ヒドラスティス属

学 名＊*Hydrastis canadensis*

場所

肝臓　胃
十二指腸
直腸
鼻　目
粘膜
濃い粘液

| テーマ | 肝臓と胃腸の問題、とくに癌 |

大特徴

＊癌もしくは前癌状態
＊肝癌
＊自分は癌で死ぬと思う

特　徴

＊肝炎、肝硬変
＊黄色い粘液。粘液過多
＊胃腸のカタル
＊胃炎
＊妊娠中の甲状腺腫
＊糸を引く黄色い刺激性の帯下
＊痔
＊結膜炎

サポートチンクチャー

Rx… 肝臓／血(貧血)／放射線(福島)／肝臓／脳腫瘍／乳癌／肝癌／リンパ癌／膵臓癌／大腸癌／胃癌

解説

　ハイドラスティスは、北アメリカ原産のキンポウゲ科の植物です。アメリカの先住民たちはハイドラスティスの根に薬効を発見し、肝機能障害や下痢などの消化器系の問題に使用していました。

　癌のマザーチンクチャーとして、ガリウムアパ、コンデュランゴ、ハイドラ

Hydrastis

スティスの三つを使いますが、ハイドラスティスは前癌状態や胃癌、十二指腸癌、とくに肝癌に使用されます。肝臓周辺の痛みが激しく、どんよりと重たく黄色っぽい顔色で、ふさぎこんだ表情をしている。舌はブヨブヨして苔があり、顔も舌もむくんでいる。こういうときにハイドラスティスを使いましょう。

　肝臓は体内の不要な物質を解毒して、体を浄化する大切な臓器です。老廃物もストレスも、いらないものはすべて肝臓にたまります。ところが、肝臓は「沈黙の臓器」と呼ばれるように、最後の最後まで文句を言いません。SOSを出さないのです。そして、働けなくなったときに初めて「もうできません」と言ってきます。現代人は大切な臓器である肝臓をもっと丈夫にしなければなりません。

　肝炎、肝硬変、黄疸のときにはハイドラスティスのマザーチンクチャーをとりましょう。悪くすると、肝硬変から筋委縮症、そして多発性硬化症になる人もいます。こういう人は、肝臓だけでなく脾臓もやられています。ですから、ハイドラスティスとともに肝臓と脾臓も必要になります。

　ハイドラスティスは免疫力を高めます。予防接種や抗生物質の害に悩む人は使ってみてください。

　抗生物質を使用すると、人間は免疫力が弱まります。そして、異物や病原菌を認識しにくくなります。炎症反応とは毒素や病原体と白血球との戦いです。その戦いで生じた死骸は、膿として体外に排泄されます。ところが、炎症に対して抗生物質を使うと、免疫が低下して膿が体内にとどまってしまうのです。膿の中には、白血球が戦ったときの断末魔の苦しみが記憶されています。それがガングリオンや脂肪腫、セルライトとなって皮下に残ります。そういうものを体の中にとどめておいていいのでしょうか。抗生物質を使うことでできたガングリオンは、再度炎症を起こして熱が出れば、溶けていきます。しかし、炎症を起こせずに体外に排泄できないと、やがて硬い腫瘍となり、そこに毒がたまると癌になっていきます。

　前癌状態では、よく黄色い膿や黄色い胃液、黄色いオリモノが出たりします。これは毒がたまり、粘液が濃くなっていることの現れです。ハイドラスティスが合う人の特徴は、このような黄色い粘着性の分泌液です。生理になると糸を引くような経血が出る。胃液も粘着質。黄色い鼻水が出るけど後鼻漏で飲み込んでしまう。これらの黄色い粘液は、水のようにサラサラにしなければなりません。そうすると、癌になりやすい傾向は減っていきます。それにはハイドラ

Hydrastis

スティスを飲むことです。免疫力が低下している人や、白血球減少症の人は、エキネシアとともにハイドラスティスを使いましょう。

　それから、予防接種によって粘液過多になった場合にも、ハイドラスティスを使います。子どもに予防接種を打つと、免疫システムが過剰に働き、未熟な抗体が大量に作られます。しかし、抗体は異物や老廃物があることを示す旗でしかなく、抗体自体で異物や老廃物がなくなるわけではありません。未熟な抗体が立った異物や老廃物に対して、粘膜からは大量の粘液が出ますが、マクロファージやT細胞はどうすればいいか悩んでいます。このようなときにハイドラスティスをとることで、粘液は次第に治まっていきます。

　妊娠中の甲状腺腫、排便中にピリピリと痛む直腸炎、少しの疲労でも出血する痔、結膜炎で涙がよく出るときなどにもハイドラスティスを使いましょう。ハイドラスティスは体の全体的な老廃物や異物のたまりに合うものです。

症例

主訴 * 子宮頸癌

42歳・女性

状況 * 子宮頸部の円錐手術をして癌を取り除いた。手術したくなかったが「手術をしないと癌がはびこり大変なことになる。あなたの子どもの気持ちも考えなさい」と医師に言われ、何カ月も悩んだが決心した。手術から何カ月も経っているのに、膿っぽいオリモノが続いていて焼けるようにヒリヒリする。そして悪臭もするので不安になっている。癌をとってもまだ子宮や膣に癌があるのではないか、癌で死ぬのではないかと恐れている。口の周りに赤い発疹が出ている。月経が長く続く上に頻繁にくるので、出血しているのかもしれない。私には死しか待っていないのかと考える。唯一、楽にしていられるのはクラシックを聞くとき。音楽で自然に涙が流れる。

適用
随時：Φ Hydr.
朝：Sulph.
昼：Psor.+Syph.
夜：Kreos.

※8カ月続けてもらいました。

結果 * 始めて2カ月でオリモノが膿の黄色っぽいものから白っぽいものに変わり、においも少なくなった。長く続き消耗していた経血も、一週間になり楽になった。凝血も減った。以前は何でもネガティブに考えていたが、体調がよくなったためか今では健康になることを確信している。明るい表情に変わり、前向きに生きられるようになった。8カ月経った今は、カレンデュラのマザーチンクチャーを続けている。

Hypericum ❀ セイヨウオトギリソウ

ハイペリカム Hyper.

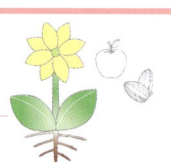

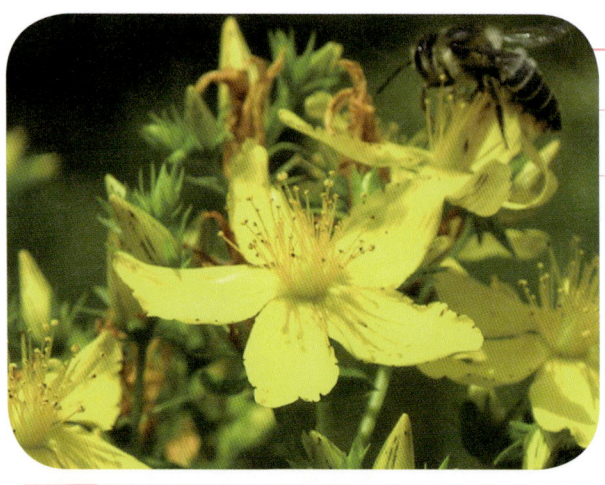

科 属＊オトギリソウ科 オトギリソウ属

学 名＊*Hypericum perforatum*

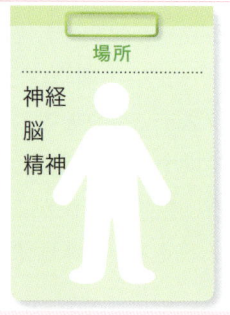

場所
神経
脳
精神

テーマ 事故やけがによる神経の痛みとトラウマ

大特徴

＊神経に達する事故やけが
＊破傷風
＊尾骨を打ったとき

特 徴

＊指先を戸で挟み、つぶしてどす黒くなっている
＊突き刺すような痛み
＊不眠。リズム障害
＊四肢の疲労感、麻痺
＊事故やけが以来の鬱

サポートチンクチャー

Φ… 肝臓／筋肉と腱と靱帯／神経と脳／傷・けが・打ち身・骨折／ハイペリカム・ストレス／すべての癌用チンクチャー／野菜のためのマザーチンクチャー

Hypericum

解説

　ハイペリカムというのは、カレンデュラとともに、とても大事なマザーチンクチャーです。私もよく使います。疲れたときにお風呂に入れるとリラックスできます。マザーチンクチャーでも、ハーブティーでも、リラックスしたいときにハイペリカムを使ってみてください。

　ハイペリカムは英語でセントジョーンズワート（St. John's wort：聖ヨハネの草）と呼ばれています。この名前は十字軍の戦争のとき、エルサレムの聖ヨハネ騎士団が、この植物を傷に使ったことに由来します。キリスト教圏では6月24日がセントジョーンズデイ（St. John's Day：聖ヨハネの日）になっていて、ハイペリカムをその日に収穫すると最も治癒力が高まると言われています。

　日本ではオトギリソウと呼ばれています。なぜこの名前がついたかというと、ある鷹匠がオトギリソウの効果を秘密にしていたところ、弟がそれをばらしてしまい、怒った鷹匠が弟を切り捨ててしまったという話があるからです。そこからこの草は「弟斬り草」と名づけられました。ハイペリカムには、他人には秘密にしていたいくらいすごい効果があるのです。

　ヨーロッパでは、ハイペリカムは悪い霊を追い出すものと信じられていて、精神病患者によく与えられました。ドイツのホメオパスのロジーナ・ゾンネンシュミットさんは、朝起きて水を一杯飲んだ後には、カレンデュラやハイペリカム、カモミラのハーブティーを飲みなさいと言っています。これは除霊をするためのものです。昔はハイペリカムを刈って乾燥させたものを家に吊り下げていたようです。そうすると、そこから悪魔が入ってこられなくなるというわけです。もしハイペリカムを植えるなら、とくに鬼門の北東に植えてみるとよいかもしれません。

　ハイペリカムには神経を鎮静させる働きがあります。神経が損傷したとき、たとえば、深刻な痛みを伴う刺し傷、つま先や爪の損傷、指先が押しつぶされたとき、つま先に石を落としたようなとき、手術後に神経が過度に痛むときなどに使います。とくに、注射針を入れられたような痛み、突き刺すような痛み、うずくような痛みの感覚のときによく合います。

　四肢の疲労感と麻痺にも使います。尾骨を打ったとき、神経がやられてしまうと足が麻痺します。首を打ったときには手が麻痺します。このような麻痺や多発性硬化症のときにハイペリカムをとると、神経がとても楽になってリラッ

Hypericum

クスできます。けがをした後の鬱病や記憶力低下、あるいは高いところから落ちるのではないかという不安をもっている人などにもよいでしょう。

　破傷風といえばハイペリカムです。破傷風の予防や術後の引きつけにも使います。静脈瘤や痔の鬱血、下痢などにも使います。

　月経痛があるときや、経血に凝血塊があるときにもハイペリカムが役立ちます。あなたの怒りが肝臓から子宮に行った場合、激しい月経痛が生じるでしょう。そういう場合、ハイペリカムで脳神経をリラックスさせましょう。ハイペリカムはホメオパシー版トランキライザーです。もう一つ、神経によいのは太陽光線です。太陽光線に当たると神経を鎮静させることができます。夏至に花咲くハイペリカムは太陽光線の力を特別に受け取っていますから、神経を鎮静させる力を宿しているのです。

　脳は魂の思考活動を行う場所です。思考活動が異常を来すと片頭痛を起こしたり、脳神経に障害が生じたり、てんかんになったりしてＳＯＳを出します。ハイペリカムは片頭痛によく合いますので、そういうときにまず使ってみてください。

　人間には悟性魂というものがあります。それは30～40歳の間に目覚めます。悟性魂が目覚めると、人生にはいろいろあるけれども、自分は霊的な存在であり、霊的に向上していきたいという思いが出てくるのです。この時期、けがをしやすかったり病気になりやすかったりします。この時期の病気は、悟性魂が目覚めるためのお知らせでもあります。

　そのとき、もし悟性魂の目覚めに失敗すると、後で胆嚢や肝臓、心臓に影響が及びます。心臓では不整脈が起こります。片頭痛が起こることもあります。これらはしばしば悟性魂の目覚めに失敗したことの現れとして起こります。ただ、最も起こりうる問題は意識の麻痺、つまり鬱病です。

　頭を打った後、神経を損傷した後、けがをした後に、鬱になる人がいます。また、全身麻酔で脊柱に麻酔をした後に鬱になるような人もいます。

　私たちは真に目覚めたくないがために、常に忙しくしてみたり、とるに足らないことを心配してみたり、心配しなくてもよいことでクヨクヨ悩んだりする傾向があります。一日の終わりに、「今日あった出来事は終わり」というスイッチの切り換えができません。そのために、眠りに就いても荒々しい恐怖の夢を見たり、朝起きても倦怠感があったり、不眠症からどんどん鬱病になったりす

Hypericum

るのです。

　ハイペリカムは霊魂の真実を明らかにします。あなたのエゴを解放し、鬱ではなく人生を楽しく生きるためのもの、自分の人生において魂の目的を全うするためのものです。私たちの悟性魂を活性化し、目覚めさせること。それがハイペリカムのスピリチュアルな面での働きなのです。

症例

主訴＊鬱・耳鳴り

42歳・男性

状況＊父親の家庭内暴力がひどく、逃げるように家を出て働いてきたが、むち打ち症になって以来耳鳴りと落ち込みがひどく長期休暇をとっている。殴られたような痛みが全身にあり、電気が走るようにズキッとする。痛みがあちこちに出ては消える。今までも事故やけがが多かった。自分はついていない、何をやってもうまくいかないと思い、絶望感にとらわれている。あまり笑ったことがない。

適用
随時：Φ Hyper.
朝：Sul-ac.
昼：Syph.
夜：Con.

※「耳鳴りを起こして無意識に自分を罰しているのかもしれませんね。親から愛されずに叩かれていた子どもは、自分を駄目な人間、生きている資格もない人間と思って事故やけがを起こす人もいますよ」と私が言うと、目に涙を浮かべていました。そこで、「事故やけがをこれ以上しないようなレメディーとマザーチンクチャーですから、これからは楽になりますよ。自分を大事にね」と言うとぼろぼろと男泣きし始めました。泣けることはとてもよいことです。

結果＊レメディーをとって電気の走るズキッとした痛みはなくなったが、親に対する怒りがいっぱい出てきて困った。長い間連絡をしていなかった親に電話をし、「元気だから心配いらない」と言うと、父は「一度家に帰ってきてくれ」と弱い声で言った。父は末期癌だということがわかった。
家に帰り、子ども時代の怒りは抑えたまま父と話をした。父に「おまえに悪いことをした。叩いてばかりいて済まん」と頭を下げられたら、もう何も怒りがわいてこなかった。それよりも父が哀れに思え、死ぬ前に会えてよかったと思った。寅子先生に体が痛むときはアーニカをとるようにと言われたのでとったら、子どものころのことを一つ一つ思い出すたびに、叩かれたあごや胸に青あざができた。あざは3週間ほどで消えていった。体も心もどんどん父を許せるようになったときに、父が死んだ。

34 Materia Medica * herbs

Lappa arctium ✺ ゴボウ

ラパ Lappa

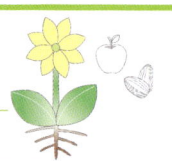

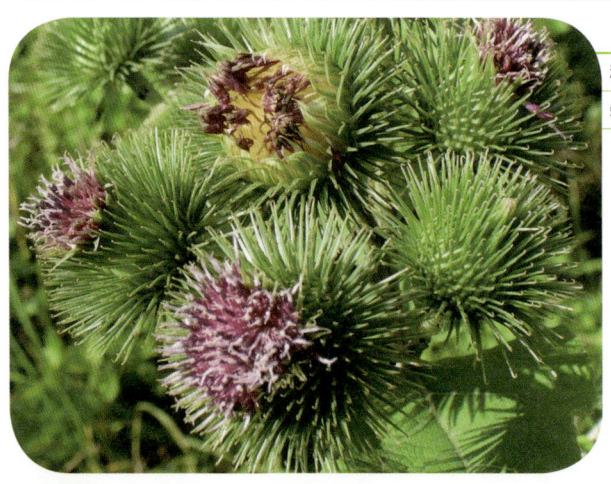

科 属＊キク科ゴボウ属
学 名＊*Arctium lappa*

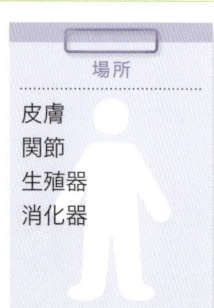

場所
皮膚
関節
生殖器
消化器

| テーマ | 体を浄化して皮膚疾患を治癒に導く |

大特徴

＊皮膚湿疹、じんましん。にきび、ねぶと
＊子宮脱

特　徴

＊関節炎、リウマチ
＊不妊症
＊膣炎
＊インポテンス
＊尿道炎。排尿時に焼けるような痛み
＊鼓腸を伴う消化不良、おくび、放屁

Lappa arctium

解説

ラパとはゴボウのことです。ゴボウはキク科の多年草で、アザミのような花が咲きます。日本には縄文時代に入ってきたと言われています。食用にするようになったのは江戸時代で、根や葉を食べます。ただし、根を食べるのは日本を中心に台湾や韓国、中国の一部くらいです。ヨーロッパでは若葉をサラダにして食べることがありますが、今ではあまり栽培されていません。

ゴボウは東洋でも西洋でも薬草として知られています。利尿作用、発汗作用、浄血作用などがあり、体を浄化して体質改善することを目的に使用されています。

ラパのマザーチンクチャーは、主に皮膚、関節、子宮の問題に使われます。その中でも、皮膚の問題に対する働きは重要です。にきびやねぶと、じんましん、乾癬、とくに頭皮湿疹に対して、ラパはとてもよいマザーチンクチャーです。腋臭症に対しても使われます。

関節炎やリウマチ、痛風などの症状にもラパは合います。関節周辺のヒリヒリする痛み、手や足首などの関節の痛みが指先の方に広がるとき、一時的に腱が鋭く痛むときなど、あらゆる関節の痛みに対してラパを用いることができます。アーティカプラットと一緒に使うのもよいでしょう。

ラパは子宮脱に対しても有効です。子宮の重たい感覚、打撲したような強い痛みがあるとき、立位時や歩行時、突然の衝撃で子宮位置異常が悪化するときに使ってみてください。膣炎、帯下、不妊症にも用いられます。また男性の性欲減退、インポテンス、尿道炎で排尿時に焼けるような痛みがあるときなどにも合います。

消化器系の問題では、鼓腸を伴う消化不良、おくび、無臭の放屁があるときに使うとよいでしょう。

Millefolium ❋ セイヨウノコギリソウ

ミュルフォリューム Mill.

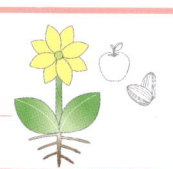

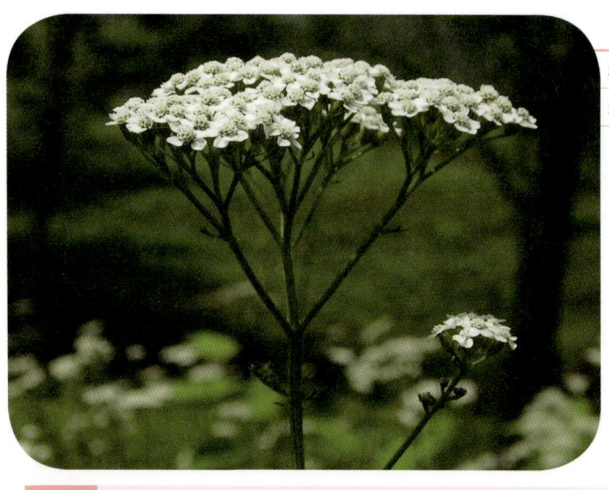

科 属＊キク科ノコギリソウ属
学 名＊*Achillea millefolium*

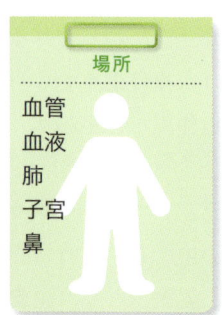

場所
血管
血液
肺
子宮
鼻

テーマ 出血を伴う傷に。血液のマスター

大特徴

＊大量の出血。鮮血
＊あらゆる傷

特　徴

＊頭部の充満感による頭痛
＊喀血、鼻血
＊月経困難。
＊難産で長引く出血
＊高熱
＊腹水
＊高所から落下した影響

サポートチンクチャー
Φ… 消化／筋肉と腱と靭帯／膵臓癌／野菜のためのマザーチンクチャー

Millefolium

解説

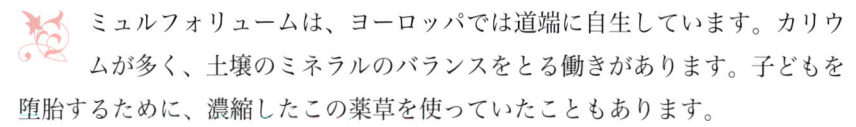

ミュルフォリュームは、ヨーロッパでは道端に自生しています。カリウムが多く、土壌のミネラルのバランスをとる働きがあります。子どもを堕胎するために、濃縮したこの薬草を使っていたこともあります。

学名はラテン語でアキレア・ミレフォリウム *Achillea millefolium* と言います。ギリシャ神話の英雄、アキレスにちなんだ名前です。アキレスはこの植物を傷ついた兵士を癒すために使ったと言われています。アキレスの名前がつけられていますので、アキレス腱のけがにもよいと私は思います。ミュルフォリュームは、頭痛に合い、とくにボンボンと拍動し、屈むととっても痛むときに有効なマザーチンクチャーです。

ミュルフォリュームは、創傷、筋断裂、高いところから落下して打ちつけたときなど、ありとあらゆる傷に使えます。アーニカと同じように使ってください。とくに鮮血が大量に出るときによく、「血液のマスター」とも呼ばれています。部位では肺の毛細血管、鼻、子宮と親和性があり、結核や喘息の人で喀血するとき、吐血、鼻血が出るとき、難産で出血が長引いて止まらないときによいでしょう。手術後や出血後、月経で経血が出た後に貧血になってめまいのする人も、ミュルフォリュームを使ってください。

高熱が続いて治らないときにも、ミュルフォリュームは大変よいマザーチンクチャーです。天然痘、かんとんヘルニア、癌の腹水、下痢、夜尿症、てんかん、ヒステリーなどにも使われます。

精神面ではイライラしてブツブツ文句を言う人や、ため息をついて不平を言う子ども、暴力的な子どもに合います。ミュルフォリュームは英語でヤロウ(Yallow) と言います。ですから、「"この野郎"と言っているような人に合う」と、覚えておいてください。忘れっぽくて、自分がやろうとしていることをすぐ忘れる人や、何をやりたいのかわからない人にもミュルフォリュームは合います。たとえば、キッチンに入った途端に何をしに来たか忘れてしまうような人です。

私は26歳のとき、5mの高さの崖から落ちてしまい、それ以来、股関節に不具合が生じてしまいました。そのことを思い出したのでしばらくアーニカをとっていたのですが、深いところの問題があるようで効きませんでした。そこでミュルフォリュームをとったところ、3年ぶりにインフルエンザにかかって、

Millefolium

3週間、青鼻、痰、耳だれが出続けたのです。それこそバケツ1杯分くらい出たのではないでしょうか。すごかったです。そうしたら何と5kgもやせてすっきりしました。しかもその後、右の腰から尻にかけてのこわばりが、明らかに軟らかくなったのです。ミュルフォリュームは素晴らしいマザーチンクチャーだと思います。

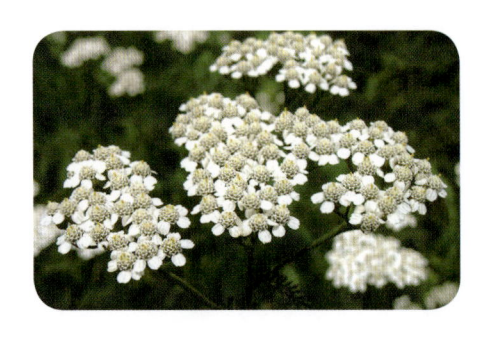

症例

主訴 * 片頭痛

35歳・女性

状況 * 周期的に片頭痛が起こり、頭が鬱血し鼻血がとくによく出る。歩くとめまいを起こしやすい。貧血があるのかもしれない。髪の毛がもつれやすく、櫛で梳いても直らない。コーヒーを飲むと、より悪化する。また、体が休めないときにイライラし暴言を吐く。頭痛があると、まったく仕事もできなくなる。

適用
随時：ΦMill.(Lach.+Sulph.)

※頭痛の多くは、血液の循環の悪さが原因で起こります。ミュルフォリュームはとくに頭にばかり血が上り、頭が鬱血してしまう人に合うマザーチンクチャーです。

結果 * 激しい頭痛はずいぶんよくなった。鼻血も出なくなった。痛みがなくなったためか、子どもに優しくできるようになった。子どものころに出ていた血尿が2週間続いたのには、びっくりした。その後、尿に血液は混じっていない。

Morus ✺ ヤマグワ

モラス Morus

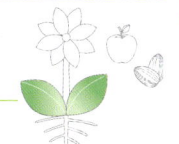

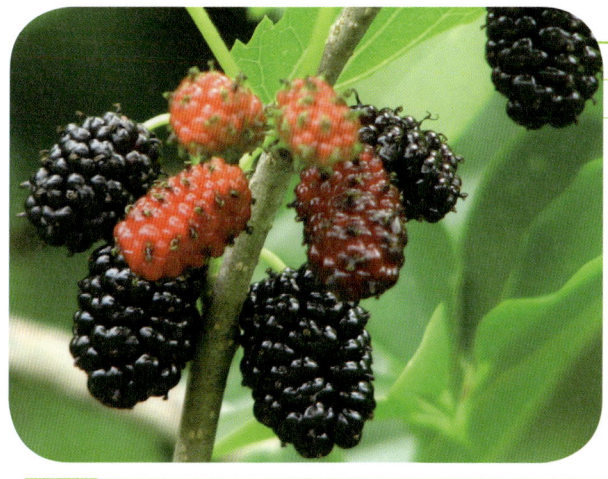

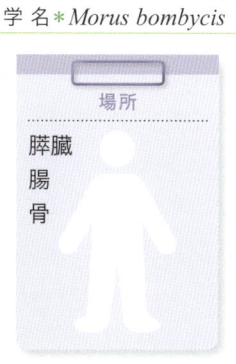

科 属＊クワ科クワ属
学 名＊*Morus bombycis*

場所
膵臓
腸
骨

テーマ 骨が脆い人のためのマザーチンクチャー

大特徴
* 糖尿病。高血糖
* 骨粗鬆症

特 徴
* 咳、痰
* 便秘

サポートチンクチャー
Φ… 甲状腺（福島）／骨／骨癌

36
Materia
Medica
＊
herbs

157

Morus

解説

　モラスはクワです。クワは古くから薬として使われていました。鎌倉時代の禅僧、栄西禅師の『喫茶養生訓』という本にはクワが糖尿病によいということが書かれています。

　クワにはインスリンの分泌を促進して、血糖を下げる力があります。とくにごはんを食べる前にクワ茶を飲みましょう。そうすると小腸からの糖の吸収を抑えられます。ですから、甘いものをやめられない人や、太ってしまうことが気になる人は、まずクワ茶を飲みましょう。モラスのマザーチンクチャーも同じように使ってみてください。

　クワにはミネラルが豊富に含まれています。とくにカルシウムやマグネシウムが多く、カルシウムは牛乳と比べて27倍も含まれています。骨粗鬆症になっていると思ったら、モラスのマザーチンクチャーをとるとよいでしょう。そして、骨粗鬆症の人はなるべく白砂糖をとらない生活の仕方を考えましょう。白砂糖をとると骨が弱くなります。また、白砂糖は造血作用を止めるため、とり過ぎると血球ができなくなります。

　クワには、もう一つ重要なミネラルが含まれています。それは亜鉛です。亜鉛にはDNAを修復する働きがあります。不足すると成長障害や味覚障害を起こします。よく、癌の人が「ごはんがおいしくない」と言うのは、亜鉛が足りないからです。何を食べても苦いとか、あるいはしょっぱいとか、味覚がおかしくなるわけです。食欲も低下していきます。貧乏ゆすりをしたり、手がピクピクしたりするのも、亜鉛が足りない証拠です。皮膚や骨の新陳代謝が悪くなり、傷口が治りにくくなることも亜鉛不足によるものの場合があります。亜鉛は精子を作るためにも必要なものです。今、日本の男性は精子がとても少なくなっていますが、亜鉛が足りないのだと思います。そういう人たちが、クワ茶を飲んだり、モラスのマザーチンクチャーをとったりすることは、とても大事だと思います。

Morus

> 症例

主訴 ＊ 糖尿病

40歳・女性

状況 ＊ 糖尿病で足が上がらない。寒さで悪化する。若いころにものすごく食べていた。バスケット部だったので、お腹がすいて甘い物もごはんもいっぱい食べていた。部活中に倒れ、意識が戻らず大量のブドウ糖の点滴をした。その後、血糖値が上がり、食事制限しなければならなくなった。頻尿で多量に尿が出る。体がだるく、働いたり考えたりしたくない。すぐに座りたくなる。

適用

随時：ΦMorus（Zinc-m.+ Merc-sol.）
朝：Arg-m.
昼：Carc.
夜：Squil.

結果 ＊ 体力が出てきて歩けるようになった。頻尿が楽になった。もっと母親に体がつらいことを言って、部活も休めばよかったと思った。体がつらいことを言えずにずっとがんばるくせがついていたなと思い、自分のことがかわいそうになった。弱音が吐けず、本音で母と接することができない。

※糖尿病になる人は、がんばり屋が多く自分の能力以上にがんばるのです。それに気づいてよかったです。自分をいたわる人が、人もいたわることができるのです。

Passiflora チャボトケイソウ

パッシフローラ Passi.

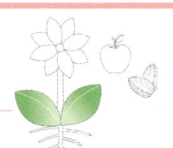

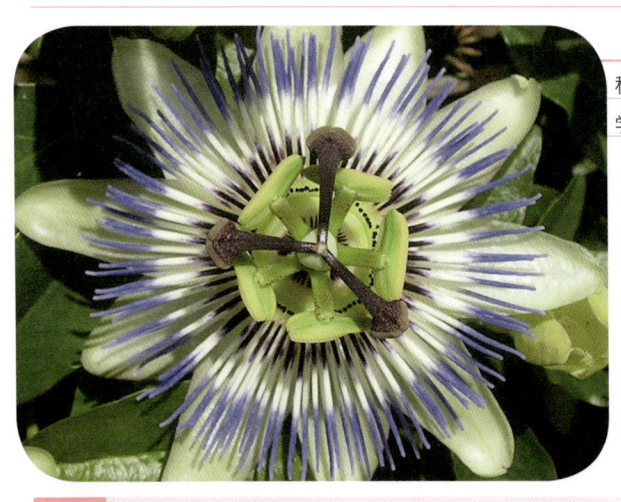

科 属＊トケイソウ科トケイソウ属
学 名＊*Passiflora incarnata*

場所
神経
呼吸器
筋肉
精神

テーマ 神経の興奮や痙攣に

大特徴

* 神経過敏、興奮
* 不眠
* 痙攣

特　徴

* 覚醒状態
* 不安、ヒステリー、落ち着きのなさ
* 幻覚、せん妄
* チック
* てんかん
* 喘息、百日咳

サポートチンクチャー

Φ･･･　神経（神経疲労・鬱）

Passiflora

解説

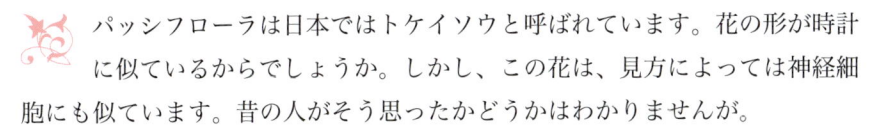

　パッシフローラは日本ではトケイソウと呼ばれています。花の形が時計に似ているからでしょうか。しかし、この花は、見方によっては神経細胞にも似ています。昔の人がそう思ったかどうかはわかりませんが。

　そのパッシフローラですが、これは神経に合うマザーチンクチャーです。ヒステリーやせん妄の人によく使われますが、私はとくに不眠症のケースでパッシフローラを使います。神経の興奮や心配、極度の疲労などによる神経過敏からくる不眠や、覚醒状態にあって眠れない場合によいです。とくに高齢者や新生児、体の弱い人に使ってあげると、とても落ち着きます。寝ている赤ん坊がちょっとの物音で目を覚まして泣き出したり、神経が立って寝られなくなったりするときには、お母さんがとって母乳から間接的にとらせてあげるとよいでしょう。勉強ばかりしている眠れない子どもにも使います。ちなみに、パッシフローラは子どもの寄生虫にもよいので、かゆみで眠れない場合にも使いましょう。

　パッシフローラには痙攣を鎮める働きもあります。子どもは熱などで神経が興奮するとピクピクと痙攣しますが、そういうときに使いましょう。チック、産褥熱の痙攣、熱性痙攣にもよいです。てんかんの前兆が現れたときや、筋痙攣が起きたときにはスプレーをしましょう。喘息や百日咳などで気管支の痙攣があって咳が出る場合にも使います。夜中の咳に使ってください。敗血症のときにも体が痙攣を起こします。その場合にはパッシフローラだけではなくて、エキネシアも使わなければなりません。

　神経は7〜14歳の間に発達します。この間に大きなトラウマがあったりすると、神経にも影響が及びます。

　神の経（みち）と書くように、神経には神の目的、自分の人生の目的が宿ります。自分の人生をどのようなものにしていくかという青写真が、神経に入り込んできます。そのため、神経が発達すればするほど両親からの分離が始まります。ですから、子どもたちは7〜14歳くらいになると「お母さん、もう子どもじゃないからやめて」と言ったりして、若者になるための準備をするのです。この時期に、パッシフローラやハイペリカムを子どもたちに使うと、最大限に神経が発達していきます。創造性豊かな子どもに成長できるでしょう。

　私は以前パッシフローラのマザーチンクチャーを長い間とっていました。そ

Passiflora

のおかげかどうかわかりませんが、神経の連結がよくなったようでいろいろなことがひらめくようになりました。しかし、それも結局は自分本来の命を生きることで神経が浄化された結果だと思っています。大切なことは自然に戻ろうとすることです。私たちが模範としなければいけないのは、人間ではなくて自然です。私たちは自然の一部だからです。そして、物質的にも神経を浄化することで自分本来の命を生きられる助けになると思うのです。その役目がパッシフローラやハイペリカムなどの神経に合うマザーチンクチャーだと考えるのです。

症例

主訴 * 不眠と緊張症

22歳・女性

状況 * 夜、深く眠れない。いつも警戒していて不安でならないためか、その日あった嫌な出来事が思い出され、繰り返し同じことを考える癖がある。不眠が続くと三白眼になり、不随意に目の下がピクピクと引きつる。子どものころは大家族で、大人同士のけんかをいつも自分が仲裁していた。家族の一人が廊下を歩くたびに息を殺して耳を澄ませ、またけんかになるのではないかと様子をうかがっていたことを思い出した。寝ているときも、音がするとすぐに飛び起きていた。今は一人で住んでいるが、長い間の癖で眠ることができなくなった。首や肩、脊髄に沿ってチクチク刺すような痛みがある。

結果 * 眠れるようになったが、まだ首や脊髄に沿っての痛みが残っている。緊張はだいぶ和らぎ、不眠やだるさのため休学していた大学へ戻り、足りない単位をとり始めることができるようになった。

適用

随時：Φ Passi.
朝：Caust.
昼：Syph.
夜：Chin.

Plantago ❋ セイヨウオオバコ

プランターゴ Plan.

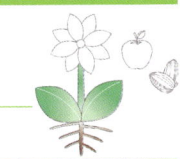

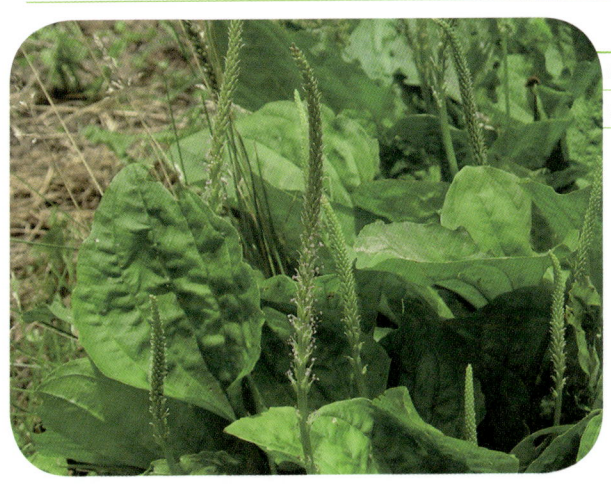

科 属＊オオバコ科オオバコ属
学 名＊*Plantago major*

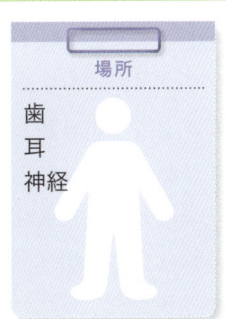

場所
歯
耳
神経

テーマ　歯、耳、神経の痛み

大特徴
* 歯痛。虫歯、知覚過敏
* 耳痛。中耳炎の痛み

特　徴
* 歯槽膿漏、歯茎の出血。歯ぎしり
* 癌の激しい痛み。とくに舌癌
* 眼球の痛み
* あらゆる痛み。痛みによる思考低下
* 夜尿症
* タバコに対する嫌悪感

サポートチンクチャー
Φ…　口や虫歯（歯黒）／虫刺され（ムカデ・ヘビ・蚊）

Plantago

解説

　プランターゴはオオバコです。日本では葉が広くて大きいことから「大葉子（おおばこ）」と名づけられました。「車前草（しゃぜんそう）」とも呼ばれます。車が通った後の轍（わだち）を好んで生えるからです。プランターゴはそういう場所に生えていたいのです。なぜなら、人や車に踏まれることによって、より強くなれるからです。

　プランターゴの生命力はすごいです。引き抜こうとしても、簡単にはできません。土ごと引き抜かないといけないくらい、しっかりと根を張っています。車にひかれれば、引きちぎられそうになることもあるでしょう。でも、プランターゴは引きちぎられる痛みを感じながら、それに耐える力をもっているのです。私たちはマザーチンクチャーによって、その痛みに耐える力をいただくことができます。ありがたいことです。日本では昔からプランターゴの根を目の問題に使ったり、口に入れることで歯の痛みを止めていました。

　プランターゴは、とくに口の中の問題に使います。虫歯の痛み、歯槽膿漏、歯茎の出血。こういうときには、マザーチンクチャーを垂らした水で口をくちゅくちゅとゆすいでください。それから耳の問題にも使います。耳痛、中耳炎による痛み、歯と耳の間を痛みが行ったり来たりするときに合います。

　プランターゴの人は激痛のため非常に短気になり、イライラします。人間は痛みがあると人に優しくできず、本来の人生の目的をなすことができなくなります。痛みにとらわれてしまうからです。

　以前、『予防接種は果たして有効か？』(ホメオパシー出版)を書いたトレバー・ガン氏が、痛みに関してある男性の話をしてくれたことがあります。

　ある男性が寝ているときに、ものすごく歯が痛くなりました。あまりの痛さに泣いていたとき、昔、父親に頬を殴られたことを思い出したのです。「今痛んでいるところはお父さんに殴られた場所だ」、「そのときの痛みがまだ残っているのだ」ということが、すぐにわかったと言います。その人は父親に殴られて傷ついたインナーチャイルドに向かって、「痛かっただろう、大変だっただろう」と言葉をかけてあげたそうです。すると、じわじわと痛みが薄れてスコンと眠りに落ち、起きたときには痛みがとれていた、と言うのです。

　このように、過去に受けた体や心の痛みが解決せず、それが歯痛という形に

なって現れている場合もある、ということです。そういうときにプランターゴを使いましょう。

　私は以前、末期癌でモルヒネも効かず、痛くて仕方がないという人に、プランターゴのマザーチンクチャーを使ったことがありました。その人は、長い間夫に殴られてきた人でした。とくに乳房を殴られたために、乳癌になってしまった人です。とにかく痛みが激しくて、その痛みだけを何とか治してほしいと言うのです。そこで、プランターゴのマザーチンクチャーにカレンデュラとハマメリスのマザーチンクチャー、アーセニカムのレメディーを入れたものを飲ませました。そうすると痛みが楽になると言っていました。しばらくするとまた痛みが出てくるのですが、飲むたびに楽になったそうです。とくにプランターゴがよく効いたのだろうと思います。

症例

主訴 ＊ 乳癌

50歳・女性

状況 ＊ 右乳房に乳癌。鋭く激しい刺痛がある。癌患部は穴があき、潰瘍化し膿や血が出る。とくに夜に痛む。夜に汗が吹き出て体力を消耗する。

適用
随時：ΦPlan.+
　　　（Bufo+Gels.+Kreos.）
朝：Hep.
昼：Syph.
夜：Merc-sol.

結果 ＊ 痛みが軽減され、出血量も減った。体がとても楽になった。消耗するような汗もかかなくなり、癌と痛みのために絶望していたが希望がもてるようになった。

※この方は、今も引き続きホメオパシー相談会を受けています。日本人が160年間も予防接種をし続けた結果なのか、日本人の体内水銀量は世界一だそうです。体内に水銀があると、いたるところが腐敗や潰瘍を起こし、出血、膿が出るようになります。この方も、大人になってもインフルエンザの予防接種を欠かさずやっていました。今、日本人の癌発生率はうなぎ登りです。体に害になるもの、癌を作るものを体内に入れないようにすることがとても大切になります。予防接種だけでなく、遺伝子組み換え作物と農薬を使った作物を食べたラットが大型の腫瘍を起こし死に至ったことが『世界が食べられなくなる日』という映画でも紹介されました。また、放射能被害を受けた日本では何が真実かわかりにくくなっています。自分の健康を守るために、マスメディアが流す情報は正しいかどうかを自分で確かめる必要があります。

ケブラコ Queb.

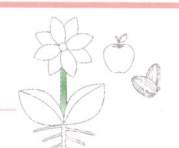

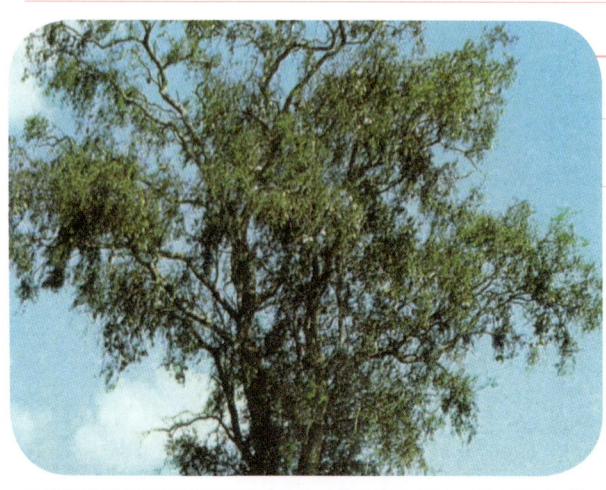

Quebracho ✸ シロケブラコ

科 属＊キョウチクトウ科 アスピドスペルマ属
学 名＊*Aspidosperma quebracho-blanco*

場所
心臓
肺

テーマ 呼吸困難による酸素不足と心臓のマザーチンクチャー

大特徴

＊細胞の酸素不足
＊心臓の問題
＊喘息、チアノーゼを伴う呼吸困難

特 徴

＊呼吸麻痺、心拍低下、手足の麻痺
＊心臓性喘息(例：深刻な夜間性呼吸困難を伴う僧帽弁閉鎖不全症および狭窄)
＊脂肪心
＊血中に炭酸が増加している。酸化障害がある

サポートチンクチャー
Φ… 肺／大腸／肺癌、気管支癌

Quebracho

解説

ケブラコはキョウチクトウ科の植物で、南米原産の高木です。チリではキナの代わりに解熱薬として民間療法で使われていました。ケブラコのマザーチンクチャーも熱のときに使ってください。子どもが発熱して解熱薬をとらなければならないような場合には、解熱薬の代わりにまずケブラコのマザーチンクチャーを使ってみることです。

ケブラコは呼吸困難でチアノーゼを起こしているときによいです。喘息で顔が鉛色になるようなときに使うと酸素を供給してくれます。結核、肋膜炎、気管支や肺が不活発で呼吸麻痺になるようなときに使いましょう。

心臓の問題にもケブラコはよく使います。僧帽弁の機能障害、心臓肥大、脂肪心、スポーツ心などに合います。強い呼吸困難があり心雑音がするときにはケブラコを使うのがよいでしょう。

ケブラコはミトコンドリアに酸素を与えます。

主訴 * 喘息

36歳・女性

状況 * 子どものころに繰り返し喘息になり、30年来患っている。微熱があるためか体力がなく、常に貧血のように立ちくらみがある。咳が出ると息切れがし、唇が真っ青になる。咳き込んで眠れなくなることが多い。

適用
随時：ΦQueb.(Chin.+Carb-v.)
朝：Cupr.
昼：Tub.
夜：Cocc.

結果 * 湿疹が出るようになった。そのころから息が楽になり、顔色もよくなった。幼いころに湿疹があったが、ステロイドで止めたことがある。夜の咳はだいぶよくなり眠れる日々が多くなった。体力がつき、少し太ってきた。

※ケブラコは呼吸困難による酸欠にとても効果があります。酸素が欠乏するような喘息は、体の細胞内のミトコンドリアにも酸素が行き届かず体力を失わせます。

Quercus ❋ ヨーロッパナラ

クエカス Quer.

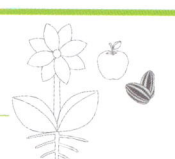

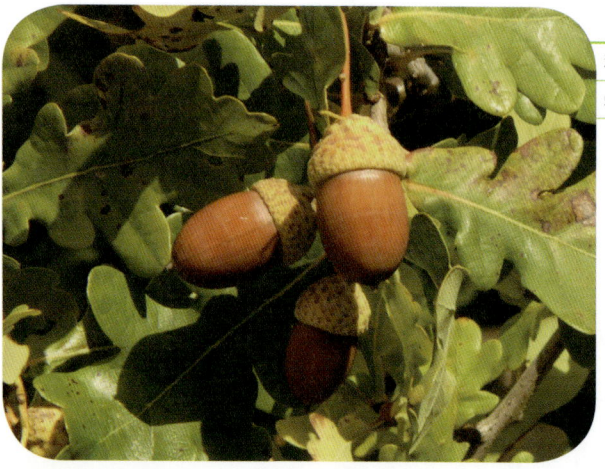

科 属＊ブナ科コナラ属
学 名＊*Quercus robur*

場所
脾臓
腸
肝臓

| テーマ | 脾臓のマザーチンクチャー |

大特徴

* 脾臓の問題
* 腸の疾患。栄養吸収不良。腸からの出血
* 慢性の肝臓病。肝硬変、肝機能不全

特　徴

* 出血しやすい傾向。あざになりやすい
* 慢性の貧血
* 倦怠感、めまい、冷え、集中力の低下
* 食物アレルギー
* 食欲不振
* カンジダ、細菌の異常増殖
* 腹部の臓器脱
* 粘液の鬱滞。水分、リンパ、脳脊髄液の鬱滞。むくみ。水頭症

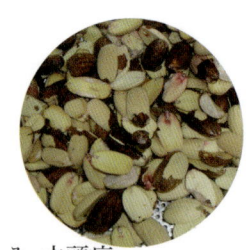

サポートチンクチャー

Φ…　膵臓／小腸／大腸／神経と脳／野菜のためのマザーチンクチャー

Quercus

解説

クエカスはナラの木、オークです。オークの木になるドングリは、動物にとってでんぷん、糖、蛋白質を含む食料源です。ドングリに多く含まれるマグネシウムは、動物の冬眠に不可欠なミネラルです。人間がスギなどを植林したり山を切り拓いたりして木の実を奪ってしまうと動物たちは冬眠できないのです。そのドングリを少しいただいて作ったのが、クエカスのマザーチンクチャーです。

クエカスは脾臓と親和性のあるマザーチンクチャーです。ラデマッチャーは、腫れた脾臓に使いました。脾臓の感染症や、アルコール中毒者の慢性的な脾臓の衰弱に使うことができます。

脾臓は食べ物の気を受け取り、体液、とくに血液の運搬と貯蔵を行う臓器です。脾臓は憂いや心配、不安などで気を使い過ぎると悪くなります。知的な事柄に熱中して夜ふかししたり、夜食を食べたりしていても、脾臓は悪くなります。貧血、息切れ、肩こり、首のこり、痰が出るなども、脾臓が悪い人の特徴です。脾臓が悪いと慢性の吸収不足になります。それは、脾臓で食物の気を受け取ることができないからです。食物アレルギー、鼓腸、食欲不振、胃腸の問題から口臭がするとき、未消化物を含む下痢で便が水っぽくなるときにクエカスを使ってみてください。慢性の貧血と栄養不足で、倦怠感、めまい、末端の冷え、蒼白、集中力の低下などがみられるときにも使ってみてください。

セリアック症、クローン病、潰瘍性大腸炎、消化性潰瘍などから慢性の腸出血が起こるときにもクエカスを使います。血小板減少性紫斑症にもクエカスです。これは血小板が脾臓で破壊されて減少してしまう疾患で、出血しやすくなり、すぐに青あざができるようになるのですが、そういう人もクエカスを使いましょう。

脾臓は免疫の臓器なので、脾臓の機能が低下するとカンジダや細菌などが増えます。エイズの人などはクエカスで脾臓をしっかりサポートしなければなりません。

クエカスは肝臓の問題にも合います。脾臓の衰弱を伴う慢性的な肝臓病、慢性肝炎、倦怠感や低血糖、めまい、出血などを伴う肝硬変や肝不全などにクエカスを使いましょう。

体液が鬱滞しているときにクエカスを使うとよいです。粘液やリンパ液、脳

Quercus

脊髄液の鬱滞、水頭症や知的障害、予防接種の害のある子ども、慢性的な肺の粘液としつこい咳、こういう症状に素晴らしく効きます。クエカスは臓器脱にも使います。直腸脱、膀胱脱、子宮脱、ヘルニアにもよいです。

クエカスの人は、集中できないため何事も完遂することができません。すぐにほかのことに気がそれてしまうのです。自分の夢を途中であきらめ、実現させる努力をやめてしまいます。今の子どもたちに忍耐力がないのは、脾臓が悪いからでしょう。だから、コツコツやっていくことができないのです。

忍耐や苦悶の後で疲れきり、精神的または肉体的な慢性の疲労感をもっている人にクエカスは合います。他者の重荷を背負った人、集団責任を負っている人、そのために無理をし過ぎた人たちです。

私も日本ホメオパシー医学協会会長として、たくさんの会員を抱え、その責任を背負っています。今までもいろいろな問題を解決するために、あちこちに行って話をしたり、謝ったりしてきました。そのときにクヨクヨしたり、将来大変な目にあうのではないかと憂いたりすると、脾臓が悪くなるのです。私は、バッシングされてもそれが間違いであれば「事実とは違います」と言います。泣き寝入りするようなことはありません。相手が間違っていることを言っていたら、正々堂々とそれを正すことが大切だと考えています。だから脾臓も悪くなりません。これはとても大事なことだと思います。

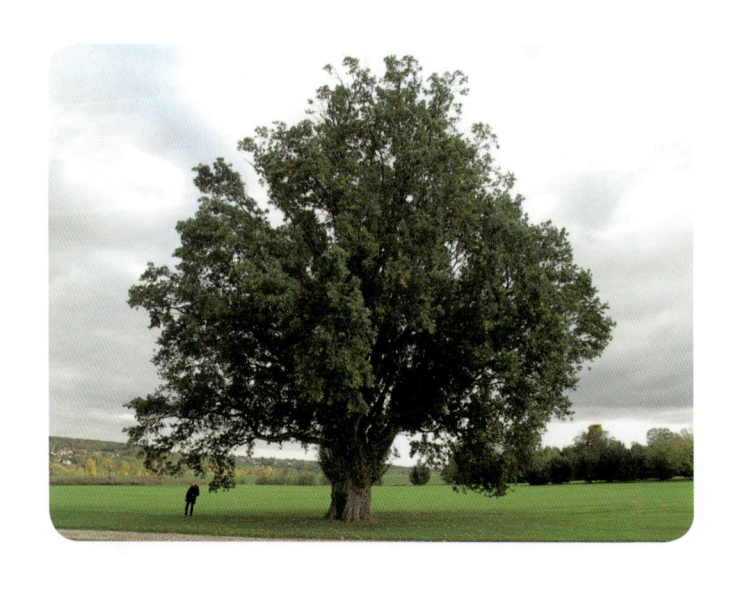

Quercus

> 症例

主訴 ＊ マラリアの後遺症

40歳・男性

状況 ＊ 若いころにアフリカに行き、予防接種をしたにもかかわらずマラリアにかかり抗生物質で抑えた。年に数回ほど必ず熱が上がり、下痢と嘔吐で衰弱し会社を休む。左下肋部に差し込みがあり、動くと悪化する。内出血しやすく、あざが多い。責任のある部署にいるのにマラリアの後遺症が出ると休まざるを得ず、申し訳ないと思っている。体力もないので同僚とは付き合うことをしない。会社の売上も年々減っており、「売上を上げなければ会社はなくなるぞ」と上司から言われた。部下と上司の板挟みになって心痛が常にある。

適用
随時：
脾臓のサポートチンクチャー
（ΦQuer.+Alum.+Merc-sol.）
朝：Sul-ac.
昼：Carc.
夜：Chin.

結果 ＊ いつもは湿気たときにマラリア様になるのに、今年は6月に入っても大丈夫だった。だるさが減り、体力がついて仕事にもやる気が出るようになった。先々の不安はまだあるが、前ほど思い悩まなくなった。水虫の状態が皮はむけてもジュクジュクせずに楽になった。

※マラリアの予防接種をしたため、マラリアの慢性病になってしまったケースかと思います。マラリアにかかると微熱が続き、汗がぬらぬらと出て体力を消耗します。とくに湿気たところでマラリアにかかりやすくなります。チャイナは湿気で悪化するとき、そしてマラリアそのものの熱に合います。ハーネマンがホメオパシーを発見するに至ったのはチャイナのおかげです。縄文時代はドングリなどを日にさらして渋味をとり食べていたようですが、私たちホメオパスは現代でもドングリを燻したドングリコーヒーやタンポポやチコリーの根を燻したチコリタンポポコーヒーを飲みます。これらは脾臓や肝臓への薬効もあり、コーヒー豆のように神経を刺激することもない、とてもよいものです。

Rumex ❀ ナガバギシギシ

ルメックス Rumx.

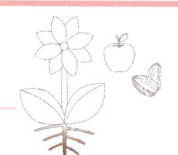

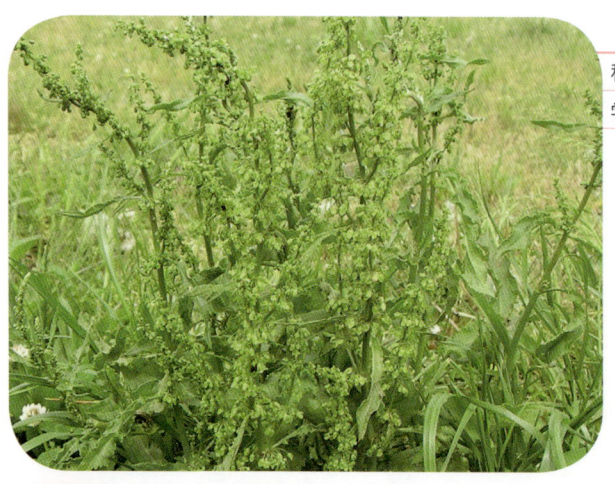

科 属＊タデ科スイバ属
学 名＊*Rumex crispus*

場所
粘膜
喉
肺
胃
腸
関節
神経

テーマ 冷気に対する敏感さ。呼吸器と消化器の症状に

大特徴

* 喉のむずがゆさから起こる咳。喘息、気管支炎
* 腸や喉の粘膜が乾燥して過敏になる
* ちょっとした冷気でも症状が悪化

特　徴

* 喉の痛み。失声症
* 胸にひりひりとした焼けるような痛み
* 早朝の下痢
* 消化不良、胸やけ、胃酸逆流
* 慢性胃炎、胃痛
* 香辛料の利いた食物で悪化
* 皮膚のかゆみ。じんましん

サポートチンクチャー

Φ… 下痢

Rumex

解説

ルメックスは、ナガバギシギシと言います。変わった名前ですが、由来はあまりはっきりしていないようです。北アメリカの先住民は、宗教的儀式の前に、このルメックスのお茶を飲みました。そうすることで神への理解が深まると言われていたからです。ルメックスにはリン酸カルシウム（Calc-p.）が多く含まれています。

ルメックスは粘膜の乾燥にとてもよく合います。粘液の分泌が減ることでその部位が過敏になり、焼けるような感覚を伴う場合によいでしょう。とくに呼吸器系と親和性があり、喉が絶え間なくむずがゆくて咳が止まらない喘息や気管支炎の人、喉が痛む人、失声症の人に使います。ルメックスの合う人には、ちょっとした冷気でも症状が悪化するという特徴があります。

消化器にもルメックスは合います。慢性的な胃の痛みを抱えていて、香辛料の利いた食事をとると悪化する傾向があるのが、ルメックスの特徴です。早朝、起きぬけに咳とともに下痢をするようなとき、胃酸が逆流して胸やけがするとき、ヒリヒリとした焼けるような感じがするならルメックスです。

また、皮膚のかゆみとじんましん、とくに冷気で悪化するような鋭い痛みの神経痛やリウマチなどにもルメックスを使うことができます。

Rumex

症例

主訴 * 温度差による咳で尿漏れをする

40歳・女性

状況 * 電車に乗ると咳が出て、電車を降りても咳が出るような、温度差で悪化する咳。尿漏れもあるので尿漏れパンツを履いているが、においがしないかと不安。とくに、冷房が効いていると調子がてきめんに悪くなり、口の中の大量の泡状のつばを吐きたくて仕方なくなる。喉にエヘン虫がいるようでイガイガする。咳のことを考えると咳をしたくなる。じんましんも寒冷で悪化する。声を使い過ぎると声が出なくなりやすい。妊娠中、咳で流産しそうになったことがある。そのときも体が冷えていた。子どものころから疲れやすく、成長痛もひどかった。

適用
随時：Φ Rumx.（Calc-p.）
朝：Caust.
昼：Tub-b.
夜：Rhus-t.

結果 * 尿漏れが少なくなり、失禁に対する不安が減った。軟便が続いていたが、硬い便も出るようになった。咳はまだ出るが、体に温度差を感じにくくなった。すぐ冷える傾向もなくなった。

※カルシウム不足がこのような病気を引き起こします。これにはリン酸カルシウムが必要ですが、ルメックスのマザーチンクチャーやモラスのマザーチンクチャーの中にはふんだんにリン酸カルシウムが入っています。ルメックスのマザーチンクチャーは粘膜が腫れて治りにくいところにも合います。また、ルメックスは慢性の下痢や関節炎をもつ人にもよいものです。

Ruta � ヘンルーダ

ルータ Ruta

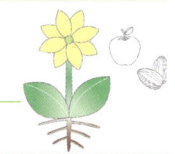

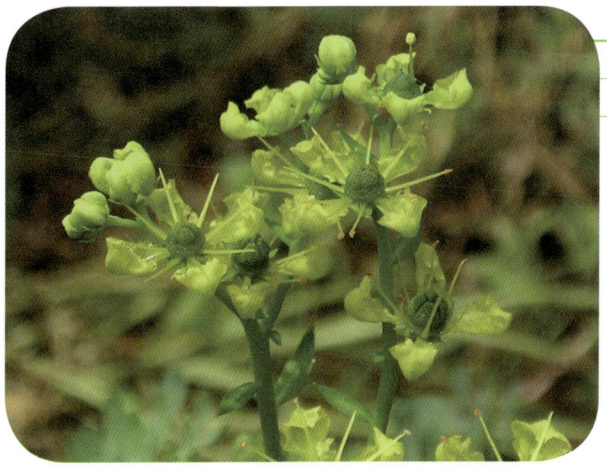

科 属＊ミカン科ヘンルーダ属
学 名＊*Ruta graveolens*

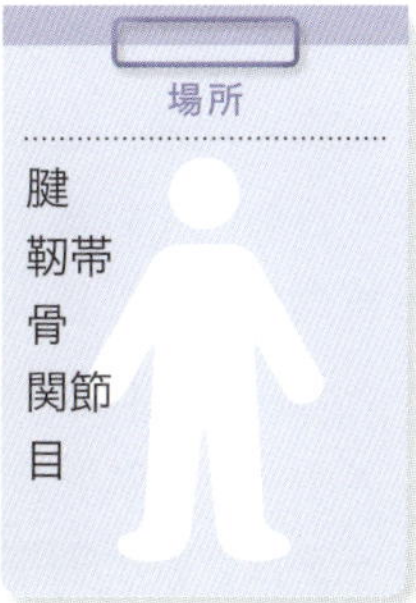

場所
腱
靭帯
骨
関節
目

| テーマ | 腱、靭帯、骨の損傷。 |

大特徴

＊腱や靭帯、骨などの弱さと損傷
＊手首や足首、指などの小さな関節
＊癌、腫瘍

特　徴

＊腱鞘炎、テニス肘
＊眼精疲労。視野がぼやける
＊出産後の膣の痙攣や脱腸
＊ガングリオン

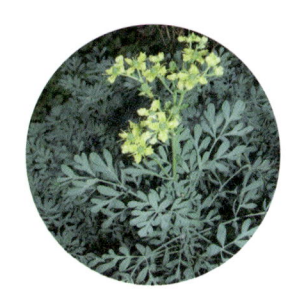

サポートチンクチャー

Φ…　近眼／脾臓／胃／大腸／便秘／消化／すべての癌用チンクチャー
Rx…　肝臓／脾臓／筋肉と腱と靭帯／傷・けが・打ち身・骨折／脳腫瘍

Ruta

解説

　ルータは、別名「ネコヨラズ」とも言います。ネコはルータの葉の香りが嫌いで、ルータに寄りつかないからです。昆虫もルータには寄りつかず、虫よけとして使えます。ルータは昔、薬草として月経不順や咳、料理の香り付けに使ったりしましたが、今ではほとんど使われていません。

　ルータには、ルチンという成分が含まれています。ルチンは毛細血管を強化し、血流を改善、血圧を下げる働きがあります。高血圧や動脈硬化の予防に有効だと言われています。血中コレステロール値の高い人にもよいです。ルチンには抗酸化作用と抗炎症作用があります。インドのホメオパス、プラサンタ・バナジー氏、プラティップ・バナジー氏親子は、ルータとカルクフォス (Calc-p.) のレメディーをコンビネーションにして脳腫瘍の治療に使っています。

　ルータは、腱や靭帯、骨などの結合組織に作用します。とくに手首や足首の捻挫、腱鞘炎やテニス肘、膝の疾患に合います。何回も骨折し、靭帯と筋肉を断裂させて治りにくくなっているような場合、ルータを使ってみてください。

　目の問題にもルータは使われます。とくに頭痛を伴うような眼精疲労、目に焼けるような感覚があって視野がぼやけているとき、眼球の圧痛、目の損傷後の問題などに使うとよいでしょう。

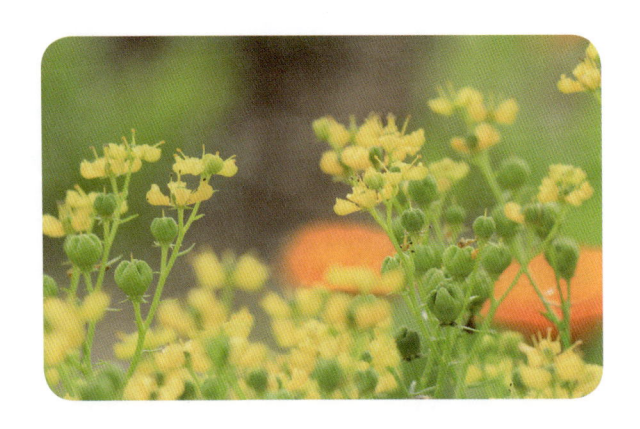

Ruta

症例

主訴 ＊ 8cmの脳腫瘍

50歳・男性

状況 ＊ 人前では明るいのに、家では腹が立ちやすく怒りっぽいと妻が言う。いびきをかく。寝ているとき泣きながら寝言を言う。無症状だが目の疲れがあり、体が重くだるい。とくに足。言っていることと実際のことが違う。いい人のように振る舞うが浮気もしていたと妻が言う。悲しいことはないと言い張る。心配ごとはないと言うが、妻には必要以上に物事を悪くとって心配する性格だと言われた。子どものころ、父親によく叩かれていた。また、骨折を何度かやっている。

※癌は実際に虐待があったことを受け入れ、小さいころの恐怖、不安、怒りに目を向けインナーチャイルドを癒すことで小さくなったりします。しかし、癌の人の多くは本音をなかなか言いません。自己治癒力を触発するには、まず自分は誰かということを知る必要があります。ルータは自分自身を取り戻すためのレメディーとマザーチンクチャーです。

適用
随時：癌のサポートチンクチャー
　　　（Φ Rutaを含む）（Pineal）
朝：Calc-p.
昼：Psor.+Med.+Syph.
夜：Ign.

結果 ＊ CTスキャンを撮ったところ、一部が石灰化していた。レメディーとマザーチンクチャーを続けたところ、足の痛みも減り、歩きやすくなった。妻曰く、怒りっぽさがとれたとのこと。泣きながらの寝言が減った。30歳のころ、事業を立ち上げ「さあ、これからがんばるぞ！」というときに親友にだまされ借金だらけになった。少しずつ本当の感情が出るようになり、テレビを見て涙を流すこともある。

※ルータは、信じるべきものが信じられなくなるような大きなトラウマがある人の腫瘍に合います。父親の暴力と親友にだまされたことで人を信じられなくなったこの人に合うマザーチンクチャーです。また、骨が弱い人は癌や腫瘍になりやすいのです。

ササ Sasa

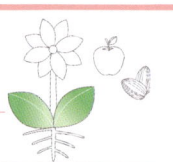

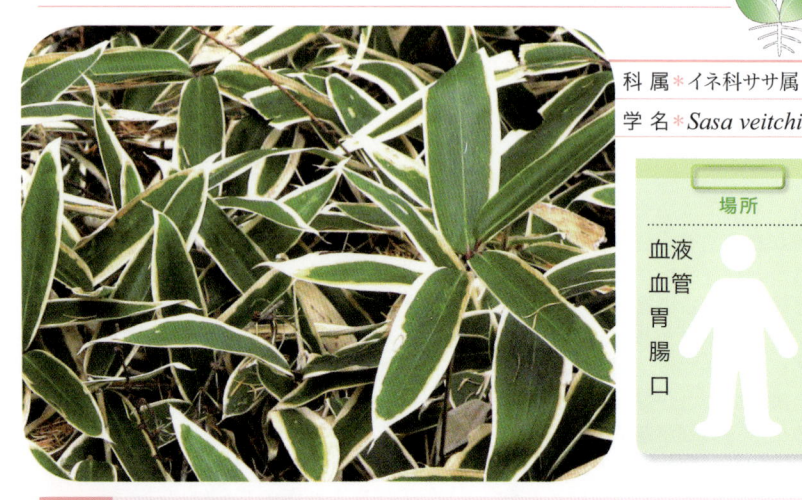

Sasa クマザサ

科 属＊イネ科ササ属
学 名＊*Sasa veitchii*

場所
血液
血管
胃
腸
口

テーマ　浄血と胃腸の問題のマザーチンクチャー

大特徴

* 血液の問題。高血圧、高血糖、高脂血症
* 胃炎

特　徴

* 創傷
* 胃もたれ。食欲不振
* 便秘
* 口内炎、歯周炎。口臭
* 糖尿病
* 癌

Sasa

解説

　日本は国土の68％が森林で、昔から数多くの薬草があります。ところが、今の日本人には薬草でも何でも海外のものの方がよいと思ったり、海外の人が素晴らしいと認めないと信じなかったりする傾向があります。日本人が昔から使っていたものには素晴らしいものがたくさんあります。そういう知恵をおばあちゃんなどから聞いて、使っていかなければなりません。このササにしても、ヨモギのアートメジアにしても、日本人には本当に大事なものです。

　ササは日本のクマザサのマザーチンクチャーです。クマザサは日本豊受自然農の敷地に自生し、いかなる悪環境にも適応して毎年茂ります。使用部位は葉です。クマザサの葉にはクロロフィルやビタミンC、B1、B2、カルシウムなどがバランスよく含まれています。民間療法でもよく使われており、抗炎症作用、抗潰瘍作用、鎮静作用、それから解毒作用や軽い利尿作用などがあります。クマザサに含まれるバンフォリンには抗癌作用があり、癌細胞の増殖を抑えると言われています。

　ササには血液や血管に関する多くの働きがあります。酸性になっている血液を弱アルカリ性に変えて血液をきれいにしてくれます。血圧を下げ、高脂血症を改善する働きもあります。血糖値が高いときもササをとること。糖尿病の人はササが合うと思います。また、傷の治りが遅いときに治癒を促進してくれます。

　ササは胃腸を丈夫にします。胃炎、胃もたれ、食欲不振に使いましょう。口内炎や歯周炎にもよいです。

　ササには口臭や体臭を除去する効果もあります。昔は、くみ取り便所にササを敷き詰めたり、スギの枝を置いたりしていました。そうすると悪臭を放ちにくくなりました。ササには抗菌作用があるので、悪臭の原因である雑菌の繁殖を抑えることができます。おにぎりや団子、刺身など、食べ物をササで包むと腐りにくいのはそのためです。

　体臭について言えば、肉ばかり食べている人のように、酸性体質だと体臭がする傾向があります。酸っぱいにおいがするとか、タマネギのようなにおいがするというのは、酸性体質の現れです。これはスーヤの人の特徴的なにおいです。スーヤの人に近づくと、霧のようにそうした臭気を出していることがありますが、ササは血液を弱アルカリ性に変えますから、そういうにおいがある人にもよいでしょう。

Sasa

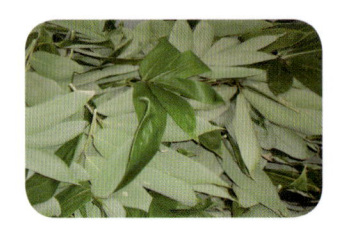

> 症例

主訴 ＊ カンジダ症

30歳・女性

状況 ＊ 黄色っぽいオリモノがドロリと出る。口の中も口内炎ができ、その周りは白くなっている。足には水虫もあり、夏にジュクジュクし掻くと水疱ができる。今まで抗生物質を膣に塗ったりして凌いでいたが、ヒリヒリと焼けるように大陰唇が痛む。10代は扁桃腺炎と熱を繰り返し、抗生物質をよくとった。甘い物が好きでやめられない。月経痛があり、月経の経血でもかゆくなる。顔の湿疹も焼けるようにかゆくなって皮膚がポロポロ落ちる。体全体が臭い。甘酸っぱいというか生臭い。

※顔の湿疹にはササやカレンデュラのマザーチンクチャーの入っている自然型化粧品を使うように指示しました。

適用

随時：Φ(Sasa＋Calen.)（4種類の抗生物質のレメディー）
朝：Carb-an.
昼：Psor.＋Med.
夜：Kreos.

結果 ＊ 月経量が増え、経血がいっぱい出た。月経の痛みもあった。2回目は普通の量に戻り、悪臭がしなくなった。経血が出てもかゆかったが、今はそのようにならない。オリモノのにおいや量は格段に減っていった。顔が赤く腫れヒリヒリするのはだいぶ落ち着いた。ヘチマ水がとてもよかった。甘い物は気持ちがふさぎこんだり、一人ぼっちになったときなどに無性に食べたくなっていたことに気づいた。

Solidago altissima ✱ セイタカアワダチソウ

ソリデイゴ Solid.

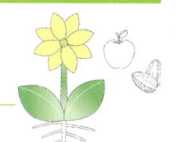

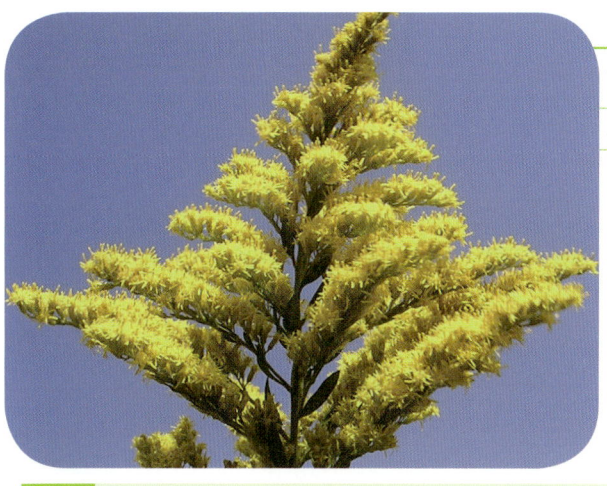

44
Materia Medica
＊
herbs

科 属＊キク科
　　　アキノキリンソウ属
学 名＊*Solidago altissima*

場所
腎臓
泌尿器
肺
関節

テーマ 腎臓と解毒のためのマザーチンクチャー

大特徴
＊腎臓や泌尿器の疾患。腎炎、排尿障害
＊薬害の排泄

特 徴
＊前立腺肥大
＊喘息
＊繰り返し簡単にひくかぜ
＊痛風、リウマチ。坐骨神経痛
＊難聴

サポートチンクチャー
Φ…　腎臓
Rx…　腎臓

Solidago altissima

解説

ソリデイゴはセイタカアワダチソウのマザーチンクチャーです。セイタカアワダチソウは以前、花粉症の原因として疑われて、皆から嫌われていました。空き地や土手にどんどん生えるので駆除も大変です。がれきや工業廃棄物があるような不毛の土地でも平気で生えます。ソリデイゴが群生している土地を見ると、あまり他の植物が生えていません。なぜなら、ソリデイゴは根から他の植物の成長を妨げる化学物質を出しているからです。ところが、自分たちだけで群生して一面を覆い尽くすようになると、今度は次第に消えていきます。不毛の土地を浄化してから消えるのです。イタドリなどもそうですが、こういう植物はとてもありがたい存在だと思います。多くの植物がソリデイゴによって作られた土の恩恵を受けます。

ソリデイゴの薬用部は主に花と根ですが、全草を使ってもよいでしょう。花が五分咲きのころに採集します。その花の中にある酵素が、ステロイドなどの薬害をきれいにしてくれます。

抗癌剤を使った癌の人にもソリデイゴはよいです。私は癌の人にソリデイゴのお茶を飲んでもらいます。ただし、このお茶は苦くて仕方がありません。健康な人が飲んだら吐いてしまうくらいまずいものです。ところが、癌の人はこのお茶を甘いと言うのです。その薬草を必要としている人にはおいしく感じられるのです。

以前、日本豊受自然農でルータの香りをかいでもらったときに、大好きだと言う人と、大嫌いだと言う人に分かれました。子どもたちは大嫌い。大人になると好きになる人がいる。大人になると癌細胞が増えているからでしょうか。ルータもソリディゴ同様、癌や腫瘍に合うチンクチャーです。

全身リウマチの人も、このソリデイゴが大好きでした。血液の中にステロイドの害がある人は、ソリデイゴをおいしく感じるようです。アトピー性皮膚炎でステロイドを塗った人や喘息で吸入した人には、ソリデイゴをおすすめします。また、ステロイドだけでなく、抗生物質、抗炎症剤、抗癌剤などを多量にとったことのある人にもよいでしょう。

ヨーロッパではソリデイゴの一種、ヨウシュアキノキリンソウ S. virgaurea がよく使われています。「この薬草は大変古くからのよい腎臓薬である。腎臓に特別に作用し、患者を正常な状態に戻す」とラデマッチャーは言っています。

Solidago altissima

慢性腎炎、尿毒症、排尿障害があって腎臓が痛むとき、圧迫に敏感な腎臓などに合います。坐骨神経痛、リウマチ、痛風、結核患者の繰り返しひくかぜにもよいです。腎臓と耳は関係していますので、難聴になったときにもソリデイゴがよいでしょう。

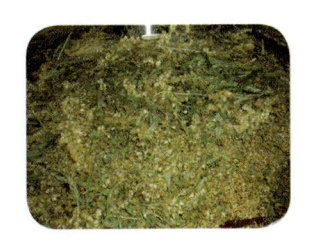

症例

主訴＊花粉症と足のむくみ

28歳・女性

状況＊花粉症になるとくしゃみが多く、目がかゆく涙目になる。咳まで出てかぜのようになる。CTスキャンをしたところ、子宮に5cmの筋腫があり下腹が腫れていることがわかった。定期的にスキャンをして経過をみている。尿量が少なく、出にくい。月経痛が陣痛のように痛み、月経中は腰や腎臓のあたりが張って痛む。

適用
随時：腎臓のサポートチンクチャー
　　　（ΦSolid.を含む）（RA）
朝：Kali-c.
昼：Med.
夜：Thuj.

※ホメガオイル一日大さじ一杯。

結果＊指にあったイボが3個もとれた。月経痛の痛みは軽減し楽になった。花粉症は春も終わったからか、大変よくなった。昨年は5月の末まで続き、夏のブタクサでもひどくなっていた。それから3カ月後、スキャンをしてもらったら筋腫が3cmになっていた。

※花粉症は木々や草花の花粉のせいでなく、花粉やほこりについた放射性物質や化学物質が人間の粘膜に入ることで生じているものです。実際、放射性物質のレメディーをとることで花粉症の症状が改善することが多いです。また、ソリデイゴは人々の健康を正常に戻す力が強いマザーチンクチャーでもあります。

Taraxacum ✱ セイヨウタンポポ

タラクシカム Tarax.

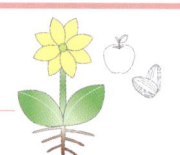

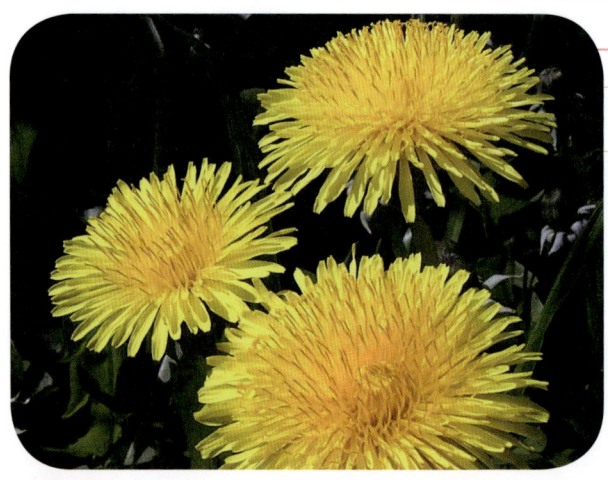

科 属 ✱ キク科タンポポ属
学 名 ✱ *Taraxacum officinale*

場所
腎臓　肝臓
胆嚢　膵臓
脾臓　胃
泌尿器
血液
精神

テーマ　体内の毒素を解毒、排泄する臓器を活性化する

大特徴

* 肝臓疾患、肝機能低下
* 排尿障害。頻尿、多尿、夜尿症

特 徴

* 黄疸、胆石
* むくみ
* 神経痛、関節痛
* 鬱、悲しみ。気難しい
* 無感情。反応の欠如。記憶力の低下

サポートチンクチャー

Φ…　肝臓／腎臓／便秘／皮膚（アトピー・とびひ）／筋肉と腱と靱帯／
　　野菜のためのマザーチンクチャー

Taraxacum

解説

タラクシカムはセイヨウタンポポです。今、日本では、海外登山を楽しんだ人々の靴や服について持ち込まれたタネによってセイヨウタンポポが広がっていて、日本在来のタンポポは追いやられつつあります。それくらいセイヨウタンポポは力強い植物です。

タンポポの葉は、花が咲く前にとってサラダにして食べます。この葉にはビタミンAやC、ミネラルが豊富に含まれています。とくにカリウムが多く、優れた利尿剤として民間で使われています。カリウムがないと心臓が動きませんから、心臓の問題にもよいかもしれません。膵臓、肝臓の問題にもよく、タンポポのお茶を飲むと血糖値が下がると言われています。また、血中の毒素を排泄する働きがあります。

乾燥させて煎った根はタンポポコーヒーとして飲みます。色や味がコーヒーとよく似ていて、とてもおいしい飲み物です。根には炎症を鎮め、肝臓を活性化させる働きがあります。民間ではタンポポの根は黄疸や胆石、リウマチの治療などに使われていました。

タラクシカムは大変優秀なマザーチンクチャーで、肝臓、胆嚢、腎臓、脾臓、膵臓など、さまざまな部位と関係します。肝臓が肥大して硬くなっているときや、肝炎による肝臓の痛み、黄疸、胆石によく使われます。また、脾臓の痛みにもよいです。膀胱とも親和性があります。膀胱に無痛の圧迫感があり、頻尿で多量の尿が出る人にはタラクシカムを使いましょう。夜尿症の人にもよく使われます。

神経痛や関節痛にもタラクシカムは使われます。電気が走るような痛みが特徴で、とくに膝の関節痛にはタラクシカムが合います。手足に痛みがあり指先が冷たいときや、激しい頭痛がして頭に熱感があるときにも使ってみてください。

精神面ではイライラしている人、とても気難しい人、無感情で反応が欠如している人、記憶力が低下している人、鬱で悲しむ傾向がある人などによいでしょう。タラクシカムは突然笑い出したり、しゃべったりする傾向もあります。タラクシカムは胆嚢に合いますが、胆嚢が悪い人は気難しい人が多いです。そういう人はタラクシカムを使ってみてください。

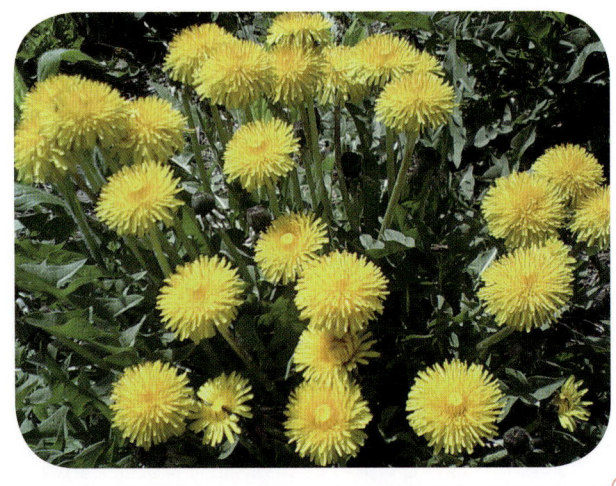

Taraxacum

主訴＊頭痛

症例

52歳・女性

状況＊10年間こめかみや頭頂に波打つようなひどい片頭痛がある。舌が地図状に白くなっている。口の中が酸っぱい。朝起きると汗びっしょりになっている。赤ら顔になりやすい。突然快活になり、おしゃべりが止まらない。よく笑う。仕事を嫌い、判断を任されても決断ができない。

適用
随時：肝臓のサポートチンクチャー（ΦTarax.を含む）（胆石サポート）
朝：Carb-v.
昼：Psor.
夜：Bry.

結果＊頭痛が軽くなった。便秘のときに頭痛が生じることに気づいた。水分を多くとるようにしたら、下痢と便秘を繰り返していたのがよくなってきた。外食すると下痢をしていたが、これもよくなってきた。

※タラクシカムのマザーチンクチャーは体に体毒がたまり、肝機能の解毒力が低下したときに使います。頭痛は、体毒の蓄積と、症状を抑圧し疥癬慢性マヤズムが立ち上がることで生じます。タラクシカムのマザーチンクチャーはブライオニアと親和性があり、相乗効果を発揮します。また、肝臓が悪くなると決断力がなくなり、優柔不断になることも多いのです。

Thuja ✻ ニオイヒバ

スーヤ Thuj.

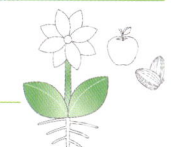

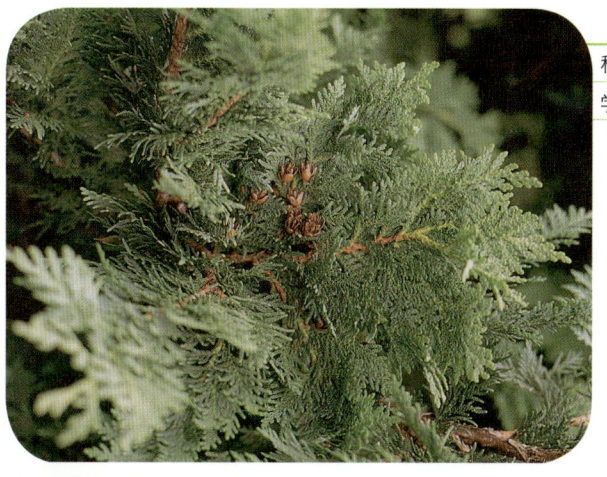

科 属＊ヒノキ科クロベ属
学 名＊*Thuja occidentalis*

場所
腎臓
膀胱
生殖器
皮膚
精神

| テーマ | 予防接種や薬の害に対するマザーチンクチャー |

大特徴

* 予防接種の害、薬害
  それらの慢性的な影響
* イボ、ポリープ、コンジローム
* 腎臓、膀胱、生殖器の疾患
* 皮膚の問題
* 黄緑色、または緑色の分泌物

特 徴

* 慢性のかゆみを伴う湿疹
* 皮膚の軟組織の腫れ。脂肪腫
* 脆い爪、爪周囲炎
* ホルモンバランスの乱れによる疾患
* 子宮内膜症、月経不順、卵巣機能不全
* 男性不妊、精子数の少なさ、性欲の低下
* 自分は醜い、愛されないと感じ自己卑下している
* 強迫神経症

サポートチンクチャー

Φ… 目／近眼／口や虫歯(歯黒)／甲状腺(福島)／膵臓／子宮／卵巣／前立腺／下痢／便秘／静脈(静脈瘤)／筋肉と腱と靭帯／水虫／スーヤ・ワクチノーシス／骨癌／脳腫瘍／乳癌／食道癌／白血病／肝癌／肺癌、気管支癌／リンパ癌／大腸癌／胃癌

Rx… 静脈(静脈瘤)／不妊(子宮)／かゆみ(アトピー・イボ)／脳腫瘍／白血病／リンパ癌／大腸癌

Thuja

解説

スーヤは別名「生命の木」と呼ばれる、ヒノキ科の常緑樹です。この木は不死を象徴していて、昔から魂の旅を助けるために、墓地に植えられてきました。非常に長命で1,000年以上も生きます。その間、非常にゆっくりと成長し、厳しい環境下ではしばしば成長が止まってしまうこともあります。

スーヤはバーネットが『ワクチノーシス』(ホメオパシー出版) で取り上げたように、予防接種の後の不調に対してよく使われます。予防接種をしたり薬で症状を抑圧したりすると、体に膿がたまっていきます。それがやがて、イボやポリープ、腫瘍になるのです。このような、体内に慢性的に粘液と膿があり、濃厚な黄緑色もしくは緑色の分泌物が出る人に、スーヤは合います。

スーヤは淋病マヤズムに合うマザーチンクチャーです。本人や両親あるいは先祖が淋病を抑圧していて、そのために、ほくろやイボ、軟性の線維腫、コンジローム、ポリープ、腫瘍などができる人は、スーヤが必要です。淋病マヤズムは淋病そのものではなく、カンジダ、クラミジア、マイコプラズマ、トリコモナスなどによって、その害が現れます。スーヤはこれらを一掃してくれます。多肉質な軟らかいイボが、性器や会陰、肛門周辺、手足、顔などにできる人や、イボがたくさんある人はスーヤを使うこと。ハーネマンもイボの患部にスーヤのマザーチンクチャーを直接塗るようにと言っています。

かゆみを伴う湿疹、化膿性の分泌物、皮膚の軟組織の腫れにもよいです。腫瘍ができて、チクチクしたり、かゆかったりするときには、スーヤとアーティカプラットを一緒に使いましょう。

脆い爪と爪周囲炎、真菌性の感染症と足のひび割れ、多汗、脂性肌などにもスーヤは使われます。

スーヤは腎臓に作用します。そして、腎臓は生殖器に関係しています。生殖器とホルモンの問題にはスーヤを使いましょう。男性ホルモンの問題では性欲の減退、不妊、精子の数の少なさ、前立腺肥大、勃起不全などに使います。女性ホルモンの問題では女性ホルモン不足、子宮内膜症、月経不順、卵巣機能の不全、膣の分泌物が不足して性交痛やかゆみがあるときに使います。女性の多毛、性別の混乱、男性の胸のふくらみなどのホルモン異常の場合にもスーヤがよいです。

スーヤの合う人には強迫観念があります。非常に閉鎖的で、抑えがたい衝動

が繰り返され、自分が汚れることに恐怖をもっています。健康、ダイエットなどに興味をもち、自らの日課に対して狂信的になり過ぎる傾向があります。スーヤの人は、表向きは非常に礼儀正しくて控えめに見えるのですが、自分のプライバシーが侵害されることを嫌います。二重人格で、隠れた罪の意識があり、自分は醜くて愛されていないと思っているのがスーヤのタイプです。

症例

主訴 * 腎臓多嚢胞と発達障害、知能の遅れ、尿管肥大症

8歳・女児

状況 * 人工授精で生まれた。爪が弱くて脆く、うねっている。おしっこをもらす。時間を常に気にする。ジャンプをする。

※腎臓の障害をもつと爪に現れます。この子の特徴的なところは顔、首などの毛細血管の筋が大理石のように浮き出ていることです。

適用

随時：スーヤ・ワクチノーシスチンクチャー（ΦThuj.を含む）（女性ホルモン・男性ホルモンのレメディー+Nat-m.）
朝：Carb-an.
昼：Psor.+Med.+Syph.
夜：Thuj.

結果 * まだ尿管肥大があるが、毛細血管の浮き出た感じは減り、体がとてもよくなったし、行動が増えた。体調はよい。

※自然療法を行う私たちホメオパスは、時々どうしようもなく落ち込んでしまうこともあります。子どもを求める気持ちは痛いほどわかりますが、子どもを作る前に夫婦の体と心を浄化することがとても大事なのです。そうすることで、人工的な手段に頼らなくても自然と妊娠し丈夫な子どもが生まれる可能性は随分高まるのです。そのためにもワクチン、薬、農薬、人工肥料、除草剤、食品添加物、重金属、化学物質などの害を排出し、心の傷、インナーチャイルド癒しをしてほしいと思うのです。両親が真にこの人生を生きることで、子どもの魂は喜んでこの世に来てくれると思います。

Urtica platyphylla ❋ エゾイラクサ

アーティカプラット Urt-p.

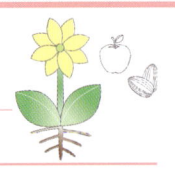

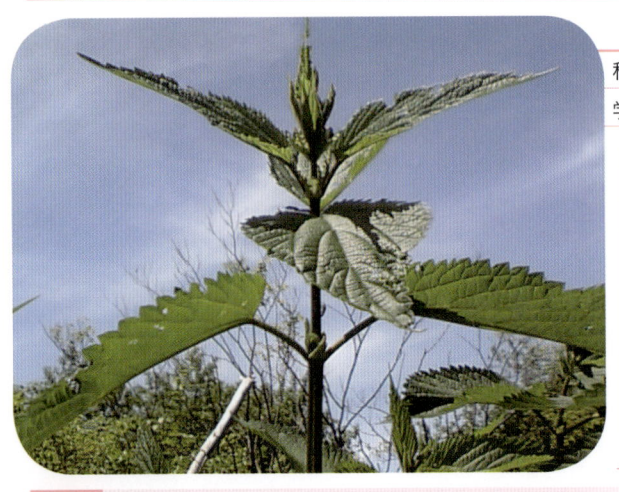

科 属＊イラクサ科イラクサ属
学 名＊*Urtica platyphylla*

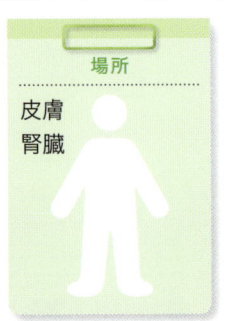

場所
皮膚
腎臓

テーマ 皮膚のかゆみやじんましんに

大特徴

＊皮膚のかゆみ、じんましん
＊腎臓疾患
＊痛風

特 徴

＊アトピー性皮膚炎、イボ、白癬など皮膚の問題
＊やけど
＊浮腫
＊乳汁分泌促進

サポートチンクチャー

Φ… 腎臓／皮膚(アトピー・とびひ)／血(貧血)／骨／放射線(福島)／
　　かゆみ(アトピー・イボ)／骨癌／野菜のためのマザーチンクチャー

Urtica platyphylla

解説

　アーティカプラットは和名をエゾイラクサと言う植物で、北日本に自生しています。アイヌの人たちが昔から生活の中で使っていた植物です。ヨーロッパ原産のアーティカウーレン（*Urtica urens*：ヒメイラクサ）と同じイラクサの一種です。日本人にはヨーロッパのイラクサよりも、日本のイラクサの方が合うでしょうから、日本のマザーチンクチャーを使ってみてください。

　フランスではイラクサの葉のスープを飲みます。イラクサにはクロロフィルや鉄分、葉酸が含まれているので、貧血の人や、とくに妊娠している人におすすめです。乳汁が出ないときに分泌を促進しますので、授乳中のお母さんにもよいと思います。また、イラクサには利尿作用があり、体内の老廃物や尿酸を排泄する働きもあります。

　イラクサの茎や葉にはとげがあります。とげにはヒスタミンやギ酸などが含まれていて、触れると痛く、じんましんを引き起こすこともあります。じんましんは漢字で蕁麻疹と書きますが、蕁麻というのは中国ではイラクサのことです。つまり、じんましんというのはイラクサかぶれの特徴によく似た症状だということです。

　ですから、アーティカプラットはじんましんにとてもよいマザーチンクチャーです。掻けば掻くほど盛り上がるようなじんましん、皮膚の激しいかゆみ、アトピー性皮膚炎、白癬、イボ、やけど、虫刺されなどの皮膚症状に、このアーティカプラットを使ってください。とくに皮膚のかゆみからイライラして、皮膚をかきむしって怒っているような人には、アーティカプラットがとてもよく合います。

　アーティカプラットは、父親との関係が悪かった人にもよいです。以前、父親に対する怒りを山ほど抱えている人がいました。いつも偉そうにしている父親が嫌いで、その人は若くして家を出ました。そして、学校に通い、就職したのですが、その職場の上司が父親そっくりだったのです。その上司のやることなすことにイライラする。上司が近づいてくるだけで、じんましんができる。それも、上司のいる側にだけできる。朝起きて、今日もまた会社に行かなければいけないと考えた途端、全身にじんましんができる。そういう状態でした。このじんましんは何を現しているかというと、怒りです。怒りを出せなかったために、皮膚の下に怒りがたまっているのです。この人にはアーティカプラッ

Urtica platyphylla

トを指示しました。とても効果がありました。

　また、アーティカプラットは腎臓の問題、結石や尿砂、浮腫、痛風、リウマチなどの症状にもとても合うものです。

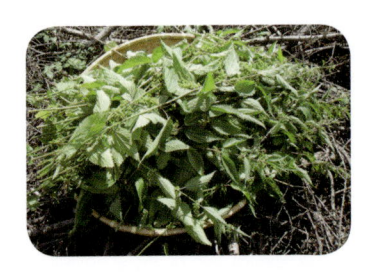

主訴 ＊ アレルギー

45歳・女性

状況 ＊ 庭の垣根のサザンカを切っているときに、手袋と長袖の間の手首がチクチクとして掻いていた。そのうちに小さな水疱ができ、それが掻くごとに一体化して、しまいには大きな水疱になってしまった。次第に顔も腫れ上がり、まぶたが開けられなくなった。

※この人は、出産後母乳がほとんど出ませんでした。しまいには体全体にじんましん様の腫れた湿疹が出て、私に緊急との連絡が来ました。

適用
随時：ΦUrt-p.(Chadok.+Apis+Rhus-t.+His.)

結果 ＊ すぐにバイク便でマザーチンクチャーとレメディーを取り寄せ、10〜20滴を500mlのペットボトルに入れ、トンシャカ法で頻繁にとった。とるたびに焼けるようなチクチクが減った。このようになってから丸半日おしっこが出なかったのに、尿がいっぱい出た。顔から腫れが引き、皮膚がシワシワになった。手首の大きい水疱はすでに破れ、水のような溶液が流れ出ていたが、その皮膚の治りがとても早かった。子どものころに麦の穂によって同じような症状が出たことを思い出した。少し乳頭からも汁が出た。乳頭は、子どものころにアトピーがあって、かゆくてステロイドを塗ったところだった。

Valeriana ❋ セイヨウカノコソウ

バレリアナ Valer.

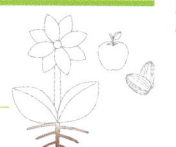

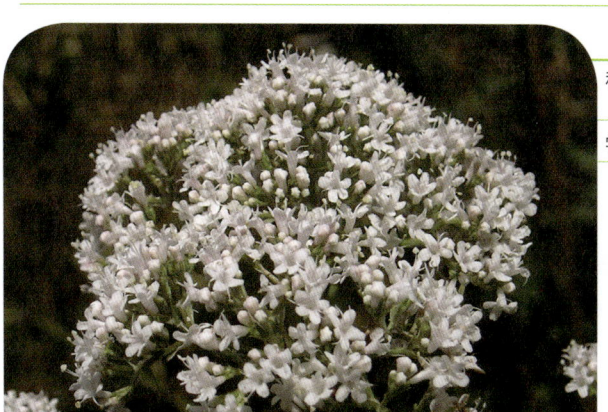

科 属＊オミナエシ科
　　　カノコソウ属
学 名＊*Valeriana officinalis*

場所
神経
筋肉
腸
呼吸器

テーマ 不安や緊張を和らげて強力に鎮静させる

大特徴
* 神経の緊張、不安
* 不眠

特 徴
* ヒステリー、神経過敏、気分が変わりやすい
* 心臓神経症
* 筋肉の痙攣
* 過敏性腸症候群
* 喘息
* 神経痛。歯痛

サポートチンクチャー
Φ… 目／近眼／胃／下痢／神経と脳／骨／肝癌／肺癌、気管支癌／野菜のためのマザーチンクチャー
Rx… 神経（神経疲労・鬱）

解説

バレリアナは和名をセイヨウカノコソウと言います。マザーチンクチャーとして使うのは根の部分だけです。この根にはイソ吉草酸という成分が含まれています。これは足の裏のにおいと同じ成分です。だからバレリアナのにおいの臭いことといったら。人間にとっては悪臭です。ところが、ネコにこのにおいをかがせると、陶酔してゴロゴロするのです。マタタビと同じ

Valeriana

ような効果があります。

　人間が薬草として使う場合にも鎮静作用があります。ですから、バレリアナの根は、ドイツなどではサプリメントとして使われています。

　バレリアナのマザーチンクチャーは、不安や緊張を和らげてくれます。ホメオパシー版の精神安定薬です。大学に入学して独り暮らしを始めなければならないとか、会社に就職することになったとか、何か新しいことに挑戦するときにバレリアナはとてもよいでしょう。安心して物事に臨み、前に進んでいくことができるよう、背中を押してあげることができます。

　実は私もバレリアナが好きで、娘のジュースの中にこっそり入れたりしています。イギリスで暮らしている娘は東京に来ると、不安や緊張があるのか「東京に来て肩がこった」、「夜中に歩いていると怖い」などと言うことがあります。そこで、ジュースにバレリアナを入れて飲ませると、途端にソファで横になるのです。それを見るとバレリアナが効いているのがよくわかります。息子が「眠れない」と言うときには、バレリアナのマザーチンクチャーを部屋中にスプレーします。そうすると、とてもぐっすり眠れるのです。バレリアナは、我が家ではパッシフローラとともに安心感を与えてくれる大事なマザーチンクチャーです。

　筋肉の痙攣や過敏性腸症候群などにもバレリアナはよいです。過敏性腸症候群の人が多いようで、電車に乗った途端にお腹が痛くなるという人がよくいます。お腹が痛くなったらどうしようと心配な人は、バレリアナとジンジバーのマザーチンクチャーを500㎖のペットボトルの水に10〜20滴ずつ入れたものを飲んでください。安心して電車に乗ることができます。

　神経が過敏でいつも緊張状態にある人、そのために動悸、息切れ、胸痛、呼吸困難などを起こす人は、バレリアナを使いましょう。ヒステリーを起こしやすい人や、気分の変化が激しい人、月経前症候群でイライラする人にも、バレリアナがよいでしょう。歯痛や神経痛などにも合います。

　このような神経の問題には、アヴィナサティーバ、ハイペリカム、パッシフローラなどもよく使います。神経の問題全般にはハイペリカムがよいでしょう。トケイソウのパッシフローラは、夜になると目が覚めて時計を眺めているような人に。昔のことをぐるぐる考えて、頭の中が静まらないときにはアヴィナサティーバを使ってみてください。反対に頭を活性化しなければならないときには、ギンコビローバを使いましょう。

Valeriana

　ちなみに、眠れないときはヨガの屍のポーズ（両手両足を軽く開きあおむけに寝るポーズ）をして、眉間に意識を持っていきましょう。そして耳をそばだてて心臓の鼓動や呼吸の音を聞くことに専念してみてください。そうすると、眠れるようになります。

　眠りは自分を神に委ねる信頼の証です。私も多くの心的トラウマを体験し、人を信じられず少しの音で目覚めていました。人は眠れないと必ず病気になります。それは、眠って霊界で魂の世話を焼いてもらわねばならないからです。自分を信頼し、すべてを神に任せて生きていきましょう。そうすれば Let it's go. 心や体の滞りを流すことができてリラックスできるのです。鍵は自分を信じることです。そうすれば人も信じられるでしょう。

症例

主訴＊不眠

15歳・男子

状況＊受験勉強で脳が疲れている。家族が寝静まってから一人で勉強していると幽霊が出そうな気がして、廊下やトイレの電気を点けっぱなしにしている。暗闇が怖い。学校のクラスメートもみんなピリピリと緊張していて気が立っている。みんな受験を控えているので仕方がない。神経衰弱を起こしているのか、朝方3時ころになっても眠れない。疲れきっているのに。もう日が昇ろうとしている。明る過ぎて眠れない。両親の期待に添いたいが、もう背負いきれない。助けて！

適用
随時：神経と脳のサポートチンクチャー（ΦValer.+Coff.）
朝：Calc-p.
昼：Tub.
夜：Chin.

結果＊レメディーをとり始めてすぐに眠くなり、12時間以上も寝た。その後、すっきりしていた。早く寝て、朝4時に起きて勉強することに決めた。そうすると、成績もめきめき上がっていった。

※バレリアナは麻酔の量や睡眠薬の量によって神経が慢性的に立って、緊張がとけない人にも合います。この子は帝王切開で産まれており、不眠のため少量の睡眠薬をとっていました。すぐにやめたと言うのですが、成長している子どもたちにとって薬は怖いものです。神経をやられてしまいます。不眠になっている子どもに必要なのは、2時間なら2時間と時間を決めて集中的に勉強したら、適度な気分転換や運動、散歩をすることです。この子は、このレメディーとともにお受験のサポートレメディーもとり、見事に希望する大学へ合格しました。

Verbascum ビロードモウズイカ

バーバスカム Verb.

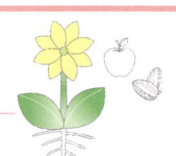

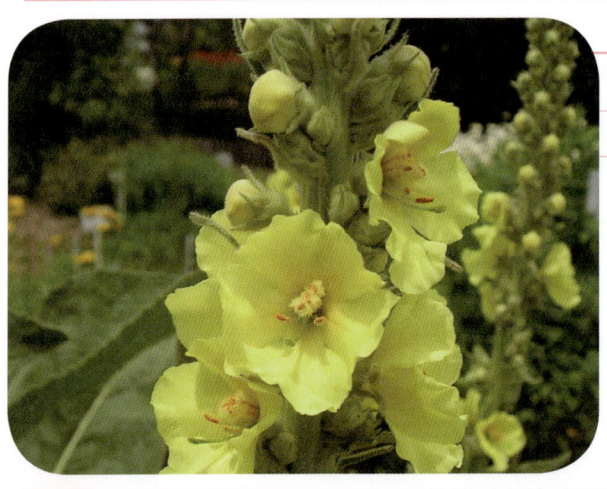

科 属＊ゴマノハグサ科
　　　　モウズイカ属
学 名＊*Verbascum thapsus*

場所

耳
呼吸器
神経
膀胱
肛門
脾臓

| テーマ | 耳の痛みと声がれを伴う乾いた咳に |

大特徴

* 耳痛。難聴。何かが詰まったような感じ
* 声がれ。ヒリヒリする喉の痛み
* 乾いた咳。夜に悪化

特　徴

* 難聴
* 夜に悪化する咳
* ヒリヒリする喉の痛み
* 夜尿症
* 神経痛
* 便秘。ヒツジのような硬い便

サポートチンクチャー

Φ…　耳／肺

Verbascum

解説

　バーバスカムの和名は、ビロードモウズイカ（天鵞絨毛蕊花）と言います。モウズイカは、「雄しべに毛が生えている花」という意味です。草丈は1〜2mくらいになります。

　昔から薬草として肺の病気によいと言われてきました。去痰作用があり、結核、乾いた咳、気管支炎、喉の痛みなどに用います。ヨーロッパではカタル性の症状、しもやけ、耳の痛み、湿疹の治療に使われていました。痔にもよいハーブです。

　ホメオパシーでも、とくに耳と呼吸器、膀胱の問題に用いられます。何かが詰まったような感じがする耳の痛み、水が耳に入ったことで起こる難聴にはバーバスカムです。

　夜に悪化する空咳。とくに声がれを伴い、喉が乾燥してヒリヒリと痛むとき。喘息。深呼吸をすると楽になる。気温の変化や風に当たることで悪化する。これらがバーバスカムに特徴的な呼吸器系の徴候です。三叉神経痛を伴うかぜやカタルにもバーバスカムを使うことができます。

　泌尿器系や消化器系の問題では、焼けるような痛みを伴う排尿や夜尿症、肛門のかゆみ、ヒツジのような硬い便と便秘などに用いられます。

　バーバスカムは脾臓と親和性があります。とくに左側の季肋部に針で刺すような断続的な痛みがあり、飛び上がるほど痛いようなときに使いましょう。

　精神面の特徴としては、幻覚が盛んに生じて、とくに多彩な画像を見る傾向があります。普段なら関心を引くものに対して無関心なときや、理由はないが非常に不機嫌、しかし仕事への意欲はある、というようなときは、バーバスカムがよいです。

　一日中ビクビクしていて、どんな努力も報われず、希望は叶わないとあきらめている人に合います。こういう人はたいてい脾臓が悪くなります。それから過剰なほどゲラゲラ笑う人。これもバーバスカムが合う人の特徴です。脾臓の悪い人はやたらと笑ったりすることがあります。普通脾臓が悪くなると気持ちが重く、物事を深刻に受け止めます。それを笑い飛ばそうとするのでしょうか。脾臓の悪い子はよく鼻歌を歌ったりします。そうやって、心も体も軽くしようとしているのでしょう。そういうときに、バーバスカムを使ってみてください。

　洞爺の日本豊受自然農で作ったバーバスカムは2mの背丈があり、1m程の

Verbascum

茎いっぱいに小さな蕾を無数に付け、薄黄色の花を次々と咲かせます。葉も分厚くホクホクしていて、まるで毛布でくるまれているようです。こんなに種をつける植物はほかにないほど力強いのです。

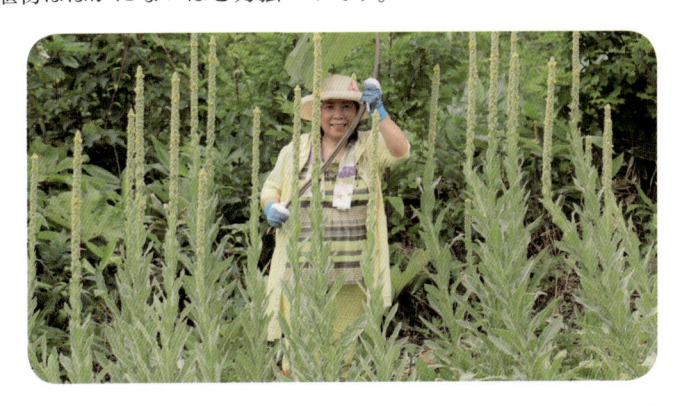

主訴 ＊ 虚弱体質

6歳・男児

状況 ＊ いつも肺や鼻、耳に粘液がある。かぜをひきやすい子ども。何回も中耳炎を繰り返し、片方の耳はもう聞こえない。閉鎖した感覚。電話で10分話しただけで、声が出なくなった。近視で、眼鏡をとるとぼんやりかすんで見える。すきま風などでも冷え、すぐにかぜをひく。天候が変更することで体調が悪くなる。死や戦争の夢ばかりみる。お腹にガスがたまりゴロゴロする。便はヒツジの便のようにコロコロで、腸が不活発で便が出にくいと思ったら下痢に変わったりする。一人っ子だが、同じくらいの年齢の子どもに興味がなく、赤ちゃんが大好き。引っ込み思案で何かを試みることがない。母方の祖母は結核で亡くなった。

適用

随時：ΦVerb.（Carb-v.＋Sel.＋Sil.）
朝：Phos.
昼：Tub.
夜：Puls.

結果 ＊ 熱が出て中耳炎にかかった。いつも病院で切開してもらうが、今回は自然に鼓膜が破れ、耳の中から出た膿と血が枕にびっちり付いていた。咳も痰も出て、鼻も黄色の鼻汁が出ていた。それが終わるころ、体力も少しずつついてきたようで、寒い外でも遊べるようになり、同年代の子どもの跡を追って走るようになった。まだ、ほかの子どもより小さめだが元気になっている。

Yamabudo ❋ ヤマブドウ

ヤマブドウ Yamab.

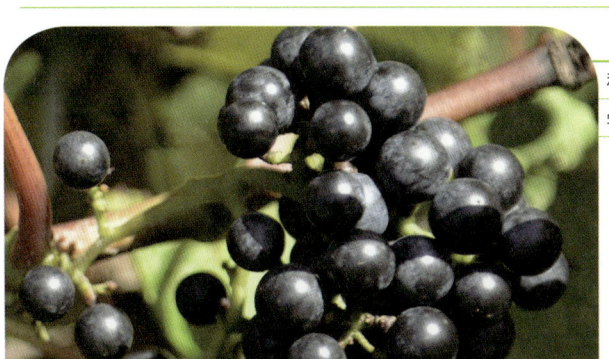

科 属＊ブドウ科ブドウ属
学 名＊*Vitis coignetiae*

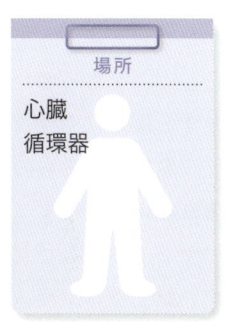

場所
心臓
循環器

テーマ 心臓疾患を予防するブドウポリフェノールを含有

大特徴
* 血行不良
* 動脈硬化
* 低血圧
* 貧血

特　徴
* 肉体疲労
* 低血糖
* 吐き気、嘔吐
* 冷え、むくみ
* 出血

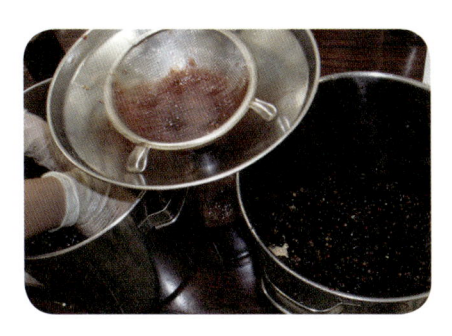

50 Materia Medica ＊ herbs

Yamabudo

解説

ヤマブドウは日本の固有種です。北海道や本州の涼しいところでよく育ちます。ですから、北海道洞爺にある日本豊受自然農などはちょうどよい環境です。果実を食用にしますが、ヤマブドウは雌雄異株なので、雄株と雌株がないと実がなりません。生のまま食べたり、乾燥させて干しブドウにして食べたりします。とてもおいしいです。やはり、品種改良していない原種は素晴らしい力をもっています。ジャムやジュース、シロップ漬けに加工したりもします。最近はヤマブドウのワインを見かけますが、自生のものではなくて、品種改良しているものから作っているかもしれません。自然ではそんなに大量にとれないからです。

ヤマブドウには体によい成分がたくさん含まれています。アントシアニン、カテキン、クエン酸、リンゴ酸、カルシウムや鉄などのミネラルも豊富です。なぜ、クマがヤマブドウを食べるのかがわかるでしょう。

以前、「フランスの人は動物性脂肪を多くとっているのに、心臓病による死亡率が低い」という論文が発表されたとき、赤ワインのポリフェノールが動脈硬化を防ぐと言われました。それ以来、ブドウポリフェノールの抗酸化作用が有名になりましたが、ヤマブドウにもブドウポリフェノールが豊富に含まれています。ですからヤマブドウは循環器系に素晴らしい効果があります。ヤマブドウは血液循環を促進して体を温めます。貧血の人にもおすすめです。動脈硬化、低血糖、低血圧にもヤマブドウを使うことができます。

炎症があるときにもヤマブドウを使いましょう。慢性腎炎や慢性肝炎の人、胃炎で焼けるような痛みがあったり、嘔吐したりするときに使ってみてください。

クエン酸が豊富なヤマブドウには、滋養強壮、疲労回復の効果があります。心身ともに疲れたときには、シソジュースにヤマブドウのマザーチンクチャーを入れると、相乗効果もあり、とてもおいしく飲むことができます。

Yamabudo

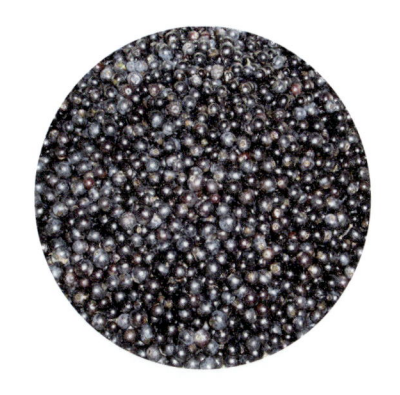

私は、冬に暖炉の前で甘酸っぱいヤマブドウ酒を盃一杯ちびちび飲むのが大好きです。疲れがとれて血液の循環もよくなり、心も体もホッとするからです。私は貧血体質なので、ヤマブドウのマザーチンクチャーをシソジュースやリンゴジュースなどに20滴入れて毎日飲んでいます。洞爺ではヤマブドウが自生し、2012年秋にたわわに実りました。すべてをとるのではなく、クマも食べられるように半分ぐらい残します。干したヤマブドウもタネごと食べるのですが、一粒食べるごとに唾液がにじみ出ます。心なしかコンピューターで疲れた目が楽になったように感じます。ヤマブドウ酒と寒天、メープルシロップで作ったゼリーはとても濃厚で、みんな大好きです。このマザーチンクチャーは妊婦さんの貧血にもよいものです。貧血の人はいくつかのパターンがありますが、以下にその一つのパターンに対するZENプロトコルを参考に提示します。

貧血ZENプロトコル（参考例）
随時：血（貧血）のサポートチンクチャー（ΦYamab.）
朝：Ferr.
昼：Carc.
夜：Puls.

食べ物ではアンズを干したもの、パセリ、納豆、トウガラシを多くとることで鉄分が入りやすくなります。そして造血の脾臓のサポートチンクチャーをとることをすすめます。千島学説では腸から赤血球が作られますので、小腸のサポートチンクチャーもおすすめです。

Zingiber ✺ ショウガ

ジンジバー Zing.

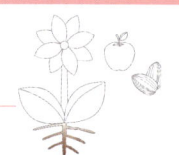

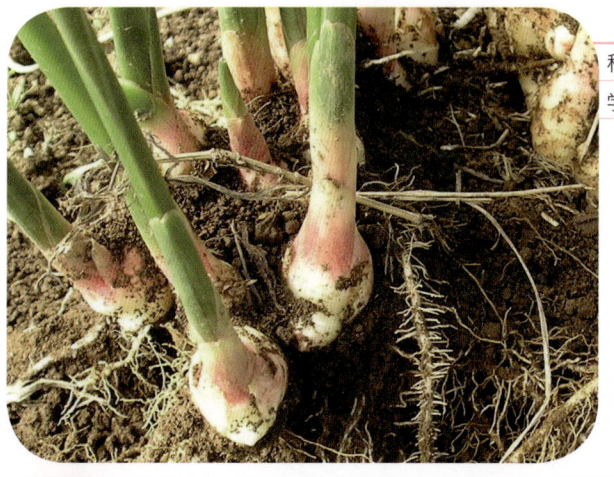

科 属 ✻ ショウガ科ショウガ属
学 名 ✻ *Zingiber officinale*

場所

胃
腸
呼吸器

テーマ 消化不良や下痢、食中毒など胃腸の問題に

大特徴
✻ 消化不良
✻ 下痢

特 徴
✻ 胃酸過多、吐き気
✻ 鼓腸、おくび
✻ 食中毒
✻ 朝に悪化する喘息
✻ 喉に引っかかれるような感覚

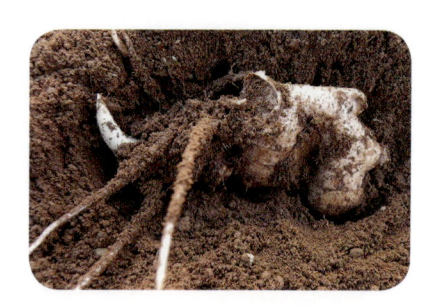

サポートチンクチャー

Φ… 胃／小腸／下痢・サルモネラ菌・原虫

Zingiber

解説

ジンジバーはジンジャー、ショウガのマザーチンクチャーです。根茎をアルコールに漬け込んで作ります。このマザーチンクチャーはおいしいです。紅茶に入れるとマサラティー風になります。

ジンジバーは消化器系の症状に対してよく使われるマザーチンクチャーで、とくに下痢によいです。赤痢や食中毒、あるいは悪い水を飲んでひどい下痢になったときに使います。ですから、インドに行くときには、ジンジバーのマザーチンクチャーを持っていくとよいでしょう。消化不良にも合います。未消化の食物が、長時間胃に停滞して重苦しさを感じるとき、それによって頭痛がするとき、胃酸過多になるときにジンジバーを使いましょう。吐き気やおくび、鼓腸がひどいときにもジンジバーを使います。

ジンジバーは呼吸器系にも作用します。民間療法では、喉が痛いときによくショウガをすりおろして飲みます。ヒリヒリにはヒリヒリを使うという昔からの同種療法ですが、ジンジバーのマザーチンクチャーも喉のヒリヒリする感覚や、引っかかれるような感覚に合います。喘息の人にもよく、とくに朝方に症状が悪化する場合、ジンジバーを使いましょう。

ショウガは水分の多い畑で豊作になります。ジンジャー濃縮シロップ1に対してお湯や水を5の割合にすると、とてもおいしいジュースになります。ショウガを水にたくさん入れることで自家製ジンジャーエールになります。スリランカ（私が行ったころはセイロンと呼んでいました）で、熱と下痢が続き、体がだるく食欲もまったくないときに、ホテルのボーイがすりおろしたジンジャーと黒砂糖、搾ったレモンを炭酸水に混ぜて持ってきてくれました。私はその味が忘れられないのです。そのジンジャーエールを飲むと、心と体が喜ぶようにめきめきと元気が出てきたのです。旅の疲れも吹っ飛び、下痢がすっかり止まりました。それからセイロンの美しい海で泳ぎました。あれから40年近くが過ぎようとしています。やっと自然農を行う資格がとれた私は、セイロンで飲んだジンジャーエールが飲みたくて、日本豊受自然農のみんなと無農薬のショウガをいっぱい作りました。冬ばかりでなく、暑い日の夏、体がだるいときもぜひ飲んでください。

野菜のマザーチンクチャー

　私がこのシリーズを作ろうと思ったのは、静岡にある日本豊受自然農のニンジン畑で、草が大量に発生したことがきっかけでした。最初、草対策には同種の草のマザーチンクチャーがいいのではないかと考えました。畑に草の気を充満させれば、それ以上生えなくなるのではないかと考えたわけです。そこで、ニンジン畑の草からマザーチンクチャーを作り、そのマザーチンクチャーを畑にまいてみました。すると、ニンジン畑はみるみる草だらけになり、ニンジンは小さくなってしまいました。見事に大失敗でした。

　でも、そのおかげでわかったのです。草の気をまくと、その草だけが広がると。ニンジンを成長させたければ、ニンジンの気をまけばいいのです。

　そこで早速、ニンジンのマザーチンクチャーを作り試してみました。その結果は、予想していたとはいえ驚くべきものでした。ニンジンだけが成長して、周りの草は小さくなっていったのです。長ネギ、キャベツでも、マザーチンクチャーを作って試したところ、やはり同じような結果となりました。こうして、日本豊受自然農では、それぞれの野菜のマザーチンクチャーを使うようになったのです。

　野菜のマザーチンクチャーは、野菜を食べるときにも使えます。たとえば、農薬を使用して栽培されたニンジンを食べるとしましょう。そのとき、そのニンジンの上に自家採種の種を無農薬・無化学肥料の自然農で栽培されたニンジンのマザーチンクチャーをスプレーします。これは私の直感ですが、そうすることで、農薬の影響や遺伝子組み換えの悪影響を軽減させることができるように思います。臓器親和性のあるマザーチンクチャーが臓器を本来あるべき姿に整えるように、自然なニンジンのマザーチンクチャーによってニンジン本来の自然な姿に戻る（不自然な部分を中和する）といえばいいのでしょうか。

　野菜は単なる栄養源ではありません。その中にはさまざまな成分が含まれており、薬草のような効果・効能があるものもあります。ですから、野菜のマザーチンクチャーも、薬草のマザーチンクチャーと同じように使うことができます。

　私は、野菜のマザーチンクチャーを、化粧品にも応用しています。体が無農薬を欲しているように肌も自然なもの、無農薬を欲していると思うからです。

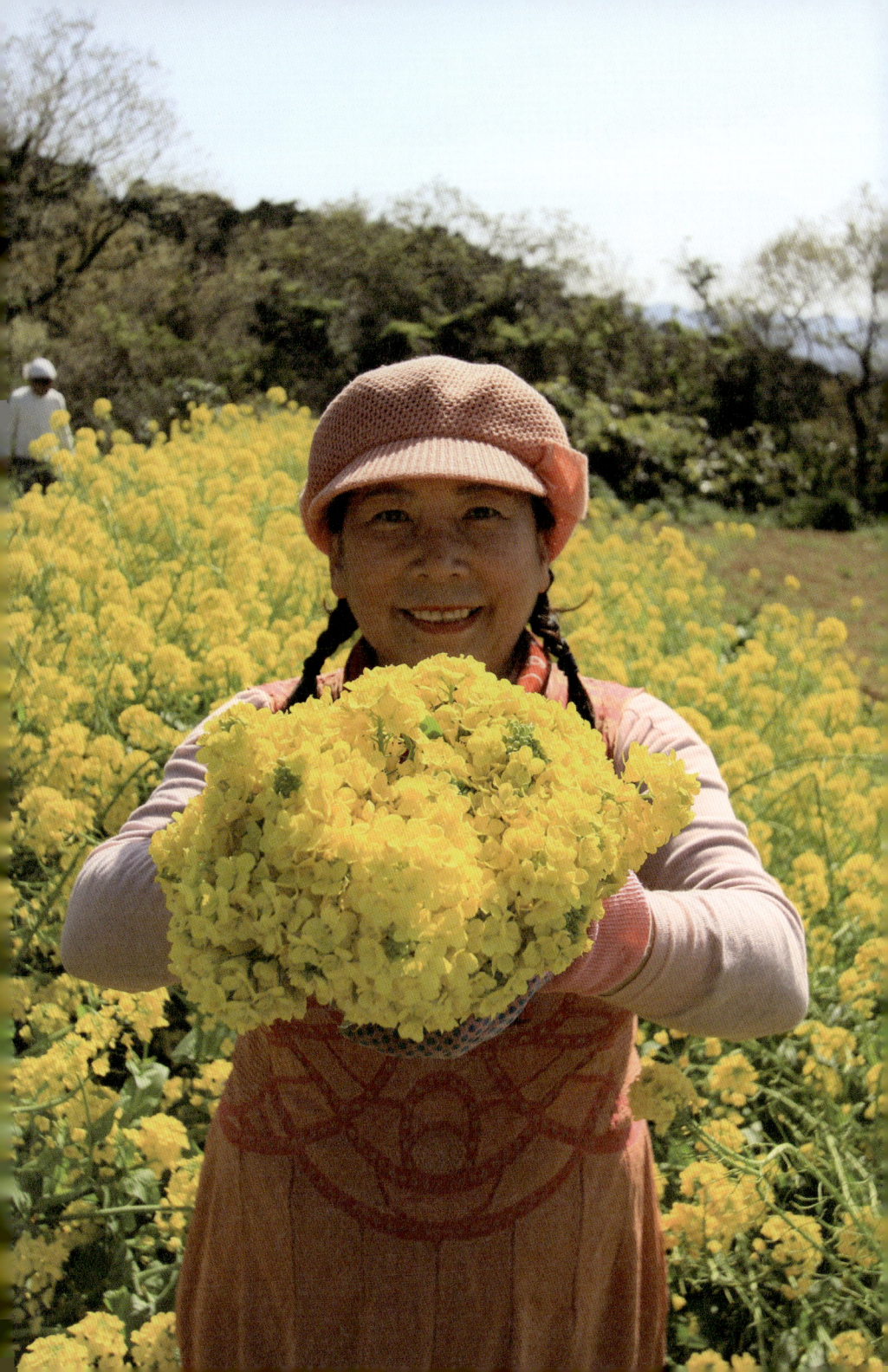

52 Daucus carota ✻ ニンジン

Materia Medica * herbs

ダウクスカロータ Dauc.

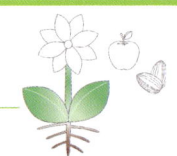

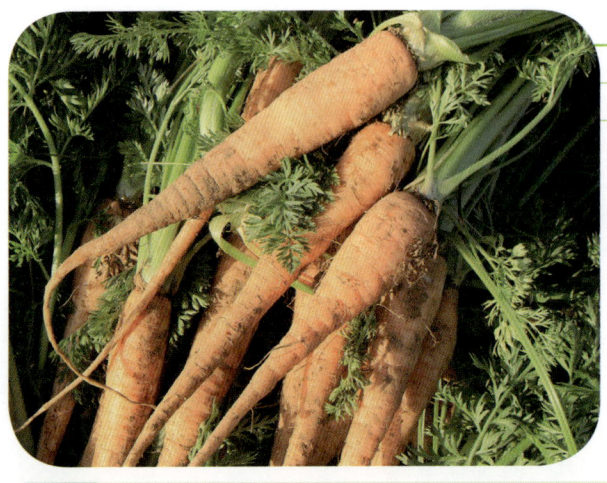

科 属＊セリ科ニンジン属
学 名＊*Daucus carota*

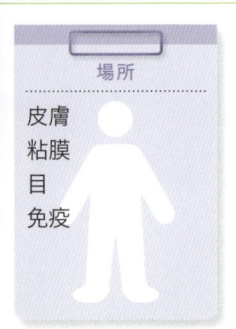

場所
皮膚
粘膜
目
免疫

テーマ 皮膚や粘膜を保護、修復する

大特徴
* 湿疹、皮膚炎

特 徴
* 胃炎、胃潰瘍
* 痔、静脈瘤
* 粘膜の乾燥
* 視力低下。夜盲症
* ドライアイ
* 風邪をひきやすい

※化粧品などに使用されています。

206

Daucus carota

解説

　ニンジンは万病に効果がある素晴らしい野菜です。ニンジンにはβ-カロチンが豊富に含まれています。カロチン(carrotin)の語源はキャロット（carrot）で、ニンジンのオレンジ色はカロチンが元になっています。カロチンは体内でビタミンAに変わる成分です。

　β-カロチンには抗酸化作用があります。活性酸素を除去する働きがあり、免疫力を高めます。日ごろからニンジンを食べている人は、癌になりにくい、肺癌の発生率が半分になった、という話もあるので、毎日食べましょう。

　ヨーロッパの民間療法では、ニンジンとリンゴでスムージーを作ります。健康を維持して、万病を予防するためによく飲まれています。病後に衰弱しているときには、ニンジン、ジャガイモ、タマネギなどを煮込んだスープがいいでしょう。

　カロチンは目の問題によく、視力の回復にも効果があります。肌荒れや皮膚病にも効果的です。カロチンには皮膚や粘膜を修復、保護する働きがあります。ですから、私はアトピーの方にニンジンを食べるようにすすめています。

　ニンジンにはビタミンB群、C、カルシウム、鉄なども含まれています。B群は健康な皮膚や髪、爪を作るのに必要で、肌荒れや吹き出物などに効果があるビタミンです。

　ニンジンの葉はミネラルが豊富で、とくにカリウムが多く含まれています。小腸の働きが悪く、消化吸収できない人は、ニンジンの葉を乾燥させてお茶にして飲んでみてください。炒めて食べてもおいしいです。

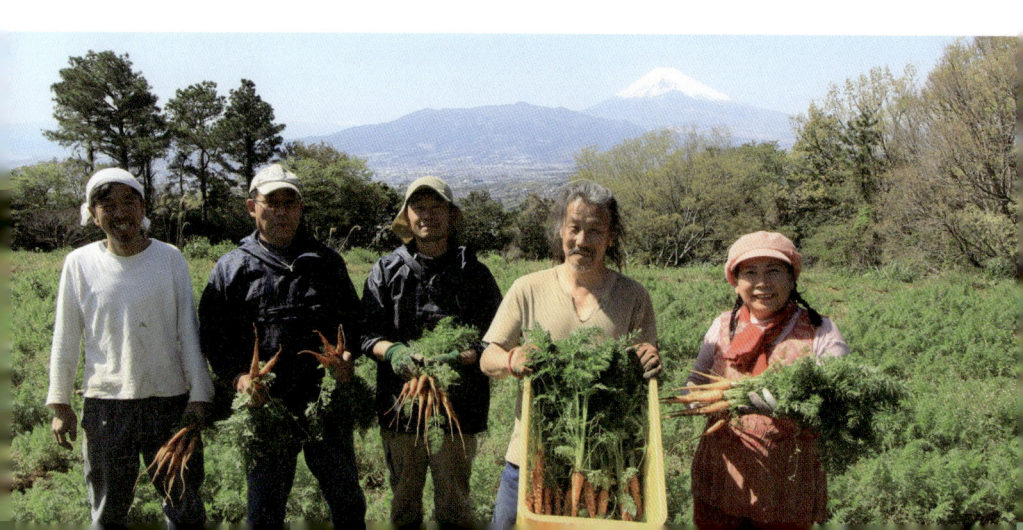

53 Brassica oleracea var. capitata ✷ キャベツ

ブラッシカオレラセア Bras-o-c.

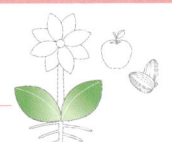

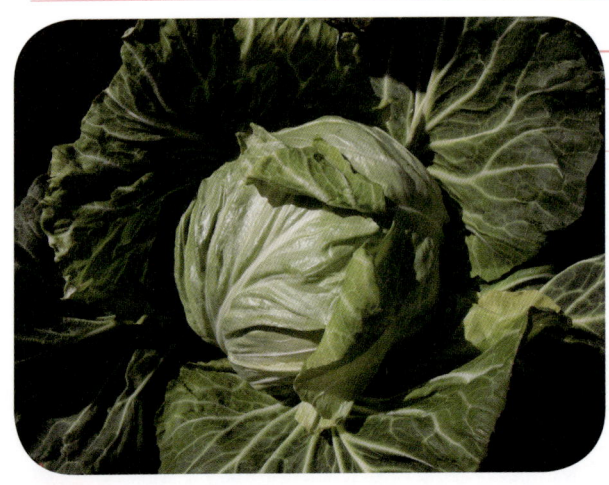

科 属＊アブラナ科アブラナ属
学 名＊*Brassica oleracea var. capitata*

場所
胃
十二指腸
大腸
骨
呼吸器

テーマ　胃腸の調子を整える

大特徴

＊胃痛、胃酸過多

特　徴

＊胃・十二指腸潰瘍
＊癌予防
＊骨粗鬆症
＊風邪、痰が出る

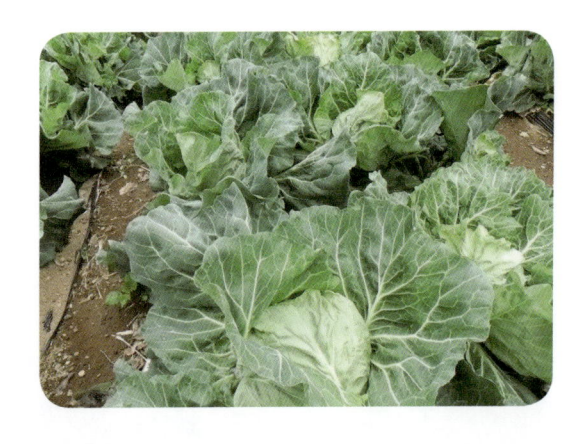

※化粧品などに使用されています。

Brassica oleracea var. capitata

解説

　キャベツの歴史は古く、古代ギリシャでは薬や健康食として知られていました。ヒポクラテスはキャベツを「腹痛と赤痢の特効薬」と言い、ピタゴラスは「活力と落ち着きを保つ」と言ったそうです。ヨーロッパでは「貧乏人の医者」と呼ばれていました。

　キャベツはとくに胃痛、胃酸過多、胃・十二指腸潰瘍に効果があります。これはキャベツに含まれるビタミンUによるものです。このビタミンUには胃酸の分泌を抑え、胃粘膜の修復を助けて胃潰瘍を防止する働きがあります。なお、ビタミンUはキャベツの絞り汁から発見されたことから、キャベジンという別名があります。

　キャベツは癌予防や癌の改善にも効果があります。キャベツにはインドール化合物が含まれており、発癌物質の解毒を促して、癌を予防します。とくに大腸癌を予防する野菜として知られています。今、大腸癌の人がとても増えています。肉ばかり食べて、キャベツなどあまり食べないのではないでしょうか。

　キャベツは胃癌や結腸癌、乳癌の予防にもいいといわれています。胃腸への作用では、キャベツに含まれる硫黄の働きも重要です。硫黄は腸内の老廃物を分解して、浄化します。腸内で異常発酵を起こさないようにしてくれるのです。キャベツをたくさん食べると、硫黄臭いガスが生じます。それだけ、キャベツの中には硫黄が豊富に含まれているというわけです。

　硫黄は呼吸器にも働きかけて、痰を切ります。キャベツにはビタミンCも含まれていますので、かぜをひいたときに食べるといいでしょう。

　ビタミンCは、コラーゲンの合成にかかわり、しみやそばかすを予防します。キャベツは美容効果もある野菜なのです。

　また、ビタミンKを豊富に含むので、骨を丈夫にします。骨粗鬆症の予防にもキャベツは役立ちます。

マザーチンクチャーとミネラル 2

カルシウム を多く含むマザーチンクチャー

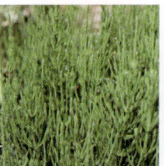

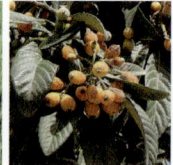

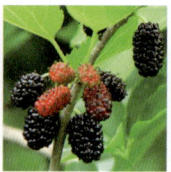

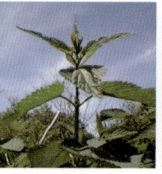

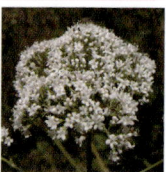

| Equis. | Eriob. | Morus | Urt-p. | Valer. |

カリウム を多く含むマザーチンクチャー

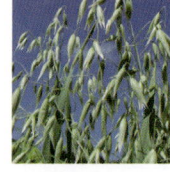

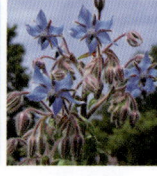

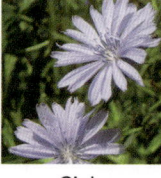

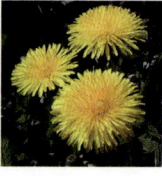

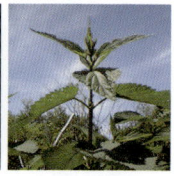

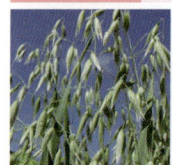

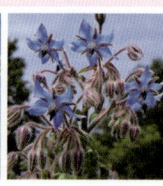

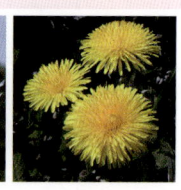

| Aven. | Borago | Cich. | Tarax. | Urt-p. |

マグネシウム を多く含むマザーチンクチャー

| Aven. | Borago | Lappa | Morus | Urt-p. |

ナトリウム を多く含むマザーチンクチャー

| Aven. | Borago | Tarax. |

銅 を多く含むマザーチンクチャー

Lappa

亜鉛 を多く含むマザーチンクチャー

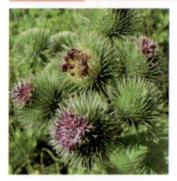

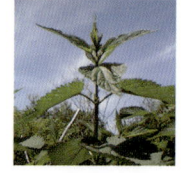

Urt-p.

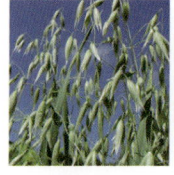

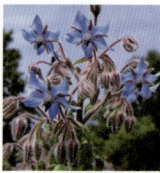

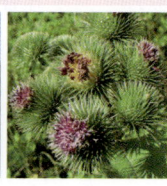

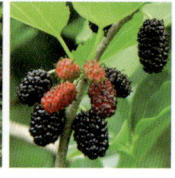

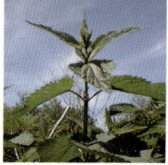

210

第3部

サポートチンクチャー

目・耳・口のサポートチンクチャー

目のサポート
Φ＊ **Cine. Dios. Euphr. Thuj. Valer.**

Rx＊ **Con. Dig. Hyos. Iod. Kali-bi. Kali-br. Kali-i. Led. LED-B LED-G LED-Pa LED-Pi LED-R LED-W Lit-t. Nit-ac. Phos. Phys. Sce-c Sol**

> **解説** インドに行ったとき、私はホメオパシーの工場を見学させてもらいました。そこには素晴らしい目薬が置いてありました。そこに入っていたのは、ユーファラジアとシネラリアでした。目の炎症にはユーファラジアだけでは十分ではなく、シネラリアが必要です。目に炎症が生じると、やがて白眼が混濁していきます。そのために視界がぼやけて見えたりするようになります。そんなときにはシネラリアが一番です。シネラリアは、老人性の白内障や外傷性の白内障が進行し、しまいに網膜剥離になってしまうような場合に、それを止めてくれる素晴らしいマザーチンクチャーです。私がコンタクトレンズで目が乾いたときにその目薬を使ってみたら、視界がふわっとよく見えるようになったのです。目の洗浄に使いたいときは、たとえば、小さめのコップを用意して塩ひとつまみと、目のサポートチンクチャーを5滴程入れ、そこに目玉をつけて目をパチパチするとよいでしょう。

近眼のサポート
Φ＊ **Cine. Dios. Euphr. Ruta Thuj. Valer.**

Rx＊ **Agar. Bell. Calc-p. Chin. Con. Cycl. LED-B Merc. Nat-m. Nicc. Nit-ac. Puls. Stram.**

耳のサポート
Φ＊ **Calen. Dios. Verb.**

Rx＊ **Calen. C.S. Hep. Kali-m. Merc-sol. Puls. Sec. Sulph. Tell.**

> **解説** 外耳炎、中耳炎、耳がかゆいとき、耳の潰瘍に対応したチンクチャーです。

口や虫歯（歯黒）のサポート
Φ＊ **Dios. Plan. Thuj.**

Rx＊ **Calc-p. Cham. Hecla Kreos. Lac-h. Mag-c. Merc-sol. Staph. Sulph. Syph.**

> **解説** これは口腔内全般の問題に合いますが、歯が破壊される、あるいは歯石ができるときなどによいでしょう。歯茎の潰瘍、口腔内の潰瘍、腫れ、口内炎、口角炎などをカバーします。熱いものを食べて口の中の皮がむけたときに。また、犬の口腔内の問題にも合います。

内臓のサポートチンクチャー

脳のサポート → 神経と脳のサポート（p.217）参照

甲状腺（福島）のサポート
Φ * **Borago Dios. Morus Thuj.**
Rx * **Ambr. Brom. Iod. Kali-i. Kali-i-D Pitu-gl. Pluton. Spong. Stann. Thyr.**

肺のサポート
Φ * **Dios. Echi. Queb. Rumex. Verb.**
Rx * **Ant-t. Calc-p. Chin. C.S. Cupr. Hep. Kali-c. Merc-sol. Phos. Puls.**

> **解説** 肺にはバーバスカムがよいです。バーバスカムは脾臓にも合います。もし、肺のサポートチンクチャーを使って効果がなかったら、シンプルに、バーバスカムのマザーチンクチャーを試してみてください。

心臓のサポート
Φ * **Cact. Crat. Dios.**
Rx * **Acon. Arn. Aur. Calc-p. C.S. Dig. Nat-m. Puls. Rhus-t. Spig. Verat-v. Zinc-m.**

肝臓のサポート
Φ * **Card-m. Dios. Hyper. Tarax.**
Rx * **Acon. Bry. Carb-an. Cham. Chel. Chin. Chol-J. Cocc. Con. Hydr. Ign. Laur. Nat-m. Nat-s. Nux-v. Ruta Zinc-m.**

腎臓のサポート
Φ＊ **Berb. Dios. Solid. Tarax. Urt-p.**

Rx＊ **Acon. Adren-c. Adren-m. Bell. Calc-p. C.S. Canth. Clem. Cob. Cupr-ar. Mag-p. Nux-v. Sil. Urin-h. Zinc-m.**

脾臓のサポート
Φ＊ **Dios. Echi. Ruta**（**Card-m. Quer. Valer. Verb.** 追加予定）

Rx＊ **Asaf. C.S. Cean. Chin. Dulc. Ign. Laur. Plat. Plb. Ran-b. Ruta Zinc-m.**

膵臓のサポート
Φ＊ **Arai. Aven. Borago Dios. Quer. Thuj.**

Rx＊ **Calc-p. Chin. Chr. Con. Ferr-p. Ip. Iris. Kali-c. Iod. Lyc. Mag-p. Mang. Merc-s. Nat-bic. Rhus-t. Sel. Syzyg. Vanad. Zinc.**

子宮のサポート
Φ＊ **Dios. Thuj.**

Rx＊ **Bell. Canth. Croc. Kali-c. Nat-m. Nux-v. Op. Plat. Puls. Rhus-t. Sabin. Sec.**

卵巣のサポート
Φ＊ **Dios. Thuj.**

Rx＊ **Apis Asaf. Bell. Canth. Chin. His. Kali-s. Lach. Nat-m. Nit-ac. Ran-b. Sec. Staph. Zinc-m.**

前立腺のサポート
Φ＊ **Dios. Thuj.**

Rx＊ **Agn.(Vitx.) Bell. Calad. Chin. Con. Graph. Nat-m. Nux-m. Puls. Rhod. Sel. Spong. Staph. Zinc-m.**

胃のサポート

Φ＊ **Dios. Ruta Valer. Zing.**

Rx＊ **Bry. Calc-p. Cham. Chin. Dig. Ip. Lyc. Nat-m. Nux-v. Puls. Rhus-t. Verat.**

小腸のサポート

Φ＊ **Alf. Crat. Dios. Quer. Zing.**

Rx＊ **Cina Hell. Kali-n. Magn-ambo. Merc-sol. Mez. Morg-g. Psor. Sulph. Syph.**

> **解説** どうして小腸のサポートチンクチャーにクレティーガスのマザーチンクチャーを含めたかというと、小腸という臓器は心臓と関係があるからです。小腸は栄養を吸収する、非常に大事な臓器です。

大腸のサポート

Φ＊ **Dios. Queb. Quer. Ruta**

Rx＊ **Alum. Ars. Camph. Carb-an. Chol-J. Dig. Hep. Phos. Psor. Tub. Staph.**

> **解説** 大腸というのは本当にケアしていかないと万病の元になります。大腸のサポートチンクチャーにはコレステライナムを含めています。これはすごく大事なポイントです。なぜかというと、大腸が水分を吸い上げるとき、胆汁も吸い上げているからです。大腸が胆汁を吸い上げられないと、新しい胆汁を作ることはできません。それが呼び水になって新しい胆汁が作られるからです。胆汁が凝縮したコレステライナムを含む大腸のサポートチンクチャーは、大腸からの胆汁の吸収力低下に合います。

下痢のサポート

Φ＊ **Dios. Rumx. Thuj. Valer.**

Rx＊ **Ars. Chin. Coloc. Iod. Merc-sol. Mez. Phos. Psor. Sulph.**

> **解説** 飛行機や電車、夜行バスに乗っていて、トイレに行けない。そういうときに、下痢のサポートチンクチャーをとるとよいでしょう。「ウッ」ときたときに使ってください。私が昔から急な下痢のときのために持っていたレメディーは、チャイナ（Chin.）、アーセニカム（Ars.）、ソーファー（Sulph.）、もう一つがナックスボミカ（Nux-v.）です。とても楽になります。長らく使っていてよかったので、チャイナ、アーセニカム、ソーファーを下痢のサポートチンクチャーに含めました。

便秘のサポート

Φ＊ **Dios. Ruta Tarax. Thuj.**

Rx＊ **Alum. Camph. Chin. Graph. Hep. Iod. Merc-sol. Nat-m. Op. Psor. Verat.**

> 解説 何十年も便秘をしていた人で、これをとったらすぐに便が出るようになったケースがあります。

消化のサポート

Φ＊ **Dios. Mill. Ruta**

Rx＊ **Ars. Bell. Carb-an. Carc. Con. Iod. Kali-c. Lyc. Nux-v. Phos. Ph-ac. Sep. Zinc.**

組織のサポートチンクチャー

皮膚（アトピー・とびひ）のサポート

Φ＊ **Berb. Dios. Tarax. Urt-p.**

Rx＊ **Calc-s. Dulc. Graph. Jinkansen Kali-s. Lyc. Merc. Rhus-t. Sil. Sulph.**

> 解説 アトピーやとびひのときに使います。

血（貧血）のサポート

Φ＊ **Alf. Dios. Echi. Urt-p.**

Rx＊ **Aloe Bell. Cocc. Con. Cupr-ar. Dig. Ferr-p. Hell. Hydr. Mang-s. Nat-m. Nux-v. Puls. Zinc-m.**

> 解説 アーティカプラットには鉄が多く入っています。アルファルファは葉酸が多く含まれます。どちらも造血に関係します。私は潰瘍性大腸炎で貧血がひどい人に、このサポートチンクチャーを指示します。腸の潰瘍を治癒させるためには、腸の絨毛をしっかりさせないといけません。腸の絨毛が薄いと、そこから異物が入ってきてしまうからです。それを防ぐために粘膜を分厚くしなければなりませんが、そのためには造血の力を高める必要があります。貧血状態だと粘膜が薄くなってしまいます。だから貧血を治していくことが重要です。そういうことを頭に入れて、このサポートチンクチャーを考案しました。実際、このサポートチンクチャーをとったクライアントさんは、ヘモグロビン値が見事に改善されていきました。

静脈（静脈瘤）のサポート

Φ * Dios. Echi. Ham. Thuj.

Rx* Arn. Coloc. Ferr-p. Lach. Nux-v. Puls. Spig. Thuj. Zinc-m.

筋肉と腱と靭帯のサポート

Φ * Berb. Dios. Hyper. Mill. Tarax. Thuj.

Rx* Adren. Ang. Arn. Bell. Calc-f. Calc-p. Carb-an. Ip. Magnet-ambo. Magnet-arct. Magnet-aust. Rhus-t. Ruta Sep. Sil. Stann. Thiosin.

神経と脳のサポート

Φ * Aven. Bell-p. Dios. Gink-b. Hyper. Quer. Valer.

Rx* Aran. Arg-n. Carb-v. Cinnb. Hypoth. Kali-p. Lat-m. Mag-p. Naph. Pineal Pitu-gl. Spig. Spide-J Sulph. Tare. Tare-c. Tela.(Aran-tela.).

骨のサポート

Φ * Dios. Equis. Morus Urt-p. Valer.

Rx* Bor. Calc-f. Calc-p. Estrogen Hecla Mag-p. Mang-s. Parathyr-gl. Phos. Sil. Sulph. Symph. Zinc.

> **解説** モラスはカルシウム、マグネシウムの量が多く、カルシウムは牛乳と比べて27倍も多く含有します。マグネシウムも骨の成長には必要です。また、モラスは亜鉛も多く含有します。亜鉛は皮膚や骨の代謝を高めます。必須微量元素でもありますので、亜鉛が不足すると新陳代謝が悪くなってしまうでしょう。モラスにはこれらのミネラルが豊富に含まれています。さらに、レメディーも骨に合うものを組み合わせています。このサポートチンクチャーは、骨や歯の質が悪い人、骨粗鬆症の人、成長期の人に合います。

その他のサポートチンクチャー

放射線（福島）のサポート

Φ * Dios. Echi. Urt-p.

Rx* Aloe Aur. Cob. Cupr-ar. Ferr-p. Fukushima Hydr. Ign. RX-RA Ruby Syph.

腹水のサポート

Φ * **Dios. Eriob.**

Rx * **Ars. Bry. Camph. Cupr. Ferr. Lyc. Syph.**

> **解説** 腹水の問題は非常に難しいです。さらにケーライアイオダム（Kali-i.）やアイオダム（Iod.）のレメディーをプラスしてもよいでしょう。

水虫のサポート

Φ * **Calen. Dios. Thuj.**

Rx * **Calc-p. Graph. Hep. Hydrc-ac. Mez. Puls. Ran-b. Sabad. Sep. Sil.**

窒素のサポート

Φ * **Dios. Eriob.**

Rx * **Am-c. Am-m. Glon. Gunp. Hydrc-ac. Kali-n. Nit-ac. Uran-n.**

> **解説** 窒素は感情を運ぶ媒体となるものです。感情体は体から出て、空気中の窒素を通して相手に伝わります。そのため、窒素が過剰な人は、人が思っていることを敏感にキャッチしてしまいます。相手が何を考えているか、潜在意識で手にとるようにわかってしまうのです。そのため、相手が怒りや憎しみの感情をもっていると、それにとらわれるようになります。怒りや憎しみ、恨みの感情があると、窒素は体内にたまっていきます。そして、ますますネガティブなことがわかってしまうようになるのです。人の思いに敏感な人や霊媒体質の人、憎しみの感情を募らせていて人を許せない人、自己卑下する人に、このチンクチャーは合います。結核、心臓、肺の問題にも合うものです。

男（働き過ぎ）のサポート

Φ * **Dios. Fago.**

Rx * **Chin. Kali-p. Lach. Lyc. Nux-v. Ph-ac. Prot. Sel. Zinc-m.**

> **解説** 日本の働く男性のために考案したサポートチンクチャーです。働き過ぎて疲れている人、いまーつ気力が出ない人、焦燥感にかられる人に合います。女性でも同じような気持ちで働いている人はとられるとよいでしょう。戦う必要など何もないということがわかると思います。

動物のケアと人間のサポートチンクチャー

マザーチンクチャーは通常 1X ですが、動物に使うものは 2X にします。なぜなら動物は嗅覚が敏感で、1X だとにおいが強くて飲まないからです。もちろん、動物だけでなく人間がとっても結構です。においを嫌がる子ども、苦いものが不得手という大人は 2X の方がよいでしょう。

乳のサポート

Φ * **Alf. Dios.**

Rx * **Calc-p. Chin. Ferr-p. Kali-p. Mag-p. Nat-p. Ph-ac. Puls. Urt-u.**

> 解説　アルファルファのマザーチンクチャーに栄養吸収を高めるレメディーやホルモンの調整ができ、受胎をしやすく、胎児を大きくさせるようなレメディーを組み合わせています。また、このサポートチンクチャーは母乳が出ないときや骨を強くしたいときにも使うことができます。

不妊（子宮）のサポート

Φ * **Alf. Dios.**

Rx * **Aur-m-n. Calc-p. Nat-m. Nat-s. Phos. Puls. Sep. Thuj.**

> 解説　これはとくに卵巣、子宮に合うように考案したもので、不正出血や不妊の問題に使います。もちろん、人間の女性も使えます。

歯（歯・骨・卵）のサポート

Φ * **Alf. Dios.**

Rx * **Calc. Calc-p. Cob. Cupr-ar. Ferr-p. Kali-p. Mag-p. Nat-p. Sel. Zinc.**

> 解説　これは質の悪い骨や歯の問題に合うものです。鳥の卵の殻の質がよくないとき、飼っている鳥があまり卵を産まない場合に合います。またウシやブタがホルモン剤やカルシウム剤を使わなければしっかりした体を作れず、妊娠・出産できないような場合にも体を作っていくでしょう。人間でも骨粗鬆症になりやすい人は使われてみてください。乳のサポートチンクチャーは栄養吸収によって骨や筋肉を強くさせるものですが、これは骨と歯に特化したサポートチンクチャーです。

骨（脚の痙攣）のサポート

Φ* **Dios. Echi.**

Rx* **Bry. Calc. Calc-p. Nux-v. Rhus-t. Puls. Sel. Symph.**

> **解説** これも歯（歯・骨・卵）のサポートチンクチャーと同様、骨粗鬆症に合うチンクチャーですが、このサポートチンクチャーはカルシウムを吸収できない体質に合うものです。動物たちは低カルシウム血症になると足がガタガタ震えます。子犬たちが親犬のもとに集まってお乳を飲んだ後、親犬が震えて立てなくなることがありますが、それは低カルシウム血症になっているからです。これら動物のケースでこのサポートチンクチャーをとることで症状が改善されることが多いです。人間も低カルシウム血症になると、脚が痙攣してしっかりと立っていられなくなります。自閉症の子どもたちも低カルシウム血症の子が多いですが、このチンクチャーは有効でした。

栄養不足のサポート

Φ* **Alf. Dios.**

Rx* 生命組織塩コンビ 細胞活性塩コンビ 微量元素コンビ

> **解説** アルファルファのマザーチンクチャーにすべてのミネラルのティッシュソルトレメディー（12種類の生命組織塩レメディー、12種類の細胞活性塩レメディー、12種類の微量元素レメディー）をミックスします。ミネラル不足を解消させるチンクチャーで、ホメオパシー版のサプリメントだと思ってください。

炎症・熱・咳のサポート

Φ* **Dios. Echi.**

Rx* **Acon. Ant-t. Ars. Bell. Bry. Ferr-p. Kali-m. Nat-s. Nat-m.**

> **解説** 咳、熱、肺炎、咽頭炎、喉頭炎、気管支炎、結膜炎、鼻炎。その他、炎とつくものに合います。ホメオパシー版抗生物質として使うことができます。エキネシアなどキク科のマザーチンクチャーは抗菌にとても役立ちます。

傷・けが・打ち身・骨折のサポート

Φ* **Calen. Dios. Hyper.**

Rx* **Arn. Lach. Led. Rhus-t. Ruta Sil.**

> 解説　けが、事故、打ち身、骨折、傷、すべてに合うように考案しました。ネコにかまれたときなどにもよいです。もちろん、動物だけでなく人間にもよいです。

虫刺され（ムカデ・ヘビ・蚊）のサポート

Φ* **Dios. Plan.**

Rx* **Apis Adren. Form. His. Lach. Mukad. Nat-m. Suzumeb.**

> 解説　虫に刺された、サソリに刺された、ムカデにかまれた、ヘビにかまれたといったときに合います。腫れ上がって痛みがあるときに使ってみてください。

下痢・サルモネラ菌・原虫のサポート

Φ* **Dios. Zing.**

Rx* **Ars. Carb-v. Chin. Cina Mag-p. Merc-c. Morg-g. Podo. Verat.**

> 解説　これは慢性の下痢に対処するために考案しました。消化不良、胃酸過多、鼓腸、オナラが多いとき。緊張するとすぐに下痢をする人にも合います。試験前になると下痢をする子どもには、アージニット（Arg-n.）とともに使うとよいでしょう。インドのように不衛生なところに行くときには、持っていくとよいでしょう。食中毒、水あたり、赤痢やコレラなどで嘔吐下痢症になったときに、このチンクチャーはよいです。

かゆみ（アトピー・イボ）のサポート

Φ* **Calen. Dios. Urt-u.**

Rx* **Alum. Bac. Graph. Merc-i-r. Psor. Sulph. Thuj.**

> 解説　じんましんやアトピーなどの皮膚発疹で、チクチク、イガイガするために掻いて掻いて、イライラするあまり癇癪を起こしている人に合います。掻けば掻くほど盛り上がるじんましんにはアーティカウーレンが合います。激しいかゆみがあるアトピーや、白癬、疥癬、イボ、やけどをしたときにもよく、浮腫や腎臓の問題にも合います。アトピーで苦しいときには、このサポートチンクチャーを頓服でとるとよいでしょう。

お疲れ（手足口病と後遺症、あえぐ、唾液過多、体重減少、毛が伸びる、母乳分泌不足、不妊、胎盤残留）のサポート

Φ＊ **Alf. Dios.**

Rx＊ **Ant-t. Ars. Bry. Bor. Calc-p. Ferr-p. Kali-m. Kali-p. Kali-s. Mag-p. Merc-c. Nat-p. Rhus-t.**

> **解説** これは疲労困憊しているときに合うチンクチャーです。外に連れ出しても歩こうとしないイヌやネコ。手足口病になったペット。あえぐようによだれを流していたり、ミルクを飲む量が減ったペットに合います。ウシの口蹄疫にも使えるでしょう。人間でも、疲れていて運動なんて冗談ではないといったときや、重い体を引きずって歩くほど疲れているとき、体が200kgくらいあるように感じるとき、誰かにおんぶや抱っこをされたいときなどに合います。胎盤が残りやすい人、胎盤剝離をしやすい人は、このチンクチャーを使うことで流産の傾向を止められることが多いです。

肝臓のサポート

Φ＊ **Card-m. Dios.**

Rx＊ **Carb-v. Card-m. Chel. Chelone Chol-J. Hydr. Lach. Mag-m. Nat-s. Nux-v. Puls. Stann. Sul-ac. Ter.**

> **解説** 肝臓のマザーチンクチャーであるカーディアスマリアナスに、肝臓に合うレメディーを組み合わせ、より肝臓に特化するように考案したものです。肝臓は体内を浄化するところです。薬剤や毒素が入ったり、いらない異物が入ると、最も困るのは肝臓です。肝臓はSOSを出しません。ストレスや老廃物、いらないものがたくさん肝臓にはたまっています。今の人たちはもっともっと肝臓を丈夫にしなければなりません。そのためにこのサポートチンクチャーはよいでしょう。

腎臓のサポート

Φ＊ **Berb. Dios.**

Rx＊ **Acon. Adren. Adre-m. Benz-ac. Berb. Cupr. Nat-m. Op. Petroselinum Sars. Ser-ang. Sil. Solid. Urin-h.**

> **解説** これは、腎臓、尿、結石などをきれいにするために考案したチンクチャーです。肝臓や胆嚢は欲求不満や怒りがすごくたまるところです。肝臓が悪くなると血液が鬱滞し、その血液をろ過するために今度は腎臓が悪くなりま

す。肝臓に宿る感情を、腎臓に放り投げてしまったということです。こうして、肝臓と腎臓が同時にやられてしまいます。そして、恨んだ人も恨まれた人も、早死にしなければならないということになります。人を呪わば穴二つとは、このことです。こうした問題は早く解決しなければなりません。

　ある人にだまされたとき、それはだまされるべくしてだまされたと思えばよいのです。お金を盗られたなら、盗られるべくして盗られたと思えばよいのです。何も心配することはありません。すべての物事は起こるべくして起こるのです。いくらレメディーをとってみても、お願いだから来ないでくれと言ってみても、来るものは来るのです。レメディーをとって、来るものにとらわれない人間になるのが最も大切です。

神経（神経疲労・鬱）のサポート

Φ ＊ **Dios. Passi.**

Rx＊ **Aur. Force Kali-p. Ph-ac. Valer.**

> **解説** パッシフローラに神経をサポートするレメディーを組み合わせてあります。神経（神経疲労・鬱）のサポートチンクチャーは、神経の問題、たとえば緊張、興奮、幻覚、不眠、あらゆる不安に合います。極度の疲労による不眠、落ち着きのなさ、覚醒状態、とくに高齢者あるいは新生児や子どもが不眠によって衰弱する場合など、不眠にまつわる諸症状に合います。興奮から痙攣が生じるときや百日咳や急性の喘息症状、夜間に咳が止まらなくなったとき、てんかんの痙攣や破傷風にも合います。それから、幻覚が見えたり、幻聴が聞こえたりするとき、ヒステリーになってしまうときにも合います。ワンワン吠え続けて鳴きやまない犬にこれをとらせたところ、ものすごく落ち着きました。もちろん、人間がとってもよいです。神経と脳のサポートチンクチャー（p217）も神経の問題に合うサポートチンクチャーです。

発達障害のためのサポートチンクチャー

スーヤ・ワクチノーシス

Φ * **Dios. Thuj.**

Rx * **ActHIB-V BCG-V DPT-V H1N1-V HIB-V Influ97/98-V Influ03-V Jap-ence-V MMR-V Pol-V Scarl. Varic-V Vario. Carc. Med. Psor. Syph. Tub. 心経 祝詞**

> **解説** 詳細は第1部第3章のサポートチンクチャー第1号（p55）を参照。

ハイペリカム・ストレス

Φ * **Dios. Hyper.**

Rx * **Alum. Calc. Kali-p. His. Lith-m. Mag-p. Merc-i-r. Mur-ac. Ph-ac. Pic-ac.**

> **解説** 詳細は第1部第3章のサポートチンクチャー第2号（p56）を参照。

アルファルファ・オーティズム

Φ * **Alf. Dios.**

Rx * **Cupr-ar. Gaert. K-Shiro Mang-s. Ol-j. Plb. Sacch. Sel. Thym-gl. Zinc-m.**

> **解説** 詳細は第1部第3章のサポートチンクチャー第3号（p57）を参照。
> キュープロムアース（Cupr-ar.）は下痢、チフス、大腸炎などに合うレメディーです。ガットナー（Gaert.）は腸内細菌のノゾーズで、消化吸収がうまくできない人に合います。マンガンソーファー（Mang-s.）も消化吸収に関係するレメディーです。マンガンがないと胆汁が出にくくなり、腸からの吸収が不足します。オリュームジェコリス（Ol-j.）は肝油のレメディーで、腸の潰瘍を改善するものです。プランボン（Plb.）は鉛の毒に。鉛などの重金属は腸の絨毛に蓄積していくので、そこをきれいにすることが必要です。鉛は体を硬化させ、多発性硬化症の傾向を作っていきます。サッカラム（Sacch.）はショ糖のレメディーです。甘いものを食べると腸に炎症が起きて粘液が増えます。糖は粘液を増やすものです。予防接種をすると子どもたちは腸の絨毛にたくさんの粘液を作るようになります。そうすると、腸から栄養を吸収できず、常に軟便をするようになります。このようなときに、サッカラムは合います。セレニューム（Sel.）には水銀を解毒する働きがあります。腸の絨毛に蓄積した水銀を解毒するためには、セレニュームが必要です。ジンカムミュア（Zinc-m.）は、ストレスを緩和する亜鉛のレメディーです。亜鉛が少なくなると多動の子は動きたくなってきます。そのため、ジンカムミュアで亜鉛の吸収を助けるわけです。

癌のためのサポートチンクチャー

癌のためのサポートチンクチャーは、すべてに以下の共通するレメディーを組み合わせます。

共通Rxs：Ars. Carb-an. Kyosu-can. Lach. Med. Merc. Nit-ac. Psor. Scir. Sil. Syph.

骨癌
Φ* **Calen. Dios. Echi. Ham. Hyper. Morus Ruta Thuj. Urt-p.**
Rx* **Asaf. Calc. Calc-p. Mang-s. Phos. Ph-ac. Puls. Symph. 共通Rxs**

脳腫瘍
Φ* **Aven. Calen. Dios. Echi. Gink-b. Hyper. Ruta Thuj.**
Rx* **Calc-p. Cund. Hydr. Lyc. Phos. Ruta Sep. Thuj. 共通Rxs**

乳癌
Φ* **Calen. Card-m. Dios. Echi. Hyper. Ruta Thuj.**
Rx* **Cham. Con. Cund. Hep. Hydr. Lach. Phyt. 共通Rxs**

食道癌
Φ* **Calen. Dios. Echi. Ham. Hyper. Ruta Thuj.**
Rx* **Arn. Canth. Cund. Dig. Germ. Lach. Nux-m. Zinc-m. 共通Rxs**

白血病
Φ* **Calen. Dios. Echi. Euphr. Ham. Hyper. Ruta Thuj.**
Rx* **Arn. Asaf. Bor. Chin. Cob. Ferr-p. Ign. Kali-m. Nat-m. Thuj. 共通Rxs**

肝癌
Φ* **Calen. Card-m. Dios. Hyper. Ruta Valer. Thuj.**
Rx* **Bry. Con. Cund. Hydr. Mag-m. Nux-v. Sep. 共通Rxs**

肺癌、気管支癌

Φ * Calen. Dios. Echi. Hyper. Queb. Ruta Valer. Thuj.

Rx* Calc-p. C.S. Hep. Kali-c. Lob. Myrr. Puls. Tub. 共通Rxs

リンパ癌

Φ * Berb. Calen. Card-m. Dios. Echi. Ham. Hyper. Ruta Thuj.

Rx* Both. Calc. Chin. Hydr. Kali-c. Nit-ac. Sep. Thuj. 共通Rxs

膵臓癌

Φ * Calen. Dios. Hyper. Mill. Ruta

Rx* Chin. Con. Cund. Hydr. Iod. Lyc. Nat-c. Sacch. Sulph. 共通Rxs

大腸癌

Φ * Alf. Calen. Card-m. Dios. Echi. Hyper. Ruta Thuj.

Rx* Chel. Ferr-p. Hep. Hydr. Nit-ac. Staph. Thuj. 共通Rxs

胃癌

Φ * Alf. Calen. Dios. Echi. Hyper. Ruta Thuj.

Rx* Bry. Calc. Carc. Chel. Crot-h. Cund. Hydr. Ip. Nux-v. Phos. Puls. Verat. 共通Rxs

野菜のためのマザーチンクチャー

野菜のためのマザーチンクチャー

Φ * Alf. Hyper. Mill. Quer. Tarax. Urt-p. Valer.

Rx* Bor. Calc-p. Ferr-p. Kali-p. Mag-p. Mang-s. Moly. Nit-ac. Ph-ac. Zinc-m.

> 解説　詳細は第1部第3章の野菜のためのマザーチンクチャー（p60）を参照。

第4部

レパートリー

Contents

各症状に適したマザーチンクチャーを紹介します。

1 目・鼻・耳・口の問題
目の炎症・視力・その他／花粉症・鼻炎・副鼻腔炎／鼻血／耳痛・耳炎・その他／口唇ヘルペス・口唇炎・口内炎・口臭／歯・歯茎

2 呼吸器の問題
咳／気管支炎・喘息／喉の痛み・扁桃炎

3 皮膚の問題
湿疹・じんましん・かゆみ／にきび・できもの／浮腫／創傷／その他

4 感染症の問題
かぜ・インフルエンザ／その他

5 心臓・血液・循環器の問題
心臓の問題／血管の問題／脾臓の問題／高血圧・低血圧／高脂血症／貧血

6 消化器の問題
便秘／下痢／嘔吐／消化不良・食欲不振／胃腸炎・胃潰瘍／肝臓・胆嚢の問題／胆石・黄疸

7 泌尿器・生殖器の問題
腎臓の問題／膀胱炎・尿道炎／排尿障害／尿路結石／尿中沈殿物／前立腺炎・精巣炎・男性生殖器の問題／痔

8 婦人科系の問題・妊娠と出産
女性生殖器・骨盤の問題／月経前症候群／月経困難・月経不順／更年期障害／妊娠中／出産時／出産後／母乳・授乳

9 痛みの問題
頭痛／首や肩のこり・腰痛／筋肉痛・捻挫・打撲／関節炎・リウマチ／神経痛・神経炎

10 精神・神経系の問題
不安・緊張・パニック／いらだち／悲しみ・鬱／不眠／物忘れ・思考力低下／その他

11 その他の問題
疲労・消耗／痙攣・振戦／糖尿病／薬の害／その他

目・鼻・耳・口の問題

目の炎症・視力・その他

Calen.	角膜の引っかき傷。化膿しやすい目の傷。目に異物が入っている。
Chel.	白内障。
Cine.	白内障、瞳孔の混濁。眼球の外傷。
Euphr.	カタル性の結膜炎。刺激性の涙が出る。目がヒリヒリする。光がまぶしい。白内障、緑内障、角膜潰瘍。シェーグレン症候群。
Grin.	目の炎症。充血している。眼球の痛み。
Ham.	結膜炎。目が血走り、ヒリヒリと痛む。目の周りのくま。
Hydr.	結膜炎。
Rumx.	目の痛み、うずくような感じ。
Ruta	頭痛を呼び起こす眼精疲労。目を酷使することで真っ赤になり痛む。視界がかすむ。
Tarax.	目に砂が入っているような感じ。焼けるような痛み。
Thuj.	ものもらい。

花粉症・鼻炎・副鼻腔炎

Euphr.	鼻炎。大量のコリーザで鼻がつまる。夜に悪化。鼻の非刺激性分泌物と、目のヒリヒリする分泌物を伴う副鼻腔炎。
Thuj.	慢性カタル。ねっとりした黄緑色の粘液。

鼻血

Art-i.	鼻血が流れて止まらない。
Euphr.	鼻血。
Ham.	ヒリヒリして痛い。黒っぽい色。鼻血を出しやすい。代償性月経による出血。
Mill.	頭部の鬱血感とともに鼻血が出る。目から鼻の付け根を貫く痛み。

耳痛・耳炎・その他

Calen.	鼓膜の破裂。
Dios.	咳をしたり鼻をかんだりすると悪化する耳の痛み。
Ham.	耳の中で異音がする。
Plan.	耳の刺痛。痛みが頭を通過してもう一方の耳に移る。歯痛を伴う耳痛。
Quer.	粘液の鬱滞を伴う耳鳴りとめまい。
Rumx.	耳の中の痛みとかゆみ。リンリンと耳鳴りがする。
Ruta	耳のむずがゆい痛み。耳の軟骨部に打撲したような痛み。
Tarax.	耳に引き裂くような痛み。電撃痛。
Thuj.	慢性的な耳炎。臭い膿を分泌。
Valer.	痙攣性の痛みを伴う耳痛。寒けにさらされると痛む。幻聴、雑音が聞こえる。
Verb.	耳痛。難聴。何かが詰まったような感じ。

口唇ヘルペス・口唇炎・口内炎・口臭

Arn.	口臭。
Bell-p.	唇の小さな潰瘍、ひび割れ。口と舌の粘膜に痛み。
Cund.	口角炎。口角の亀裂、潰瘍。舌の潰瘍。
Sasa	口内炎。口腔内に細菌が繁殖することから生じる口臭。
Thuj.	舌の付け根近くに白い水疱。

歯・歯茎

Arn.	抜歯後の出血。
Calen.	歯茎の出血。抜歯後に血が止まらない。傷口がなかなか治らない。
Plan.	虫歯の痛み。激しい神経の痛みが顔面を走る。知覚過敏。冷風で悪化。歯槽膿漏。歯茎の出血。抜歯後の痛み。
Sasa	歯肉炎。
Tarax.	歯に圧迫痛。歯が浮くような感じ。
Valer.	ズキズキする歯痛。

呼吸器の問題 2

咳

Eup-per.	四つん這いで好転する咳。
Euphr.	大量の粘液を喀出するひどい咳。呼吸が止まるほど。横になると治まる。
Mill.	咳をすると喀血する。
Passi.	夜間に生じる咳。百日咳。
Quer.	慢性的な肺の粘液としつこい咳。
Rumx.	喉のむずがゆさから咳をする。冷たい空気を吸うと悪化。
Verb.	乾いた咳。夜に悪化。

気管支炎・喘息

Cact.	粘液がガラガラ鳴る慢性気管支炎。呼吸困難の発作で失神する。
Eriob.	単純気管支炎。咳や痰が出る。
Eup-per.	気管支炎。声がれがして、ヒリヒリと痛む。
Grin.	気管支炎。呼吸困難を伴う喘息。大量の痰。粘液。
Passi.	深刻な気管支痙攣があるときの急性喘息発作。
Queb.	呼吸困難になりチアノーゼを伴う喘息。
Rumx.	粘膜が乾燥して過敏になっている。焼けるような痛み。咳が止まらない。
Solid.	気管支炎。血のついた喀出物。長引く呼吸困難。
Thuj.	子どもの喘息。夜間に悪化。
Valer.	痙攣性の喘息。眠りに落ちるときに喉がむせて苦しい。
Verb.	声がれ。ヒリヒリする喉の痛み。
Zing.	朝に悪化する喘息。

喉の痛み・扁桃炎

Echi.	溶連菌感染による急性咽頭炎や急性扁桃炎。
Gink-b.	咽頭炎、扁桃炎。咳を伴う喉の刺激感と痛み。
Zing.	喉のヒリヒリ感と、引っかかれるような感覚。

皮膚の問題

湿疹・じんましん・かゆみ

Echi.	体毒から生じるあらゆる皮膚症状。
Fago.	手先や脚、目、鼻、肛門などのかゆみ。老人性のかゆみ。チクチクする。
Grin.	虫刺され。ウルシかぶれ。ひどいかゆみと灼熱感。
Lappa	皮膚湿疹。じんましん。
Rumx.	とくに下肢に現れる。冷気にさらされたり、服を脱いだりすると悪化。
Thuj.	かゆい発疹。掻くと悪化。覆われた部分だけに出る発疹。腕や手にできる茶色の斑点。帯状疱疹。
Urt-p.	皮膚が盛り上がるじんましん。灼熱感と蟻走感、激しいかゆみを伴う。

にきび・できもの

Arn.	できもの。にきび。
Bell-p.	あちこちにねぶとができる。にきび。
Chel.	イボ。腫瘍。
Echi.	おでき、吹き出物。臭い膿がたまる。
Lappa	にきび。ねぶと。
Tarax.	吹き出物がたくさん出る不健康な皮膚。
Thuj.	ポリープ。イボ。腫瘍。

浮腫

Cact.	足首や足の甲がむくんで腫れ上がる。心臓に問題がある。
Crat.	心臓疾患が原因の全身浮腫。
Equis.	とくに外傷後の浮腫。
Gali.	腺の腫れによる浮腫。
Urt-p.	上半身の水腫。乏尿とともに生じる浮腫。

創傷

Bell-p.	筋肉に達する深い傷。裂けるような痛み。
Calen.	切り傷、すり傷、ひび割れ。傷口が開いてなかなか治らない。
Echi.	昆虫やヘビの刺傷や咬傷で、患部に炎症を起こしている。
Ham.	傷口が開いてヒリヒリ痛む。静脈出血があり、衰弱を伴う。
Hyper.	神経の損傷により激しい痛みを伴う刺傷。
Mill.	大量の出血があるあらゆる傷。出血は鮮血。

その他

Calen.	表皮のやけど。
Equis.	皮膚のたるみやしわ。結合組織の脆さ。爪や毛髪が弱い。
Ham.	青みがかったしもやけ。
Urt-p.	皮膚に限局したやけどと熱傷。

感染症の問題　4

かぜ・インフルエンザ

Borago	かぜで熱があるとき。
Echi.	不規則な寒け、体温の上昇、発汗がみられる。
Eup-per.	骨にしみる痛みを伴うインフルエンザ。悪寒を伴う高熱。
Mill.	高熱が続くとき。口が渇く。過剰な発汗を伴う。
Queb.	子どもの発熱。
Solid.	簡単に繰り返しかぜをひく。

その他

Absin.	コレラ。
Echi.	敗血症。チフス熱、産褥熱。溶連菌感染症。ジフテリア。狂犬病。梅毒。咽頭炎や扁桃炎を伴う。
Eup-per.	デング熱。
Ham.	肺結核。
Hyper.	破傷風、知覚神経の損傷に由来する。
Passi.	破傷風の強直症。破傷風の痛みと緊張をとる。丹毒。痙攣を起こしているとき。

心臓・血液・循環器の問題 5

心臓の問題

Aven.	精液減少や神経衰弱が原因の心悸亢進。
Bell-p.	心臓神経症。心拍リズム異常、不整脈。動悸。
Cact.	心臓をわしづかみにされたような収縮性の痛み。窒息する感覚。激しい動悸。
Cean.	動悸と呼吸困難。
Crat.	慢性の心臓疾患。心臓の虚弱。狭心症。心臓肥大。倦怠感や動悸、不整脈などがある。
Dios.	狭心症。痛みが胸骨の裏や腕に感じられる。呼吸困難になる。
Grin.	頻脈。動悸。
Queb.	心臓弁膜症。心臓肥大。脂肪心。スポーツ心。
Quer.	心臓の圧迫感。心臓が衰弱し、動悸、息切れと低血圧を伴う。
Valer.	ストレスから生じる心臓神経症。動悸、息切れ、胸痛。

血管の問題

Arn.	鬱血。エコノミー症候群。血栓。
Bell-p.	静脈の鬱血。拡張蛇行性静脈。ヒリヒリ痛む。
Cact.	動脈瘤。動脈硬化。
Diosp.	動脈硬化。
Fago.	毛細血管を強化して、末端の血流をよくする。
Gink-b.	脳の血行不良。そのために頭の働きが鈍くなる。
Ham.	血管が脆い。出血しやすい。患部が鬱血して青みがかっている。痛みを伴う静脈瘤。ベーチェット病。
Mill.	鮮血が大量に出る。
Quer.	出血しやすく、すぐに青あざができる。脾臓が悪い。血小板減少性紫斑病。
Yamab.	血行不良。そのために体が冷える。動脈硬化。

脾臓の問題

Cean.	脾臓の腫れと痛み。脾炎。
Echi.	脾臓が弱っている。免疫力が低下している。
Quer.	脾臓の腫れ、感染症、外傷。衰弱がみられる。

高血圧・低血圧

Art-i.	高血圧。
Crat.	高血圧と低血圧の両方。心臓肥大や心臓の痛みが生じる。
Diosp.	高血圧。
Fago.	高血圧。
Sasa	高血圧。
Yamab.	低血圧。

高脂血症

Crat.	高脂血症。
Sasa	高脂血症。

貧血

Alf.	栄養不足による貧血。
Art-i.	月経等、出血後の貧血。
Cean.	貧血。血液のにごり。白血病。リンパの滞り。
Mill.	大量出血後の貧血。めまいがする。
Quer.	出血や栄養不足など、あらゆる原因による慢性の貧血。
Yamab.	貧血。

消化器の問題 6

便秘

Cact.	便は固くて黒い。肛門にかゆみがある。
Card-m.	硬くて便を出すのが難しい。ぼこぼこした便が下痢と交互に起こる。
Tarax.	大量に排便をした後の便秘。
Thuj.	激しい直腸痛を伴う便秘。激痛のために便が引っ込む。
Valer.	過敏性腸症候群。ストレスから下痢や便秘を起こす。
Verb.	便秘。ヒツジのような硬い便。

下痢

Alf.	黄色くて緩い便が何度も出る。痛みがある。
Bell-p.	黄色くて不快なにおいの便が出る無痛の下痢。夜に悪化する。
Card-m.	便秘と下痢が交互に起きる。糊のような便。
Diosp.	下痢。
Rumx.	早朝に起こる無痛の下痢。茶色く水っぽい便で悪臭がする。咳を伴う。
Tarax.	胆汁性下痢。便は白い。たびたび排便はあるが、なかなか出しきれない。
Thuj.	慢性の下痢。朝食後に悪化。
Valer.	過敏性腸症候群。ストレスから下痢や便秘を起こす。
Zing.	食中毒、悪い水を飲むことで起こる腹部の疝痛と下痢。

嘔吐

Ham.	食後のむかつき、吐き気。黒い血を吐く。
Tarax.	脂っこい食べ物を食べ過ぎたときのような吐き気。苦い味のげっぷ。嘔吐。
Valer.	吐き気を伴う空腹感と食欲。

消化不良・食欲不振

Absin.	胃がもたれて圧迫感がある。鼓腸。
Alf.	消化不良から、食後数時間に及ぶ鼓腸性の腹痛がある。
Art-i.	脂っこいものを食べると胃がもたれる。
Bell-p.	鼓腸、下痢と多量のガスで腸にゴロゴロ音がする。
Cact.	胃に収縮感や拍動がある。食事の後胃が重い。
Chel.	消化不良。
Dios.	鼓腸、鼓腸性消化不良。
Eriob.	夏バテとともに食欲を失う。
Ham.	胃の後部の重みと痛み。
Lappa	鼓腸を伴う消化不良。
Quer.	胃に食物が鬱滞、腐敗して口臭を引き起こす。胸やけ、食後の鼓腸。
Sasa	食欲不振。
Zing.	胃酸過多と鼓腸。消化力が弱く胃がもたれる。

胃腸炎・胃潰瘍

- **Aral.** ストレスやアルコールによる胃潰瘍、十二指腸潰瘍。
- **Art-i.** 胃の粘膜がただれて胃が痛む。
- **Card-m.** アルコールの飲み過ぎから起きる胃潰瘍。
- **Cund.** 胃潰瘍。胸やけや吐き気を伴う胃痛。
- **Dios.** 激しい胃痛。
- **Ham.** 胃潰瘍になりやすい傾向。
- **Hydr.** 胃腸のカタル。胃炎。
- **Quer.** 腸からの出血。栄養吸収不良。
- **Rumx.** 慢性胃炎。しゃっくり、胸やけ、吐き気を伴う。ヒリヒリとした痛み。
- **Sasa** 胃炎。
- **Yamab.** 胃炎。

肝臓・胆嚢の問題

- **Berb.** 肝臓と胆嚢の部分から胃に広がる激痛。圧迫で悪化する。
- **Card-m.** 肝臓の鬱血と肥大。アルコールや薬によるダメージ。肝硬変、浮腫を伴う。肝機能障害。
- **Cean.** 肝臓の肥大。
- **Chel.** 肝炎。
- **Cich.** 肝臓疾患。肝臓周辺の痛み。
- **Dios.** 慢性的な肝内胆汁鬱滞。
- **Hydr.** 肝炎。肝硬変。
- **Quer.** 慢性の肝臓病。肝炎、肝硬変、肝不全。
- **Tarax.** 肝臓部分に痛み。黄疸のある肝炎。
- **Yamab.** 慢性肝炎。

胆石・黄疸

Berb.	胆石による激痛。その後、黄疸が続くことが多い。
Calen.	胆汁の分泌不足による黄疸。
Card-m.	胆石。胆嚢が腫れてヒリヒリ痛む。肝臓の肥大を伴う。黄疸。肝機能の低下から胆汁分泌が不十分で起こる。寒けや発熱を伴う。
Chel.	胆石。黄疸。
Cich.	黄疸。胆嚢の機能不全。
Dios.	胆石による疝痛。痛みが胸部や背中、腕に広がる。
Hydr.	黄疸。
Tarax.	胆石。慢性胆嚢炎。黄疸。

泌尿器・生殖器の問題 7

腎臓の問題

Berb.	腎臓の損傷。痛み、あわ立つ感覚、しびれなどがある。
Dios.	腎臓の痙攣痛。痛みが精巣や手足に広がる。
Solid.	慢性腎炎でヒリヒリ痛む。圧迫に敏感。尿は茶色く少量。排尿困難。
Thuj.	左腎臓から上腹部にかけての痛み。
Yamab.	慢性腎炎。
Zing.	左右の腎臓に鈍い疼痛、頻繁な尿意を伴う。

膀胱炎・尿道炎

Alf.	前立腺肥大に起因する膀胱頚部の炎症。
Berb.	排尿していないとき、尿道に焼けるような感覚がある。
Gali.	排尿中に灼熱感が増す膀胱炎。
Lappa	尿道炎。排尿時に焼けるような痛み。
Thuj.	膀胱と尿道に切るような痛みと灼熱感。

排尿障害・尿路結石・尿中沈殿物

Alf.	頻尿で量も多い。
Berb.	頻尿で排尿時に灼熱感があり、その後も残尿感がある。赤い色の沈殿物や砂状のものが尿の中にみえる。腎臓結石、尿路結石。
Equis.	腎臓結石。尿が出づらい。日中は乏尿で、夜になるとおもらしをする。
Gali.	尿砂、結石。尿が出づらく、排尿時に焼けるように痛い。
Mill.	血尿。膿のような分泌物が混ざる。
Tarax.	頻尿。膀胱に無痛の切迫感があり、多量の尿が出る。夜尿症。
Thuj.	コントロールできない尿意。頻繁な排尿。尿はポタポタ落ちて泡立つ。
Urt-p.	腎臓結石。乏尿。腎臓が侵され、尿が抑圧されている。浮腫を伴う。
Verb.	夜尿症。

前立腺炎・精巣炎・男性生殖器の問題

Aven.	マスターベーション後のインポテンス。射精で悪化。精液漏。神経衰弱。
Bell-p.	めまいを伴う夢精。精液漏。前立腺分泌液の尿への排出。マスターベーションによるめまい。
Equis.	前立腺肥大。尿が出づらい。
Ham.	精巣炎、精巣上体炎、精巣の神経痛、精索静脈瘤。
Hyper.	脊椎神経の損傷によるインポテンス。
Lappa	インポテンス。
Thuj.	男性ホルモンの問題による勃起不全。性欲の減退。精子数の減少。包皮と亀頭の炎症。尖形コンジローマ。淋病。

痔

Ham.	大量に出血がみられ、ヒリヒリして痛い。青みがかった患部。
Thuj.	肛門にできるイボ痔。

婦人科系の問題・妊娠と出産

女性生殖器・骨盤の問題

Bell-p.	子宮脱、腟脱。下方に押されるような圧迫感。子宮の炎症と出血。
Ham.	外傷による子宮出血。体への大きな衝撃やでこぼこ道での上下動から。
Hydr.	子宮の腫瘍。黄色の帯下。
Lappa	子宮脱。不妊症。腟炎。
Mill.	子宮出血。血液の色は鮮紅色。
Ruta	子宮の壊疽性腫瘍。
Thuj.	ホルモンバランスの乱れ。卵巣嚢腫。卵巣炎。左卵巣の激しい痛み。腟のかゆみ。腟が敏感で性交できない。ねっとりした帯下。子宮のポリープ。尖形コンジローマ。カリフラワー状のできもの。
Urt-p.	刺すような痛みを伴う外陰部のかゆみ。

月経前症候群

Dios.	月経前になるとイライラする。
Valer.	イライラし、ヒステリーになりやすい。

月経困難・月経不順

Art-i.	腹部の痛みが強い。
Bell-p.	痛みが激しい月経。
Cact.	子宮と卵巣の拍動痛や腟痙がある。黒塊状の血が混じり、早く終わる。
Dios.	痙攣性の強烈な子宮痛。腹部全体に放射状に広がる。背中を伸ばすと好転。
Euphr.	月経痛があり、予定よりも遅く短い。出血もわずか。屋外を歩くと悪化。
Ham.	経血は暗赤色で量が多く、腹痛を伴う。
Hyper.	月経痛。凝血塊がある。
Mill.	予定より早くて長引く。出血は大量で鮮紅色。腹部の疝痛がある。
Passi.	月経痛を緩和する。
Ruta	不規則な月経。
Thuj.	月経が短く早い。経血の量は少ない。

更年期障害

 Art-i. とくに冷えや肩こり、腰痛、イライラなどがある。
 Dios. 動悸がしたり、冷や汗をかいたりする。
 Morus 骨が脆い。骨粗鬆症。

妊娠中

 Bell-p. 拡張蛇行静脈。坐骨神経痛。
 Hydr. 妊婦の甲状腺腫。
 Mill. 痛みを伴う妊婦の拡張蛇行静脈。

出産時

 Bell-p. 分娩時に激しい痛みを伴う。
 Mill. 難産のときの長引く出血。産後の出血。
 Passi. 陣痛。分娩痛。耐えがたい痛みを緩和する。

出産後

 Bell-p. 出産後、子宮が締め付けられるようにヒリヒリ痛む。
 Calen. 出産後の膣の裂傷。
 Echi. 産褥熱。
 Passi. 産褥痙攣。

母乳・授乳

 Alf. 栄養不足から、母乳の量が少なくて水っぽく、栄養もない。
 Arn. 母乳に血が混じる乳腺炎。
 Borago 母乳が出ない。
 Urt-p. 乳腺の発育が不十分で母乳が出ない。

痛みの問題

頭痛

Arn.	頭を打って以来の頭痛。脳震盪。
Cact.	頭頂に重しがある感覚。右側の拍動痛。万力で締め付けられるような感じ。
Euphr.	前頭部の圧迫痛。まぶしさと熱を伴う。頭が脈打つ感じ。
Gink-b.	前頭部の重たい感じ。眼窩の神経痛。
Ham.	左こめかみをハンマーで殴られたような痛み。こめかみとこめかみの間を電光が走る感じ。
Hyper.	片頭痛。頭が割れるような差し込み痛。痛みが頬に広がる。
Mill.	頭を貫くような突き上げる痛み。前かがみになると悪化。
Ruta	目の酷使で悪化する頭痛。釘を打ち込まれるような痛み。
Tarax.	頭に刺すような痛み。頭頂に熱感。
Valer.	眼球を動かすと悪化する頭痛。

首や肩のこり・腰痛

Art-i.	疲労や体の冷えから起こる肩こりや腹痛、腰痛。
Berb.	排尿時に大腿部と腰部の痛みがある。鋭い、突き刺すような痛みが腎臓から背中に広がる。
Dios.	背中の鋭い痛み。うまく動かない。前かがみになると悪化。
Ham.	腰と下腹部のあたりのひどい痛み。砕けるような腰痛。
Ruta	打撲や捻挫による背中の痛み、腰の痛み。朝起き上がる前に悪化。
Tarax.	耳から首に引き裂くような痛み。背中と腰に圧迫するような痛みと電撃痛。

筋肉痛・捻挫・打撲

Arn.	筋肉痛。捻挫。打撲。
Bell-p.	事故や転倒による捻挫や打撲。ひどい痛みと腫れを伴う。筋肉痛。
Celas.	筋肉痛。
Equis.	捻挫したところが治りにくい。
Hyper.	尾骨を打った後の四肢の麻痺。
Mill.	高所から落下したことによる打撲、捻挫。
Ruta	手首や足首の捻挫。腱鞘炎やテニス肘。靭帯や筋肉の断裂。
Tarax.	チクチクと刺す痛みがある筋肉痛。

関節炎・リウマチ

Bell-p.	関節リウマチ。ヒリヒリと痛む。
Celas.	関節炎。リウマチ。
Cich.	関節炎。リウマチ。
Dios.	手足の関節がズキズキ痛む。
Equis.	関節炎。リウマチ。
Eup-per.	関節や筋肉の痛み。骨にしみるように痛む。
Lappa	関節炎。リウマチ。
Solid.	リウマチ。
Tarax.	鈍い関節痛。
Urt-p.	足首と手首のリウマチ痛。急性痛風の痛み。尿酸がたまっている。

神経痛・神経炎

Bell-p.	妊娠中の坐骨神経痛。
Dios.	尻から太もものあたりに痛みがある坐骨神経痛。
Hyper.	尾骨を打った後の痛み。坐骨神経痛。神経炎。神経に達するけが。周囲が赤く腫れていてうずく。焼けるような痛みとしびれがある。
Passi.	坐骨神経痛。神経の鎮静。痙攣。
Rumx.	冷気で悪化する鋭い神経痛。
Solid.	坐骨神経痛。
Tarax.	膝の神経痛。押すと好転する。
Valer.	坐骨神経痛。歩くと好転。立っていたり休んでいたりすると悪化。

精神・神経系の問題

不安・緊張・パニック

Borago	自分の健康に対する不安。周りの人や物事に対する不安。不安に打ち勝つ勇気がない。
Cact.	ささいなことにすぐ驚く。動揺しやすい。夜に活動する傾向。
Hyper.	事故のトラウマによる不安、恐怖。
Thuj.	自分が汚れることに対する恐怖。自分は醜くて愛されていないと思っている。
Valer.	神経が過敏で、常に緊張や不安を抱えている。

いらだち

Absin.	神経質でイライラする。ヒステリー。
Aven.	頭を使い過ぎて神経が立ち、イライラする。
Gink-b.	誰かを批判せずにはいられない。怒りを出せないため、何かを引き裂きたい。
Passi.	ヒステリーを落ち着かせ眠りを促す。
Plan.	痛みからイライラして、人をけ飛ばしかねない。
Urt-p.	皮膚がかゆくて、掻きながらイライラして怒る。
Valer.	気分が変わりやすい。イライラする。ヒステリーを起こす。

悲しみ・鬱

Cean.	鬱。メランコリー。
Crat.	落胆、失望して、悲しみを手放せない。
Hyper.	事故やけが以来の鬱。

不眠

Absin.	神経興奮による不眠。
Aven.	慢性的な不眠。とくに心身が消耗した後。疲労で悪化する。
Cact.	夜になると活動的になる傾向。
Passi.	心配、過労、痛みなど、さまざまな原因による神経過敏からの不眠症。とくに高齢者や新生児、弱った人々に合う。
Valer.	興奮のため不眠になる。しばしば痙攣を伴う。

物忘れ・思考力低下

Aral.	精神的な疲労からくる知力低下。
Aven.	神経衰弱と精液漏を伴う記憶障害。
Fago.	集中できなくて物覚えが悪い。
Gink-b.	頭脳の働きが鈍く、集中できない。ボーッとして物忘れしやすい。アルツハイマー病。
Mill.	自分がやろうとしていたことを忘れる。
Plan.	痛みによる思考低下。

その他

Absin.	てんかん。精神錯乱。幻覚と意識消失を伴う神経性のめまい。痙攣。
Aven.	薬物中毒、アルコール中毒、不眠を伴う。
Cean.	薬物中毒。
Passi.	薬物中毒、神経障害、子どもの神経症、統合失調症。

その他の問題 11

疲労・消耗

Alf.	食欲不振、栄養不足のために疲れやすい。やせていて太れない。
Aral.	体力の低下。精神的な疲労。
Aven.	神経の消耗。病後の回復期における衰弱。
Passi.	神経の過敏さを伴う極度の疲労。
Quer.	慢性的な倦怠感、めまい。栄養吸収不足による。
Yamab.	肉体疲労。

痙攣・振戦

Aven.	老人性振戦。麻痺したような手足のしびれ。パーキンソン病、舞踏病、てんかん。
Gink-b.	書痙。手が痙攣して震える。
Passi.	子どもの痙攣。前兆として神経の興奮が起こる。
Valer.	ヒステリー性の痙攣。ふくらはぎの引きつるような痛み。

糖尿病

Aral.	糖尿病
Cich.	糖尿病。血糖値が高い。
Crat.	子どもの糖尿病。
Eriob.	糖尿病。
Morus	糖尿病。インスリンの分泌不足。
Sasa	糖尿病。

薬の害

Borago	ステロイドの使用による副腎のダメージ。
Echi.	抗癌剤の害。赤血球減少症。
Solid.	ステロイドや抗癌剤の毒出し。
Thuj.	予防接種を受けて以来、体調が悪い。

その他

Crat.	異常に大量の汗。手のひらが汗ばむ。
Diosp.	二日酔い。アルコールが体内に滞留。
Hyper.	多発性硬化症。
Morus	骨が脆い。骨粗鬆症。
Quer.	腹部の臓器脱。直腸脱、膀胱脱、子宮脱。ヘルニア。
Sasa	酸性体質による体臭。
Tarax.	就寝時に大量の寝汗。
Thuj.	爪が脆く、ボロボロで変形する。陥入爪。

付録

レメディー一覧

本書に登場するレメディー一覧（*はマザーチンクチャー含む）

Absin.：アブシンシューム（Absinthium：ニガヨモギ）★
Acon.：アコナイト（Aconite：ヨウシュトリカブト）
Adren.：アドレナリン（Adrenalin：アドレナリン）
Adren-c.：アドレナルコルテックス（Adrenal-cortex：副腎皮質）
Adren-m.：アドレナルメダラ（Adrenal-medulla：副腎髄質）
Agar.：アガリカス（Agaricus：ベニテングダケ）
Agn.：アグナスカスタス（Agnus castus：アグナスカスタス）
Alf.：アルファルファ（Alfalfa：ムラサキウマゴヤシ）★
All-c.：アリュームシーパー（Allium cepa：赤タマネギ）
All-s.：アリュームサティーバ（Allium sativum：ニンニク）
Aloe：アロー（Aloe：ソコトリンアロエ）
Alum.：アルミナ（Alumina：酸化アルミニウム）
Ambr.：アンバグリシア（Ambra grisea：龍涎香）
Am-c.：アンモニュームカーブ（Ammonium carb.：炭酸アンモニウム）
Am-m.：アンモニュームミュア（Ammonium mur.：塩化アンモニウム）
Ant-t.：アンチモン（Antimonium tart.：酒石酸アンチモン）
Apis：エイピス（Apis：蜜蜂）
Aral.：アラリア（Aralia elata：タラノキ）★
Aran.：アラニアダイアデマ（Aranea diadema：オニグモ）
Arg-m.：アージメット（Argentum met.：銀）
Arn.：アーニカ（Arnica：アルニカ［ウサギギク］）★
Ars.：アーセニカム（Arsenicum：三酸化ヒ素）
Ars-i.：アーセニカムアイオド（Arsenicum iod.：ヨウ化ヒ素）
Art-i.：アートメジア（Artemisia indica：ヨモギ）★
Asaf.：アサフェティーダ（Asafoetida：スティンカサンドのゴム）
Aur.：オーラム（Aurum：金）
Aur-m-n.：オーラムミュアナット（Aurum mur. nat.：塩化金酸ナトリウム）
Aven.：アヴィナサティーバ（Avena sativa：オートムギ）★
Bac.：バシライナム（Bacillinum：人の肺結核症の痰）
BCG-V：ビーシージーバク（BCG Vaccine：BCGワクチン）
Bell.：ベラドーナ（Belladonna：セイヨウハシリドコロ）
Bell-p.：ベリスペレニス（Bellis perennis：ヒナギク）★
Benz-ac.：ベンゾイックアシッド（Benzoic acid：安息香酸）
Berb.：バーバリスブイ（Berberis vulgaris：セイヨウメギ）★
Betul.：ベテュラ（Betula：セイヨウシラカバ）
Bor.：ボーラックス（Borax：ホウ砂）

Borago：ボラーゴ（Borago：ルリジサ）★
Both.：ボスロプス（Bothrops：ヨーロッパクサリヘビ）
Brom.：ブロミューム（Bromium：臭素）
Bry.：ブライオニア（Bryonia：ブリオニア）
Bufo：ブーフォ（Bufo：ヒキガエル）
C.S.：カナビスサティーバ（Cannabis sativa：アメリカ麻）
Cact.：カクタス（Cactus：ダイリンチュウ［ヨルザキサボテン］）★
Calad.：カラジューム（Caladium：ハイモ）
Calc.：カルカーブ：（Calc. carb.：炭酸カルシウム）
Calc-f.：カルクフロアー（Calc. fluor.：フッ化カルシウム）
Calc-p.：カルクフォス（Calc. phos.：燐酸カルシウム）
Calc-s.：カルクソーファー（Calc. sulph.：石膏）
Calen.：カレンデュラ（Calendula：トウキンセンカ）★
Camph.：カンファー（Camphora：樟脳）
Canth.：カンサリス（Cantharis：ヨーロッパミドリゲンセイ）
Carb-an.：カーボアン（Carbo an.：獣炭）
Carb-v.：カーボベジ（Carbo veg.：植物炭）
Carc.：カーシノシン（Carcinosin：乳癌）
Card-m.：カーディアスマリアナス（Carduus marianus：オオアザミ）★
Caust.：コースティカム（Causticum：水酸化カリウム）
Cean.：シアノーサス（Ceanothus：ソリチャ）★
Celas.：セラストラス（Celastrus：ツルウメモドキ）★
Chadok.：チャドクガ（Chadokuga：茶毒蛾）
Cham.：カモメラ（Chamomilla：カモミール）
Chel.：チェリドニューム（Chelidonium：ヨウシュクサノオウ）★
Chin.：チャイナ（China：キナの樹皮）
Chol.：コレステライナム（Cholesterinum：胆石）
Cic.：セキュータ（Cicuta virosa：毒ゼリ）
Cich.：チコリューム（Cichorium：キクニガナ）★
Cina：シーナ（Cina：メセンシナ）
Cine.：シネラリア（Cineraria：シロタエギク）★
Cinn.：シナバリス（Cinnabaris：赤色硫化水銀）
Cob.：コバルタム（Cobaltum：コバルト）
Cocc.：コキュラス（Cocculus：アオツヅラフジ）
Coff.：コフィア（Coffea cruda：コーヒー豆）
Coloc.：コロンシス（Colocynth：コロシントウリ）
Con.：コナイアム（Conium：毒ニンジン）
Conv.：コンバラリア（Convallaria：ドイツスズラン）

Crat.：クレティーガス（Crataegus：ヒトシベサンザシ）★
Croc.：クロカス（Crocus sativa：サフラン）
Crot-h.：クロタラスホリダス（Crotalus horridus：ガラガラヘビ）
Cund.：コンデュランゴ（Cundurango：コンズランゴ）★
Cupr.：キュープロム（Cuprum：銅）
Cupr-ar.：キュープロムアース（Cuprum ars.：亜ヒ酸銅）
Cycl.：シークラメン（Cyclamen：シクラメン）
Dig.：デジタリス（Digitalis：キツネノテブクロ）
Dios.：ダイオスコリア（Dioscorea：野生ヤマノイモ）★
Diosp.：ダイオスピロス（Diospyros：カキノキ）★
DPT-V：ディーピーティーバク（DPT Vaccine：DPT ワクチン）
Dulc.：ダルカマーラ（Dulcamara：ヒヨドリジョウゴ）
Echi.：エキネシア（Echinacea：ムラサキバレンギク）★
E-co.：イーコライ（E.coli.：大腸菌）
Equis.：エクィシータム（Equisetum arvense：スギナ）★
Eriob.：エリオボトリア（Eriobotrya：ビワ）★
Estrogen：エストロゲン（Estrogen：エストロゲン）
Euphr.：ユーファラジア（Euphrasia：コゴメグサ）★
Eup-per.：ユーパトリューム（Eupatorium：ツキヌキヒヨドリ）★
Fago.：ファゴファイラム（Fagopyrum tataricum：ダッタンソバ）★
Ferr.：ファーランメット（Ferrum met.：鉄）
Ferr-p.：ファーランフォス（Ferrum phos.：燐酸鉄）
Form.：フォミカ（Formica：赤蟻）
Gaert.：ガットナー（Gaertner：ゲルトネル菌）
Gali.：ガリウムアパ（Galium aparine：シラホシムグラ）★
Gels.：ジェルセミューム（Gelsemium：イエロージャスミン）
Germ.：ジャーマニューム（Germanium：ゲルマニウム）
Gink-b.：ギンコビローバ（Ginkgo biloba：イチョウ）★
Glon.：グロノイン（Glonoine：ニトログリセンリン）
Graph.：グラファイティス（Graphites：天然黒鉛）
Grin.：グリンデリア（Grindelia：グリンデリア）★
Guai.：グアイヤカム（Guaiacum：ユソウボクの樹脂）
Hab.：ハブ（Habu：ハブ）
Ham.：ハマメリス（Hamamelis：アメリカマンサク）★
Hecla：ヘクララーバ（Hecla lava：ヘクラ山の火山灰）
Hell.：ヘラボラスニガー（Helleborus niger：黒クリスマスローズ）
Hep.：ヘパソーファー（Hepar sulph.：硫化カルシウム）
HIB-V：ヒブバク（HIB Vaccine：ヒブワクチン）

His.：ヒスタミン（Histamine：塩酸化ヒスタミン）
Hydr.：ハイドラスティス（Hydrastis：ヒドラスチス）★
Hydrc-ac.：ハイドロシアニックアシッド（Hydrocyanic acid.：シアン化水素水）
Hyper.：ハイペリカム（Hypericum：セイヨウオトギリソウ）★
Hypoth.：ハイポサラマス（Hypothalamus：視床下部）
Ign.：イグネシア（Ignatia：イグナチア豆）
Inf03-V：インフゼロスリーバク（Influenza Vaccine (03)：インフルエンザワクチン）
Inf9798-V：インフナインセブンエイトバク（Influenza Vaccine (97/98)：インフルエンザワクチン）
Iod.：アイオダム（Iodum：ヨウ素）
Ip.：イペカック（Ipecac：吐根）
Iris：アイリスベシキュラー（Iris versicolor：アヤメ科）
Jap-ence-V：ジャパニーズエンセファリティスバク（Japanese Encephalitis Vaccine：日本脳炎ワクチン）
Jinkans.：ジンカンセン（Jinkansen：尋常性乾癬の皮膚）
Kali-c.：ケーライカーブ（Kali. carb.：炭酸カリウム）
Kali-i.：ケーライアイオド（Kali. iod.：ヨウ化カリウム）
Kali-i-D：ケーライアイオドディー（Kali. iod. D：ヨウ化カリウム剤）
Kali-m.：ケーライミュア（Kali. mur.：塩化カリウム）
Kali-n.：ケーライニット（Kali. nit.：硝酸カリウム）
Kali-p.：ケーライフォス（Kali. phos.：燐酸カリウム）
Kali-s.：ケーライソーファー（Kali. sulph.：硫酸カリウム）
Kreos.：クレオソータム（Kreosotum：ブナのクレオソート）
Kyosui-can.：キョースイカン（Kyosui cancer：癌性の胸水）
Lach.：ラカシス（Lachesis：ブッシュマスター）
Lac-h.：ラックヒューマナム（Lac humanum：母乳）
Lappa：ラパ（Lappa arctium：ゴボウ）★
Lat-m.：ラトロデュクタス（Latrodectus：クロゴケグモ）
Laur.：ローロセラサス（Laurocerasus：セイヨウバクチノキ）
Led.：リーダム（Ledum：野生ローズマリー）
LED-B：エルイーディービー（LED-Blue：青色のLEDの光）
Lith-m.：リシュームミュア（Lithium mur.：塩化リチウム）
Lob.：ロベリア（Lobelia：ロベリアソウ）★
Lyc.：ライコポーディアム（Lycopodium：ヒカゲノカズラ）
Mag-c.：マグカーブ（Mag. carb.：炭酸マグネシウム）
Mag-m.：マグミュア（Mag. mur.：塩化マグネシウム）
Mag-p.：マグフォス（Mag. phos.：燐酸マグネシウム）
Magn-ambo.：マグポリアンボ（Magnetis poliambo：磁石）

Mang-s.：マンガンソーファー（Manganum sulph.：硫酸マンガン）
Med.：メドライナム（Medorrhinum：淋菌）
Merc.：マーキュリー（Mercurius vivus：金属水銀）
Merc-c.：マーキュリーコー（Mercurius co.：塩化第二水銀）
Merc-sol.：マーキュリーソル（Mercurius sol.：ハーネマンの溶解水銀）
Mez.：メザリューム（Mezereum：セイヨウオニシバリ）
Mill.：ミュルフォリューム（Millefolium：セイヨウノコギリソウ）★
MMR-V：エムエムアールバク（MMR Vaccine：MMR ワクチン）
Moly.：モリブデニューム（Molybdenium：モリブデン）
Morb.：モービライナム（Morbillinum：はしか）
Morg-g.：モーガンガットナー（Morgan gaertner：モーガンガットナー）
Morus：モラス（Morus：ヤマグワ）★
Mukad.：ムカデ（Mukade：ムカデ）
Mur-ac.：ミュアアック（Muriatic acid.：塩酸）
Myrr.：マー（Myrrh：ミルラ）
Naph.：ナフタリン（Naphthalene：ナフタリン）
Nat-bic.：ナットバイカーブ（Nat. bicarb.：重炭酸ナトリウム）
Nat-c.：ナットカーブ（Nat. carb.：炭酸ナトリウム）
Nat-m.：ナットミュア（Nat. mur.：塩化ナトリウム）
Nat-p.：ナットフォス（Nat. phos.：燐酸ナトリウム）
Nat-s.：ナットソーファー（Nat. sulph.：硫酸ナトリウム）
Nicc.：ニコラム（Niccolum：ニッケル）
Nit-ac.：ニタック（Nitric. acid.：硝酸）
Nux-m.：ナックスモシャータ（Nux moschata：ナツメグ）
Nux-v.：ナックスボミカ（Nux vomica：マチンシ）
Ol-j.：オリュームジェコリス（Oleum jecoris：タラの肝油）
Op.：オピウム（Opium：阿片）
Ox-ac.：オグザリックアシッド（Oxalic. acid.：シュウ酸）
Passi.：パッシフローラ（Passiflora：チャボトケイソウ）★
Petr.：ペトロリューム（Petroleum：原油）
Petros.：ペトロセライナム（Petroselinum：パセリ）
Ph-ac.：フォサック（Phos. acid.：燐酸）
Phos.：フォスフォラス（Phosphorus：燐）
Phys.：ファイソスティグマ（Physostigma：カラバルマメ）
Phyt.：ファイトラカ（Phytolacca：アメリカヤマゴボウ）
Pineal：パイニアルグランド（Pineal gland：松果体）
Pitu-gl.：ピチュイタリーグランド（Pituitary gland：脳下垂体）
Plan.：プランターゴ（Plantago：セイヨウオオバコ）★

Plb.：プランボン（Plumbum：鉛）
Pluton.：プルトニューム（Plutonium：プルトニウム）
Podo.：ポドファイラム（Podophyllum：アメリカマンドレイク）
Pol-V：ポルバク（Polio Vaccine：ポリオワクチン）
Prev-V：プレベナーバク（Prevenar Vaccine：小児用肺炎球菌ワクチン）
Prot.：プロティウス（Proteus：変形バチルス）
Psor.：ソライナム（Psorinum：疥癬）
Puls.：ポースティーラ（Pulsatilla：セイヨウオキナグサ）
Queb.：ケブラコ（Quebracho：シロケブラコ）★
Quer.：クエカス（Quercus：ヨーロッパナラ）★
RA Fukushima 1-S-2：アールエー・フクシマ（RA Fukushima 1-S-2：福島の土）
Ran-b.：ラナンキュラス（Ranunculus：キンポウゲ）
Rhod.：ロドンデンドロン（Rhododendron：しゃくなげ）
Rhus-t.：ラストックス（Rhus tox.：アメリカツタウルシ）
Ruby-E：ルビーイー：（Ruby Essence：ルビーエッセンス）
Rumx.：ルメックス（Rumex：ナガバギシギシ）★
Ruta：ルータ（Ruta：ヘンルーダ）★
Sabad.：サバディラ（Sabadilla：メランタケア）
Sabin.：サビーナ（Sabina：サビナビャクシン）
Sacch.：サッカラム（Saccharum off.：ショ糖）
Sars.：サーサパリラ（Sarsaparilla：サルサパリラ）
Sas.：ササ（Sasa：クマザサ）★
Scarl.：スカーラティーナム（Scarlatinum：猩紅熱菌）
Scir.：スキヒナム（セライナム）（Scirrhinum：スキルス癌）
Scuil.（Squil.）：スクィラ（Scuilla maritina［Squilla maritina］：海葱）
Sec.：スケイリー（Secale：麦角）
Sel.：セレニューム（Selenium：セレニウム）
Sep.：シーピア（Sepia：イカ墨）
Ser-ang.：セーラム（Serum：ウナギの漿液）
Sil.：シリカ（Silica：二酸化珪素）
Solid.：ソリデイゴ（Solidago altissima：セイタカアワダチソウ）★
Spid-J.：スパイダージェイ（Spider joro：ジョロウグモ）
Spig.：スパイジェリア（Spigelia：セッコンソウ）
Spong.：スポンジア（Spongia tosta：焼き海綿）
Stann.：スタナン（Stannum：錫）
Staph.：スタフィサグリア（Staphysagria：ヒエンソウ）
Stram.：ストラモニューム（Stramonium：シロバナチョウセンアサガオ）
Sul-ac.：ソーフリックアシッド（Sulphuric acid.：硫酸）

253

Sulph.：ソーファー（Sulphur：硫黄）
Suzumeb.：スズメバチ（Suzumebachi：スズメバチ）
Symph.：シンファイタム（Symphytum：ヒレハリソウ）
Syph.：スフィライナム（Syphilinum：梅毒）
Syzyg.：シジジューム（Syzygium：シジギウム）
Tarax.：タラクシカム（Taraxacum：セイヨウタンポポ）★
Tarent.：タレンチュラヒスパニカ（Tarentula hispanica：スペイングモ）
Tarent-c.：タレンチュラキューベンシス（Tarentula cubensis：キューバグモ）
Tel.：テラアラニア（Tela aranearum：クモの巣）
Tell.：テリュリューム（Tellurium：テルル）
Ter.：テレビンシーナ（Terebinthina：テルペン油）
Thiosin.：サイオシナミナム（Thiosinaminum：芥子種油）
Thuj.：スーヤ（Thuja：ニオイヒバ）★
Thyr.：サイロイダイナム（Thyroidinum：豚の甲状腺）
Titan.：チタニューム（Titanium：チタニウム）
Tub.：チュバキュライナム（Tuberculinum：人の結核菌）
Tub-a.：チュバークリンアビアーレ（Tuberculin aviare：鳥の結核菌）
Tub-b.：チュバークリンボブ（Tuberculin bov.：牛の結核菌）
Uran-n.：ウラニュームニット（Uranium nitricum：硝酸ウラニウム）
Urin-h.：ウリナムヒューマナム（Urinum humanum：人の尿）
Urt-p.：アーティカプラット（Urtica platyphylla：エゾイラクサ）★
Urt-u.：アーティカウーレン（Urtica urens：ヒメイラクサ）
Valer.：バレリアナ（Valeriana：セイヨウカノコソウ）★
Varic-V：バリセラバク（Varicella Vaccine：水痘）
Vario.：バリオライナム（Variolinum：天然痘）
Verat.：バレチュームアルバム（Veratrum album：バイケイソウ）
Verat-v.：バレチュームビリデ（Veratrum viride：ベラトラムビリデ）
Verb.：バーバスカム（Verbascum：ビロードモウズイカ）★
Visc.：ビスカム（Viscum album：ヤドリギ）
Wye.：ウェイシア（Wyethia helenoides：ウェイシア）
Yamab.：ヤマブドウ（Yamabudo：ヤマブドウ）★
Zinc.：ジンカム（Zincum met.：亜鉛）
Zinc-m.：ジンカムミュア（Zincum mur.：塩化亜鉛）
Zing.：ジンジバー（Zingiber：ショウガ）★

著者紹介
由井寅子（ゆい・とらこ）

1953年生まれ。プラクティカル・ホメオパシー大学大学院（英国）卒、Hon.Dr.Hom/Ph.D.Hom（ホメオパシー名誉博士/ホメオパシー博士）。日本ホメオパシー医学協会（JPHMA）名誉会長。CHhom（カレッジ・オブ・ホリスティック・ホメオパシー）学長。農業生産法人・日本豊受自然農株式会社代表。農民。

ホメオパシー学術誌『The Homoeopathic Heritage International』（B. Jain Publishing House）の国際アドバイザー。ホメオパシーの実践とハーネマン研究で海外から高い評価を得て、21世紀のホメオパシーを牽引する世界的な指導者として活躍している。とわりけ発達障害や自己免疫疾患など現代医学で治癒しない難病を驚異的な改善率で治癒に導くZENホメオパシーは世界でも注目されており、海外で多くの講演に招待されている。著書・訳書多数。著書は英語、ドイツ語などにも訳されている。

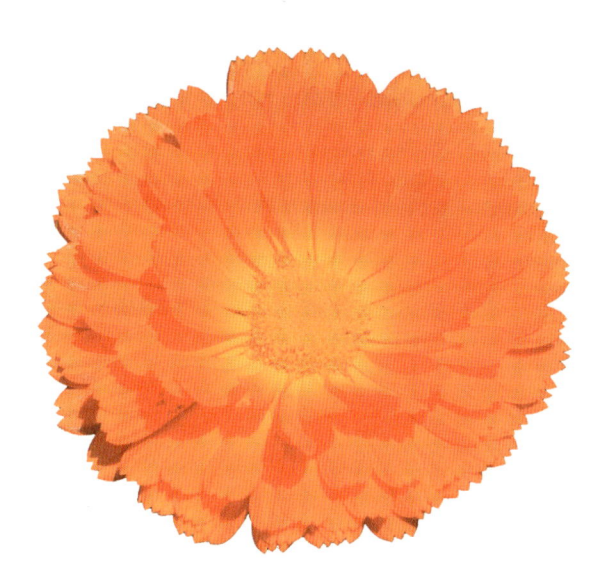

由井寅子のホメオパシーガイドブックシリーズ⑧
ハーブ・マザーチンクチャーφ
50種類のハーブ、60種類のサポートチンクチャー、40種類の症例

2013年7月21日　初版第一刷発行
2016年9月1日　初版第三刷発行
2018年6月3日　第二版第一刷発行

著　者　由井寅子
編　者　CHhom（カレッジ・オブ・ホリスティック・ホメオパシー）
装　幀　茶谷寿子（Tea Design）
発行所　ホメオパシー出版株式会社
　　　　〒158-0096　東京都世田谷区玉川台2-2-3
　　　　Tel 03-5797-3161　Fax 03-5797-3162
　　　　URL　http://homoeopathy-books.co.jp/
　　　　E-mail　info@homoeopathy-books.co.jp

©2013 Homoeopathic Publishing Co.,Ltd.
Printed in Japan.
ISBN978-4-86347-076-7 C3047
落丁・乱丁本はお取替えいたします。
この本の無断複写・無断転用を禁止します。
※ホメオパシー出版株式会社で出版されている書籍はすべて、
公的機関によって著作権が保護されています。